Vorwort zum Rezept-Trainer

Beratung zum Rezept – dies ist die Aufgabe, die sich Apothekern und PTA stellt, wenn ein Patient mit einem Rezept in die Apotheke kommt. Die Patientenberatung gerät schnell in den Hintergrund, wenn sich die Verordnung als unvollständig oder nicht gültig herausstellt, wenn sie unleserlich ist, wenn die Lieferverträge mit den Krankenkassen, Rabattverträge oder Importregelungen die Belieferung einschränken und wenn der Patient schließlich ein ganz anderes Arzneimittel erhält, als er erwartet hat.

Was liegt näher, als die Abläufe der Rezeptbelieferung direkt an Rezepten zu üben, um eine Routine für die Formalitäten zu entwickeln. Das macht den Kopf frei für Fragen zur Arzneitherapie, nämlich zu Wirkung und Nutzen des verordneten Arzneimittels, zu Indikationen und Therapieleitlinien, zum Vergleich der eingesetzten Dosierung mit Standarddosierungen, zu möglichen Kontraindikationen und Interaktionen.

Wir haben versucht, so nah am Alltag wie möglich zu sein. Die für den Rezept-Trainer gesammelten Rezepte sind „echt" – sie stammen alle aus dem Apothekenalltag. Wir haben versucht, möglichst viele Rezeptvarianten und möglichst alle wichtigen Indikationen aufzugreifen. 150 Rezepte sind natürlich nur ein kleiner Ausschnitt aus dem Apothekenleben. Unsere Sammlung erhebt keinen Anspruch auf Vollständigkeit.

Dieser Rezept-Trainer dient zum Üben typischer Situationen der Rezeptbelieferung. Sowohl Berufsanfänger, ob Pharmazie- oder PTA-Praktikanten, als auch Wiedereinsteiger und selbst Pharmazeuten, die schon lange im Beruf stehen, können mit den Rezeptkarten direkt in die Arzneimittelauswahl und in Beratungsgespräche einsteigen. Dabei können die Schwerpunkte individuell gesetzt werden, z.B. auf die formale Rezeptkontrolle, die Patientenberatung zu den verordneten Arzneimitteln, Zusatzempfehlungen oder Wechselwirkungen mit Arzneimitteln aus der Selbstmedikation.

Damit die Rezepte zusammengetragen werden konnten, haben viele Kolleginnen und Kollegen mitgeholfen. Wir danken Herrn Dr. Joachim Framm für die Bereitstellung seiner „Problemrezepte", für seine intensiven Verbesserungsvorschläge und für die Bereitschaft, die Arzneimittelprofile der 4. Auflage noch vor dem Druck zur Verfügung zu stellen. Wir danken Birgit Menne für sorgfältige und wertvolle Korrekturen, Katrin Lemke, Nina Ruckes und Petra Schmidt für die intensive Bearbeitung, Ira Seidel und Dr. Jörg Wittig für Rezepte und Anmerkungen. Dank auch an Frau Dr. Iris Milek, die als Programmplanerin des Deutschen Apotheker Verlags Ideen und Know-How mit in das Projekt eingebracht hat.

Über Rückmeldungen von Lesern, Korrekturen, Anmerkungen, Ergänzungen und neue „typische" Rezepte (an k.lennecke@t-online.de) freuen wir uns und möchten uns schon jetzt dafür bedanken.

Sprockhövel und Haldenwang, Juni 2009
Dr. Kirsten Lennecke und Kirsten Hagel

Abkürzungsverzeichnis

A	Ausnahme, bewusste Überschreitung der Maximaldosierung (BtM-Rezepte)
ABZ	ABZ (Firma)
ACC	Acetylcystein
ACE	Angiotensin-Converting-Enzyme
AL	Aliud (Firma)
Allo	Allopurinol
AM	Arzneimittel
AMP	Ampulle
AOK	Allgemeine Ortskrankenkasse
ASS	Acetylsalicylsäure
AT-II	Angiotensin II
ATR, AT	Augentropfen
AV-Block	atrioventrikulärer Block
bds.	beidseits
BEK	Barmer Ersatzkasse
BG	Berufsgenossenschaft
BKK	Betriebskrankenkasse
BKN	Bundesknappschaft
Btl.	Beutel
BtM	Betäubungsmittel
BtMVV	Betäubungsmittelverschreibungsverordung
BVG	Bundesversorgungsgesetz
C	100 (lateinische Ziffer)
comp.	compositum
COMT	Catechyl-O-Methyltransferase
CRE	Creme
CSE	Cholesterol-Synthese-Enzym (HMG-Co-Reduktase)
ct	Chemische Fabriken Tempelhof (Firma)
CYP 3A4	Cytochrom-P Typ 3A4
d	Tag
DAK	Deutsche Angestellten Krankenkasse
D., Dg. (Z.n.)	Diagnose (Zustand nach)
Diclo	Diclofenac
DOS	Dosierspray, Dosieraerosol

Doxy	Doxycyclin
DRA, Drg.	Dragees
ED, EDO	Einzeldosen
FER	Fertigspritze, Fertigpen
FS, Fsp.	Fertigspritze
FSME	Frühsommer-Menigo-Enzephalitis
FTA	Filmtablette
Geb.-Datum	Geburtsdatum
gtt.	Tropfen (guttae)
h	Stunde
HCT	Hydrochlorothiazid
HIV	Human-Immundeficiency-Virus
5-HT-1	5-Hydroxytryptamin-1
HWS	Halswirbelsäule
Ibu	Ibuprofen
I	1 (lateinische Ziffer)
I.E.	Internationale Einheiten
IKK	Innungskrankenkasse
i.m.	intramuskulär
INF	Infusionslösung
INR	international normalized ratio (Thromboplastinzeit)
ISDN	Isosorbiddinitrat
IUP	Intrauterinpessar
J.	Jahre
JHP	japanisches Heilpflanzenöl
KAN, Kan	Kanülen
KAP, Kps	Kapseln
Kdr.	Kinder
KG	Körpergewicht
KHK	Koronare Herzkrankheit
KI	Kontraindikation
KKH	Kaufmännische Krankenkasse
KLI	Klistier
KMR	Kapseln, magensaftresistent
KN	Knappschaft
KTA	Kautabletten
L	50 (lateinische Ziffer), large (Inkontinenzprodukt)
LKK	Landwirtschaftliche Krankenkasse
Lsg.	Lösung

Abkürzungsverzeichnis

max.	maximal
MAO	Monoaminoxidase
MCP	Metoclopramid
M.D.S.	Misce, da, signa (Mische, gib ab und beschrifte mit)
Min.	Minute
mmHg	Millimeter Quecksilbersäule
MTX	Methotrexat
N1, N2, N3	Normgrößen, definiert nach Indikationsklassen
NK	Kinetik nullter Ordnung
No., Nr.	Nummer, Anzahl
NMDA	Glutamat
NPH	neutrales Protamin Hagedorn
NSAR	Nichtsteroidale Antirheumatika
NW	Nebenwirkung
OP	Originalpackung
P	Packung
PCM	Paracetamol
PFT	Pflaster
PUL	Pulver
PZN	Pharmazentralnummer
RA	rheumatoide Arthritis, rechtes Auge
Ra, rat, ratio	ratiopharm (Firma)
REK	Retardkapseln
ret	retard
RET, Ret	Retardtabletten
s.	signa! (Kennzeichne, beschrifte!)
S	small (Inkontinenzprodukt)
s.c.	subcutan
SGB V	Sozialgesetzbuch V
SMT	Schmelztabletten
SPR	Spray
St.	Stück
Std.	Stunde(n)
Supp.	Suppositorien
Susp.	Suspension

TAB, Tab, Tabl., Tbl.	Tabletten
tägl.	täglich
TK	Techniker Krankenkasse
TMR, Tmr	Tabletten, magensaftresistent
TRO	Tropfen
TRS	Trockensubstanz, Pulver zur Herstellung einer Injektionslösung
TS	Trockensaft
TTR	Teststreifen
TTS	transdermales therapeutisches System
V	5 (lateinische Ziffer)
Vers.-Nr.	Krankenversicherten-Nummer
X	10 (lateinische Ziffer)
W-L	Westfalen-Lippe
WOEC	wöchentlich
WW	Wechselwirkung
ZAM	Zylinderampullen
zN	zur Nacht
Z.n.	Zustand nach
ZOK	Zero-Order-Kinetic

Hinweise zur Verwendung des Rezept-Trainers

Formale Kontrolle

Beachten Sie das Rezeptdatum und kontrollieren Sie, ob das Rezept zur Abrechnung mit den Krankenkassen noch gültig ist. Alle Rezepte des Rezept-Trainers sind im Laufe des Jahres 2008 zusammengetragen und zeitnah beliefert worden. Um auffällig „abgelaufene" Rezepte einzustreuen, haben wir für diese Rezepte das Ausstellungsjahr 2007 gewählt.

Unsere Bearbeitung beruht auf der 2008 gültigen Lauertaxe und den aktuell gültigen Lieferverträgen, inkl. Rabattverträgen der Krankenkassen. Änderungen haben selbstverständlich Einfluss auf die Arzneimittelauswahl.

Der Patient darf von unseren formalen Überlegungen und Entscheidungen nicht verunsichert werden. Wir machen es möglich, dass er ein Arzneimittel oder Hilfsmittel bekommt, welches genau das Richtige für ihn ist.

Fragen zum Einstieg ins Beratungsgespräch

Das „Umschalten" von der formalen Belieferung zur individuellen Patientenberatung ist ein kritischer Moment. Damit dieser Moment genutzt wird und nicht etwa ungenutzt verstreicht, schlagen wir Formulierungen für den Gesprächseinstieg vor.

Patientenberatung zur Verordnung

Die Informationen zur arzneimittelbezogenen Beratung haben wir möglichst knapp und prägnant gehalten. Im Beratungsgespräch müssen sie in Auswahl und Wortwahl dem Bedarf des Patienten entsprechend angepasst werden, damit dieser maximal davon profitiert.

Machen Sie sich und dem Patienten bei jeder Beratung den Nutzen seiner Therapie bewusst und geben Sie ihm die Information und Beratung zu seinen Arzneimitteln, die er benötigt, um seine Therapie sicher und erfolgreich durchzuführen.

Sehen Sie die Aufzählung von möglichen Nebenwirkungen nicht als abschreckende Horrormeldung, sondern als neutrale Information, die dem Patienten hilft, mit häufigen unerwünschten Wirkungen umzugehen und seine Therapietreue (Compliance) zu erhalten.

Häufigkeit von Nebenwirkungen		Gute Verträglichkeit bei
Sehr häufig	> 10%	Bis zu 90 %
Häufig	1 – 10 %	90 – 99 %
Gelegentlich	< 1 %	Über 99 %
Selten	< 0,1 %	Über 99,9 %
Sehr selten	< 0,01 %	Über 99,99 % der Patienten

Vorsicht in der Selbstmedikation

Arzneimittel aus der Selbstmedikation können mit verordneten Arzneimitteln interagieren. Vorsicht bei der Arzneistoffauswahl ist geboten. Wünsche im Bereich der Selbstbehandlung können auch auf Nebenwirkungen und Unverträglichkeiten der verordneten Therapie hinweisen.

Zusatzempfehlungen

Für eine optimale Versorgung benötigen die Patienten häufig zusätzliche Angebote.

Checklisten: Formale Rezeptkontrolle

Angaben der Arztpraxis	Angaben durch die Apotheke
▶ Gebührenpflicht ja/nein	▶ Zuzahlung
▶ Noctu-Kennzeichnung	▶ Institutionskennzeichen
▶ Unfall/Arbeitsunfall	▶ Gesamtbetrag Brutto
▶ Aut-idem-Kennzeichnung	▶ Einzeltaxe
▶ Arztnummer und -adresse	▶ Faktor
▶ Verordnete Mittel	▶ PZN
▶ Ausstellungsdatum	▶ Apothekenname
▶ Unterschrift	▶ Abgabedatum

Checkliste gegen Retaxationen

- Ausstellungsdatum
- Arzt-Unterschrift
- Arzt-Adressdaten (Stempel)
- Abgabedatum Apotheke
- Eindeutige Kostenträger-Bezeichnung (nur der vom Arzt angegebene Kostenträger ist zur Zahlung verpflichtet, Änderungen vom Arzt abzeichnen lassen)
- Sozialämter (Stadt, Landkreis, Bezirk)
- Bundeswehr (Dienstgrad, Truppenteil, Standort)
- BG (Unfalldatum, Unfallbetrieb)
- Sprechstundenbedarf, Kostenträger ggf. ergänzen
- Name, Vorname, Geburtsdatum, Anschrift und Versichertennummer
- Gültigkeitsfrist des Rezeptes
- Beanstandungsfristen der Kostenträger s. Arzneiliefervertr. zw. 6 und 18 Monaten

Prüfung auf Vollständigkeit der Angaben

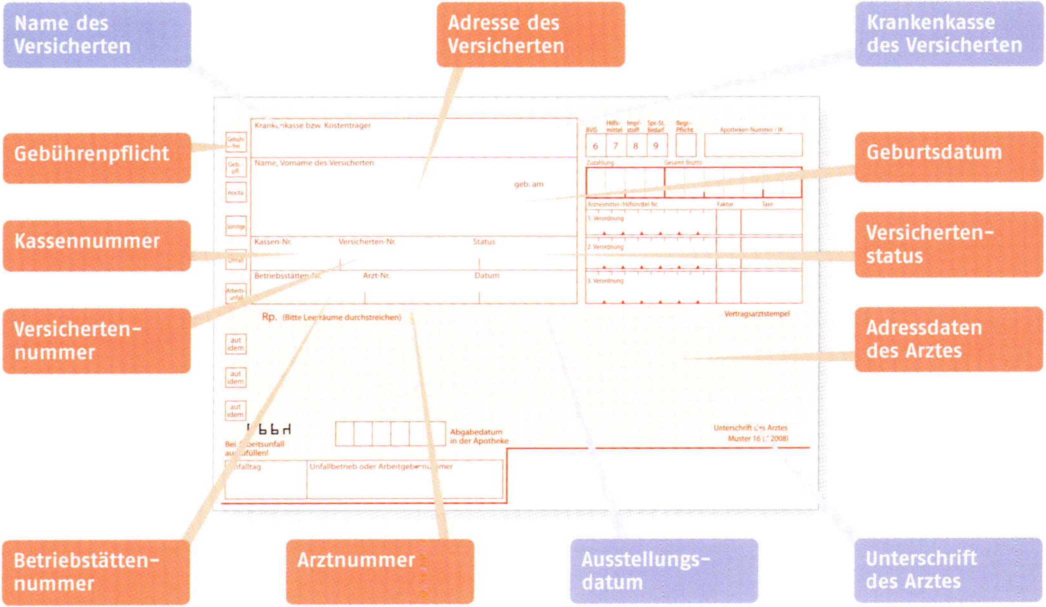

Was darf in der Apotheke selbst nachgetragen werden?

- Adresse des Patienten (Name muss vom Arzt eingetragen werden)
- Fehlende Patientendaten (Geburtsdatum, Krankenkassennummer)
- Gebührenpflicht – Kreuz Ja/Nein
- Arztadressdaten bei fehlendem Stempel, Betriebsstättennummer
- Kreuze der Felder 6–9
- Lebenslange Arztnummer, wenn bekannt. Wenn selbst nach Rücksprache mit dem Arzt keine Nummer ermittelbar ist, so muss das auf dem Rezept vermerkt werden

Wann muss mit dem Arzt Rücksprache gehalten werden?

- Änderung des Datums
- Unklarheiten zum abzugebenden Arzneimittel
- Setzen des Aut-idem-Kreuzes
- Pharmazeutische Bedenken
- Fehlende Unterschrift des Arztes
- Falsche oder fehlende Bezeichnung der Krankenkasse

Befreiungen

- Sozialhilfe
- BG

- Kinder unter 18
- Mit Befreiungsausweis (bei Geringverdienern auf Antrag bei der Krankenkasse)

Wie lange ist ein Rezept gültig?

- Primärkassen: AOK: 4 Wochen nach Ausstellungsdatum
- Ersatzkassen: 4 Wochen nach Ausstellungsdatum
- Privatrezepte: bei Verordnung von verschreibungspflichtigen Arzneimitteln 3 Monate nach Ausstellungsdatum, bei Verordnung von apothekenpflichtigen Arzneimitteln Belieferung je nach Bedarf, Abrechnung mit der privaten Krankenkasse fraglich
- Grüne Rezepte: bei Verordnung von apothekenpflichtigen Arzneimitteln Belieferung je nach Bedarf.
- Betäubungsmittelrezept: 7 Tage nach Ausstellungsdatum
- Tretinoin/Isotretinoin: 7 Tage **inkl.** Ausstellungsdatum (gilt für Frauen im gebärfähigen Alter)

Besonderheiten

- Betäubungsmittelrezept: Höchstmengen beachten. Dokumentationspflicht
- Tretinoin/Isotretinoin-Verordnung: 30-Tage Bedarf für Frauen im gebärfähigen Alter
- Tierarzneimittel-Verordnung: Dokumentationspflicht
- TFG-Artikel: Dokumentationspflicht
- Ausländische Arzneimittel (in der Regel auf Privatrezept): Dokumentationspflicht

Die Prüfung auf Vollständigkeit beinhaltet alle roten und blauen Felder.

Rotes Feld

- Diese Angaben dürfen von der Apotheke ergänzt werden.
- Der Status muss nicht unbedingt ergänzt werden.
- Bei Ersatzkassen kann anstelle der Betriebsstättennummer auch die Gültigkeit der Versichertenkarte (unter dem Geburtsdatum) von der Apotheke angebracht werden.
- Bei RVO-Kassen muss die Betriebsstättenummer ergänzt werden.
- Die Arztnummer darf von der Apotheke ergänzt werden.

Blaues Feld

- Diese Angaben müssen von der Arztpraxis auf das Rezept aufgetragen sein, bzw. sind von der Arztpraxis zu ergänzen.

Alle Änderungen und Ergänzungen durch die Apotheke müssen mit Datum versehen und abgezeichnet werden.

Krankenkasse bzw. Kostenträger

KN Knappschaft 18701

Name, Vorname des Versicherten

P.
Ernst
In der Senke 7
40000 Musterdorf

geb. am 17.07.28

Kassen-Nr.	Versicherten-Nr.	Status
3505006	01234567	5000 1

Betriebsstätten-Nr.	Arzt-Nr.	Datum
1234567	1234567	07.04.08

Gebühr frei
X Geb.-pfl.
noctu
Sonstige
Unfall
Arbeits-unfall

BVG	Hilfs-mittel	Impf-stoff	Spr.-St. Bedarf	Begr.-Pflicht	Apotheken-Nummer / IK
6	7	8	9		

Zuzahlung

Gesamt-Brutto

Arzneimittel-/Hilfsmittel-Nr.	Faktor	Taxe
1. Verordnung		
2. Verordnung		
3. Verordnung		

Rp. (Bitte Leerräume durchstreichen)

X aut idem PIRACETAM RAT 1200 MG FTA 100 ST N3

aut idem DRIDASE TAB N2

aut idem

6664

Bei Arbeitsunfall auszufüllen!

Abgabedatum in der Apotheke

Unfalltag	Unfallbetrieb oder Arbeitgebernummer

Vertragsarztstempel

1234567
Klaus Quik
Praktischer Arzt
Hauptstr. 66
Musterstadt
Tel: 0100/10600

Unterschrift des Arztes
Muster 16 (7.2008)

1234567Y

Kassenrezept eines Hausarztes für einen 79-jährigen Patienten

Formale Kontrolle	Ergebnis
Krankenkasse: Name, Kassennummer	vollständig
Patientendaten: Name, Anschrift, Geburtsdatum, Vers.-Nr., Status	vollständig
Arztdaten: Stempel, Unterschrift, Betriebsstätten-, Kassenarzt-Nr.	vollständig
Ausstellungsdatum: Gültigkeit vier Wochen nach Ausstellung?	ja
Aut-idem-Kreuze	ja/nein
Befreiung	nein

Was muss abgegeben und beachtet werden?

Piracetam ratiopharm® 1200 mg, 100 Filmtabl., N3.

Dridase®, 50 Tabl., N2. Rabattverträge beachten!

Fragen zum Einstieg ins Beratungsgespräch

Kennen Sie Ihre Tabletten bereits oder bekommen Sie sie zum ersten Mal?

Die Verordnung von Antidementiva gibt einen Hinweis auf mögliche Verständnisprobleme des Patienten. Halten Sie Blickkontakt, um Rückmeldung zu erhalten, ob der Patient bzw. seine Betreuungsperson Sie versteht.

Patientenberatung zur Verordnung

Piracetam ratio® 1200 mg (Piracetam). Sog. Nootropikum zur Verbesserung der Gehirnleistung (Durchblutungsförderung) bei leichten Formen der Demenz. Regelmäßige Einnahme je nach Verordnung des Arztes 2 x täglich 1200 mg, möglichst zu einer Mahlzeit. Mögliche NW: gesteigerte Erregbarkeit, Schlaflosigkeit, Bewegungsdrang. Einschränkung des Reaktionsvermögens.

Dridase® (Oxybutynin 5 mg). Neurotrop-muskulotropes Spasmolytikum zur Behandlung von Blasenentleerungsstörungen (imperativer Harndrang, Nykturie, Pollakisurie, Dranginkontinenz). Einnahme: 3 x 2,5–5 mg täglich. Mögliche NW: Einschränkung des Reaktionsvermögens, Mundtrockenheit, Schwindel, Kopfschmerzen, Magen-Darm-Beschwerden.

Kommentar. Berücksichtigen Sie bei der Beratung den geistigen Zustand des Patienten. Beziehen Sie den Patienten ins Gespräch ein, aber überfordern Sie ihn nicht.

Vorsicht bei der Selbstmedikation

- Bei der Behandlung mit anderen Arzneimitteln in der Selbstmedikation oder nach ärztlicher Verordnung sind mögliche Wechselwirkungen zu beachten. Ärzte und Apotheker auf Dauereinnahme dieser Arzneimittel hinweisen.
- Bei weiteren zentral erregenden Arzneimitteln (Alphasympathomimetika) Verstärkung der NW des Piracetams.
- Keine Anwendung von Anticholinergika (z. B. Butylscopolaminiumbromid) oder Sympathomimetika (z. B. Etilefrin): Verstärkung der Blasenentleerungsstörungen.

Zusatzempfehlungen

- Zweite Einnahme des Piracetams vor 16 Uhr, um Schlafstörungen zu verringern.
- Alle behandelnden Ärzte über die Einnahme der Arzneimittel informieren. WW des Piracetams z. B. mit Neuroleptika (gesteigertes Risiko für Hyperkinesien), Schilddrüsenhormonen (verstärkte zentrale Wirkungen des Piracetams), oralen Antikoagulanzien (verstärkte Blutungsneigung).
- Körperliches und geistiges Training zur Unterstützung der antidementiven Therapie: Wandern, Fahrradfahren, Kreuzworträtsel, Gespräche.

Gebühr frei	Krankenkasse bzw. Kostenträger Barmer
X Geb.-pfl.	Name, Vorname des Versicherten S. Otilie Feldstr. 7 60000 Musterhausen geb. am 17.02.29
noctu	
Sonstige	
Unfall	Kassen-Nr. 5180009 · Versicherten-Nr. 123456700 · Status
Arbeitsunfall	Betriebsstätten-Nr. 1234567 · Arzt-Nr. 1234567 · Datum 06.12.2008

BVG	Hilfsmittel	Impfstoff	Spr.-St. Bedarf	Begr.-Pflicht	Apotheken-Nummer / IK
6	7	8	9		

Zuzahlung | Gesamt-Brutto

Arzneimittel-/Hilfsmittel-Nr.	Faktor	Taxe
1. Verordnung		
2. Verordnung		
3. Verordnung		

Rp. (Bitte Leerräume durchstreichen)

X aut idem — Spiriva respi 2,5 yg Lsg zur Inhalation 3x4 ml

aut idem — ACC long N3

aut idem

Vertragsarztstempel

1234567
Dr. med. R. Bach
Internist, Notfallmedizin
Beispielstr. 30
Musterhausen
Tel: 0100/10700

Unterschrift des Arztes
Muster 16 (7.2008)

6664

Abgabedatum in der Apotheke

Bei Arbeitsunfall auszufüllen!

Unfalltag	Unfallbetrieb oder Arbeitgebernummer

1234567Y

Kassenrezept eines Internisten für eine 79-jährige Patientin

Formale Kontrolle	Ergebnis
Krankenkasse: Name, Kassennummer	vollständig
Patientendaten: Name, Anschrift, Geburtsdatum, Vers.-Nr., Status	ausreichend
Arztdaten: Stempel, Unterschrift, Betriebsstätten- u. Kassenarzt-Nr.	vollständig
Ausstellungsdatum: Gültigkeit vier Wochen nach Ausstellung?	ja
Aut-idem-Kreuze	ja/nein
Befreiung	nein

Was muss abgegeben und beachtet werden?

Spiriva® Respimat 2,5 µg, Lösung zur Inhalation, 3 x 4 ml, N2. Die vom Arzt angegebene Dosierung auf die FAM-Packung übertragen.

ACC® long, 100 Brausetabletten, N3. Rabattverträge beachten!

Der Status muss nicht nachgetragen werden.

Fragen zum Einstieg ins Beratungsgespräch

Sie kennen Ihre Medikamente sicher? Haben Sie zu einem der Mittel Fragen?

Patientenberatung zur Verordnung

Spiriva® Respimat 2,5 µg (Tiotropiumbromid). Anticholinergikum, hemmt die bronchokonstriktorischen Effekte von Acetylcholin, deshalb Entspannung der Bronchialmuskulatur. Tiotropium ist ein Bronchodilatator und wird eingesetzt zur Dauertherapie bei chronisch-obstruktiver Lungenerkrankung (COPD). Dosierung: 1x tgl. 2 Hübe (5 µg Tiotropium) möglichst immer zur gleichen Tageszeit. Tiotropium ist kein Akutmedikament. Nach Anbruch ist das Medikament zwei Monate haltbar. Bitte bei Bedarf den Inhalator erklären. Auf die Mundpflege nach der Inhalation hinweisen, damit die NW orale Candidose vermieden wird. Mögliche NW: Mundtrockenheit, vor allem bis zur 5. Behandlungswoche, dann oft Besserung. Schwindel, Kopfschmerz, orale Candidose, Husten.

ACC® long (Acetylcystein 600 mg). Sekretolytikum, eingesetzt bei COPD zur Erleichterung des Abhustens von Schleim. Regelmäßige Einnahme 1 x tägl. und viel Flüssigkeitszufuhr sind notwendig. Mögliche NW: Verminderung der Thrombozytenaggregation.

Vorsicht bei der Selbstmedikation

- Sollte Ihr Patient über häufige Pilzinfektionen im Mund-Rachenraum klagen, so ist darauf hinzuweisen, dass dies oft eine NW der Corticoid-Inhalation (meist Co-Medikation) ist und die Problematik durch Mundpflege nach der Inhalation vermieden werden kann.
- Zitronensäure in den ACC®-Brausetabletten kann bei gleichzeitiger Einnahme von aluminiumhaltigen Antazida zur vermehrten Absorption von Aluminium führen. Bei Bedarf eher carbonathaltige Mittel empfehlen (Rennie®).

Zusatzempfehlungen

- Hustenreizlindernde Pastillen (Isla® Moos, Ipalat®).
- Bei Mundtrockenheit helfen salzhaltige Pastillen (Emser®) oder Dexpanthenol Jenapharm® zum Lutschen.
- Entspannungstechniken sind hilfreich, um mit der Krankheit besser umgehen zu können.
- Krankenymnastische Atemtherapie im Bedarfsfall.

Gebühr frei X

Geb.-pfl.

noctu

Sonstige

Unfall

Arbeitsunfall

Krankenkasse bzw. Kostenträger

AOK Hessen

Name, Vorname des Versicherten

R.
Benazir
Klingenstr. 4a
60000 Musterhausen

geb. am

03.06.57

Kassen-Nr.	Versicherten-Nr.	Status
5313145	12345670	

Betriebsstätten-Nr.	Arzt-Nr.	Datum
1234567	1234567	01.12.08

BVG	Hilfs-mittel	Impf-stoff	Spr.-St. Bedarf	Begr.-Pflicht	Apotheken-Nummer / IK
6	7	8	9		

Zuzahlung

Gesamt-Brutto

Arzneimittel-/Hilfsmittel-Nr.	Faktor	Taxe
1. Verordnung		
2. Verordnung		
3. Verordnung		

Rp. (Bitte Leerräume durchstreichen)

aut idem X

Betahistin AL 6 Tabletten No 100 N3

aut idem

aut idem

Vertragsarztstempel

1234567
HNO-Gemeinschaftspraxis
Am Klinikum
Beispielstr. 6
Musterhausen
Tel: 0200/10800

6664

Abgabedatum in der Apotheke

Unterschrift des Arztes

Muster 16 (7.2008)

Bei Arbeitsunfall auszufüllen!

Unfalltag	Unfallbetrieb oder Arbeitgebernummer

1234567Y

Kassenrezept eines HNO-Arztes für einen 51-jährigen Patienten

Formale Kontrolle	Ergebnis
Krankenkasse: Name, Kassennummer	vollständig
Patientendaten: Name, Anschrift, Geburtsdatum, Vers.-Nr., Status	ausreichend
Arztdaten: Stempel, Unterschrift, Betriebsstätten- u. Kassenarzt-Nr.	vollständig
Ausstellungsdatum: Gültigkeit vier Wochen nach Ausstellung?	ja
Aut-idem-Kreuze	ja
Befreiung	ja

Was muss abgegeben und beachtet werden?

Betahistin AL® 6, 100 Tabl., N3.

Der Status muss nicht nachgetragen werden.

Fragen zum Einstieg ins Beratungsgespräch

Kennen Sie das Medikament? Was hat Ihnen der Arzt dazu gesagt? Wie nehmen Sie Ihre Tabletten?

Patientenberatung zur Verordnung

Betahistin AL® 6 (Betahistindimesilat 6 mg). Histamin-Analogon, bei Schwindelzuständen bei Morbus Menière. Lange Anwendungsdauer, möglichst sofortige Behandlung bei Krankheitseintritt, um ein Fortschreiten zu verhindern. Betahistin ist ein Medikament für die Langzeittherapie und wird oft im Anschluss an ein Antihistaminikum (z. B. Dimenhydrinat) zur Akutversorgung gegeben. Bitte die beiden Medikamente nicht lange gleichzeitig geben. Das Antihistaminikum über ein paar Tage ausschleichen. Die Tagesdosis beträgt 3 x tgl. 1–2 Tabletten (18–36 mg Betahistin). Um das Medikament besser zu vertragen, ist eine Einnahme zum oder nach dem Essen sinnvoll. Mögliche NW: Kopfschmerzen.

Vorsicht bei der Selbstmedikation

- Keine gleichzeitige Einnahme von Antihistaminika und Betahistin.

Zusatzempfehlungen

- Pflanzliche Zusatzmedikation: Ingwerwurzel (Zintona®).
- Homöopathische Zusatzmedikation möglich (Vertigoheel® Tabl).
- Nicht eigenmächtig die Tabletten absetzen.
- Rauchen einstellen.
- Bewegungstherapie.
- Stress und Lärm meiden, so gut es geht, Stressbewältigung lernen.

Gebühr frei

Geb.-pfl. X

noctu

Sonstige

Unfall

Arbeits-unfall

Krankenkasse bzw. Kostenträger
BARMER

Name, Vorname des Versicherten
H.
Brigitte
Amselweg 44
40000 Musterdorf

geb. am
10.10.38

Kassen-Nr.	Versicherten-Nr.	Status
3480007	012345678000	1

Betriebsstätten-Nr.	Arzt-Nr.	Datum
1234567	1234567	09.04.08

BVG	Hilfs-mittel	Impf-stoff	Spr.-St. Bedarf	Begr.-Pflicht	Apotheken-Nummer / IK
6	7	8	9		

Zuzahlung

Gesamt-Brutto

Arzneimittel-/Hilfsmittel-Nr.	Faktor	Taxe
1. Verordnung		
2. Verordnung		
3. Verordnung		

Rp. (Bitte Leerräume durchstreichen)

aut idem

Novaminsulfon Ra 500 mg TAB 50

aut idem

Amitriptylin Neurax 10 DRA 20

aut idem

6664

Abgabedatum in der Apotheke

Vertragsarztstempel

1234567
Dr. med. Christoph Aller
Facharzt für Allgemeinmedizin
Hauptstr. 3
Musterstadt
Tel: 0100/10020

Unterschrift des Arztes

Muster 16 (7.2008)

Bei Arbeitsunfall auszufüllen!

Unfalltag	Unfallbetrieb oder Arbeitgebernummer

1234567Y

Kassenrezept eines Allgemeinarztes für eine 69-jährige Patientin

Formale Kontrolle	Ergebnis
Krankenkasse: Name, Kassennummer	vollständig
Patientendaten: Name, Anschrift, Geburtsdatum, Vers.-Nr., Status	vollständig
Arztdaten: Stempel, Unterschrift, Betriebsstätten- u. Kassenarzt-Nr.	vollständig
Ausstellungsdatum: Gültigkeit vier Wochen nach Ausstellung?	ja
Aut-idem-Kreuze	nein
Befreiung von der Zuzahlung	nein

Was muss abgegeben und beachtet werden?

Novaminsulfon-ratiopharm®, 500 mg, 50 Tabletten, N3. Rabattverträge beachten!

Amitriptylin neuraxpharm®, 10 mg, 20 Tabl, N1. Rabattverträge beachten!

Fragen zum Einstieg ins Beratungsgespräch

Welche Dosierung hat Ihnen Ihr Arzt für Ihr Schmerzmittel genannt?

Bekommen Sie diese Tabletten das erste Mal oder sind sie Ihnen bereits bekannt?

Patientenberatung zur Verordnung

Novaminsulfon ratiopharm® (Metamizol). Mittelstark wirkendes Analgetikum gegen stärkere (krampfartige) Schmerzen, Fieber und/oder Entzündungen. Anwendung nach ärztlicher Verordnung. Wenn vom Arzt nicht anders verordnet, bis zu viermal täglich 1–2 Tabletten (500–1000 mg) mit einem Glas Wasser einnehmen. Eine Rotfärbung des Urins ist möglich (und unbedenklich). Während der Einnahme Alkohol meiden (Alkoholintoleranz).

Amitriptylin neuraxpharm® (Amitriptylin). Trizyclisches Antidepressivum, eingesetzt bei depressiven Erkrankungen und zur langfristigen Schmerzbehandlung im Rahmen eines therapeutischen Gesamtkonzepts. Ärztliche Dosierung erfragen. Bei Erstverordnung Hinweis auf sedierende Wirkung (bei niedriger Dosierung unerheblich), Einnahme möglichst zur Nacht. Eintritt der Wirkung auf Stimmung und Schmerzwahrnehmung erfolgt verzögert nach ein bis drei Wochen. Häufige NW: Müdigkeit, Verstopfung, Mundtrockenheit. Alkohol und zentraldämpfende AM verstärken die Nebenwirkungen. Die gleichzeitige Einnahme von Johanniskraut ist zu vermeiden.

Kommentar. Gemeinsame Indikation in diesem Fall: Chronische Schmerzen im Rahmen eines Therapiekonzepts.

Vorsicht bei der Selbstmedikation

- Bei der Behandlung mit anderen Arzneimitteln in der Selbstmedikation oder nach ärztlicher Verordnung mögliche Wechselwirkungen beachten.
- Bei Selbstmedikation mit Johanniskraut: Abschwächung der Amitriptylin-Wirkung durch Beschleunigung des Abbaus wegen CYP-3A4-Aktivierung.
- Bei Behandlung mit anderen sedierenden Arzneimitteln in der Selbstmedikation (Hustenblocker, Antihistaminika): Verstärkung der sedierenden Wirkung.
- Mit Arznei- und Genussmitteln: Alkoholhaltige Getränke einschränken. Verstärkung der sedierenden Wirkung.

Zusatzempfehlungen

- Zur alternativen Schmerztherapie: Entspannungsverfahren, Krankengymnastik.
- Lutschbonbons gegen Mundtrockenheit (NW Amitriptylin).
- Quellstoffe zur Vorbeugung einer Obstipation (NW Amitriptylin).

Krankenkasse bzw. Kostenträger

Vereinigte IKK

Gebühr frei
Geb.-pfl.
noctu
Sonstige
Unfall
Arbeits-unfall

Name, Vorname des Versicherten

L.
Christiane
Berger Weg 3
40000 Musterdorf

geb. am
05.03.71

Kassen-Nr.	Versicherten-Nr.	Status
3500693	012345678000	1

Betriebsstätten-Nr.	Arzt-Nr.	Datum
1234567	1234567	07.04.08

BVG	Hilfs-mittel	Impf-stoff	Spr.-St. Bedarf	Begr.-Pflicht	Apotheken-Nummer / IK
6	7	8	9		

Zuzahlung	Gesamt-Brutto

Arzneimittel-/Hilfsmittel-Nr.	Faktor	Taxe
1. Verordnung		
2. Verordnung		
3. Verordnung		

Rp. (Bitte Leerräume durchstreichen)

aut idem

Cotrim FTA N1

aut idem

aut idem

Vertragsarztstempel

1234567
Dr. Werner Bach
Facharzt für Urologie
Wasserstr. 13
Musterstadt
Tel: 0100/10030

6664

Abgabedatum in der Apotheke

Unterschrift des Arztes
Muster 16 (7.2008)

Bei Arbeitsunfall auszufüllen!

Unfalltag	Unfallbetrieb oder Arbeitgebernummer

1234567Y

Kassenrezept eines Urologen für eine 37-jährige Patientin

Formale Kontrolle	Ergebnis
Krankenkasse: Name, Kassennummer	vollständig
Patientendaten: Name, Anschrift, Geburtsdatum, Vers.-Nr., Status	vollständig
Arztdaten: Stempel, Unterschrift, Betriebsstätten- u. Kassenarzt-Nr.	vollständig
Ausstellungsdatum: Gültigkeit vier Wochen nach Ausstellung?	ja
Aut-idem-Kreuze	nein
Befreiung	nein

Was muss abgegeben und beachtet werden?

Cotrimoxazol N1, 10 Tabletten. Wirkstoffverordnung ohne Angabe der Stärke, daher Abgabe der niedrigsten im Handel befindlichen Stärke: 480 mg. Liefer- und Rabattverträge beachten!

Fragen zum Einstieg ins Beratungsgespräch

Was hat Ihnen der Arzt zur Therapie gesagt? In welcher Dosierung sollen Sie das Antibiotikum einnehmen?

Patientenberatung zur Verordnung

Cotrim-Tabletten (Cotrimoxazol, 480mg). Chemotherapeutikum, bakteriostatische Wirkung durch Folsäureantagonismus. Verordnung vom Urologen: Einsatz gegen Harnwegsinfektionen. Standard-Einzeldosierung für Erwachsene: 960 mg. Dosierung nach ärztlicher Verordnung, nach Leitlinie: entweder Einmaldosis 3 Tabletten, oder 2 x täglich 960 mg, für drei oder fünf Tage. Einnahme zu oder nach dem Essen. Regelmäßige Einnahme erforderlich, um Resistenzbildung zu vermeiden. Gute Verträglichkeit, häufig Hautausschlag, Magen-Darm-Beschwerden, Gingivitis, Geschmacksveränderungen.

Kommentar. Rücksprache mit dem Arzt erforderlich! Unterdosierung des Antibiotikums. Änderung auf Cotrim forte Tabl. N1, Dosierung 2 x tägl. 1 Tabl. für 5 Tage.

Vorsicht bei der Selbstmedikation

- Bei gleichzeitigem Kauf von spermiziden Ovula (A-gen® 53, Contraceptivum®): Hinweis auf möglichen Zusammenhang zwischen Verhütungsmethode und rezivierende Harnwegsinfektion.
- In der Selbstmedikation Wunsch nach Basica® (Mineralstoffpulver zur „Entsäuerung"): Ein basischer Harn-pH-Wert begünstigt das Keimwachstum in der Blase.

Zusatzempfehlungen

- Rezidivprophylaxe durch Ansäuerung des Harn-pHs mit Hilfe von Methionin (Acimethin®, Acimol®) oder durch Einnahme von Preiselbeer- bzw. Cranberrysaft bzw. Kapseln. Bei mangelnder Wirksamkeit evtl. antibiotische Rezidivprophylaxe durch den Arzt.
- Lokale Wärme (Wärmflasche oder Heizkissen) erhöht die lokale Abwehr und lindert krampfartige Schmerzen. Zusätzlich evtl. Schmerzmittel (z. B. Ibuprofen oder Paracetamol) und/oder Krampflöser (z. B. Butylscopolaminiumbromid).
- Blasen- und Nierentees zur Durchspülungstherapie.
- Geeignete Intimhygiene zum Erhalt des physiologischen Flora (z. B. Vagisan®), Stärkung der Vaginalflora (z. B. Vagiflor®).
- Verhaltenstipps: Ausreichende Trinkmenge, regelmäßige vollständige Blasenentleerung, zur Verhütung spermizide Suppositorien und Gele meiden.
- Die Wirkung oraler Kontrazeptiva wird durch Cotrimoxazol herabgesetzt. Zusätzliche Verhütungsmethoden (Kondome) sind emfehlenswert.

Gebühr frei X	Krankenkasse bzw. Kostenträger: BARMER
Geb.-pfl.	Name, Vorname des Versicherten: O. Heinrich, Gartenweg 2, 40000 Musterdorf — geb. am 05.03.15
noctu	
Sonstige	
Unfall	Kassen-Nr.: 3480007 — Versicherten-Nr.: 012345678000 — Status: 1
Arbeitsunfall	Betriebsstätten-Nr.: 1234567 — Arzt-Nr.: 1234567 — Datum: 31.03.08

BVG	Hilfsmittel	Impfstoff	Spr.-St. Bedarf	Begr.-Pflicht	Apotheken-Nummer / IK
6	7	8	9		

Zuzahlung | Gesamt-Brutto

Arzneimittel-/Hilfsmittel-Nr.	Faktor	Taxe
1. Verordnung		
2. Verordnung		
3. Verordnung		

Rp. (Bitte Leerräume durchstreichen)

aut idem X — ASS ratiopharm 300 mg Tab TAB 100

aut idem X — Plavix Filmtbl. TAB 28

aut idem

6664

Vertragsarztstempel

1234567
Dr. med. Frank Innerster
Facharzt für Innere Medizin
Hauptstr. 7
Musterstadt
Tel: 0100/10040

Abgabedatum in der Apotheke

Unterschrift des Arztes

Muster 16 (7.2008)

Bei Arbeitsunfall auszufüllen!

Unfalltag	Unfallbetrieb oder Arbeitgebernummer

1234567Y

Kassenrezept eines Internisten für einen 93-jährigen Patienten

Formale Kontrolle	Ergebnis
Krankenkasse: Name, Kassennummer	vollständig
Patientendaten: Name, Anschrift, Geburtsdatum, Vers.-Nr., Status	vollständig
Arztdaten: Stempel, Unterschrift, Betriebsstätten- u. Kassenarzt-Nr.	vollständig
Ausstellungsdatum: Gültigkeit vier Wochen nach Ausstellung?	ja
Aut-idem-Kreuze	ja
Befreiung	ja

Was muss abgegeben und beachtet werden?

ASS ratiopharm® 300 2 x N3, 2 x 50 Tabl. Bei ASS-Tabletten handelt sich um ein apothekenpflichtiges Arzneimittel mit bedingter Erstattung. Die 100er-Packung des Arzneimittels besitzt jedoch keine N-Kennzeichnung, 50 Stück des verordneten Arzneimittels sind mit N3 gekennzeichnet. Zu Lasten der gesetzlichen Krankenkassen können auf dem Rezept zwei 50er-Packungen abgerechnet werden.

Plavix® Tabl., 28 St. N2. Falls ein kostengünstigerer Import (Importregelung) zur Verfügung steht, ist diesem den Vorzug zu geben.

Fragen zum Einstieg ins Beratungsgespräch

Wann im Laufe des Tages nehmen Sie die Tabletten ein?
Ist eines der Mittel neu für Sie oder kennen Sie sie bereits?

Das hohe Alter des Patienten gibt einen Hinweis auf mögliche Hör- und Verständigungsprobleme. Sprechen Sie vor allem deutlich. Halten Sie Blickkontakt, um Rückmeldung zu erhalten, ob der Patient Sie versteht.

Patientenberatung zur Verordnung

ASS 300 mg (Acetylsalicylsäure). Thrombozytenaggregationshemmer, zur Sekundärprophylaxe nach Herzinfarkt bzw. Schlaganfall, Verhinderung der Bildung von Blutgerinnseln. Dosierung 50–300 mg/Tag, Anwendung nach ärztlicher Verordnung, meist einmal täglich eine Tablette mit einem Glas Wasser einnehmen. NW: Magen-Darm-Beschwerden. Einnahme zu oder nach einer Mahlzeit, um Magenreizungen zu vorzubeugen.

Plavix® (Clopidogrel). Thrombozytenaggregationshemmer. Zur Verhinderung von Schlaganfall und Herzinfarkt. Dosierung nach ärztlicher Verordnung 1 x 75 mg/Tag, regelmäßig zur gleichen Tageszeit.

Kommentar. Kombination der beiden Wirkstoffe zur langfristigen Thrombozytenaggregationshemmung über mindestens ein Jahr, z. B. nach Stentimplantation bei koronarer Herzkrankheit.

Vorsicht bei der Selbstmedikation

- Bei der Behandlung mit anderen Arzneimitteln in der Selbstmedikation oder nach ärztlicher Verordnung mögliche Wechselwirkungen beachten.
- Bei Behandlung mit Ibuprofen: Abschwächung oder Blockade der thrombozytenaggregationshemmenden Wirkung durch sterische Effekte. Einnahme von Ibuprofen 2 Stunden nach der Einnahme von ASS.
- Bei Behandlung mit anderen Magenschleimhaut reizenden Stoffen (Eisen, NSAR): Verstärkung der NW von ASS.
- ASS: Bei Allergikern (z. B. Patienten mit Heuschnupfen, Asthma oder Urtikaria): Gefahr der Verstärkung bzw. Auslösung von allergischen Reaktionen.

Zusatzempfehlungen

- Bei ungewöhnlichen Blutungen und vor Operationen (auch vor zahnärztlichen Eingriffe wie Zahnextraktionen) ist der Arzt zu informieren. Die Therapie wird meist sieben Tage vorher abgesetzt.

Krankenkasse bzw. Kostenträger		
Techniker Krankenkasse		
Name, Vorname des Versicherten		geb. am
G. Karin Mühlenstr. 45 40000 Musterdorf		18.03.55
Kassen-Nr.	Versicherten-Nr.	Status
3477503	012345678000	1
Betriebsstätten-Nr.	Arzt-Nr.	Datum
1234567	1234567	18.02.08

Gebühr frei | Geb.-pfl. | noctu | Sonstige | Unfall | Arbeits-unfall

BVG	Hilfs-mittel	Impf-stoff	Spr.-St. Bedarf	Begr.-Pflicht	Apotheken-Nummer / IK
6	7	8	9		

Zuzahlung	Gesamt-Brutto

Arzneimittel-/Hilfsmittel-Nr.	Faktor	Taxe
1. Verordnung		
2. Verordnung		
3. Verordnung		

Rp. (Bitte Leerräume durchstreichen)

aut idem

Doxy S+K Aknetabs TAB N3

aut idem

aut idem

Vertragsarztstempel

1234567
Dr. Frank Innerster
Facharzt für Innere Medizin
Hauptstr. 7
Musterstadt
Tel: 0100/10040

6664

Abgabedatum in der Apotheke

Unterschrift des Arztes

Muster 16 (7.2008)

Bei Arbeitsunfall auszufüllen!

Unfalltag	Unfallbetrieb oder Arbeitgebernummer

1234567Y

Kassenrezept eines Internisten für eine 52-jährige Patientin

Formale Kontrolle	Ergebnis
Krankenkasse: Name, Kassennummer	vollständig
Patientendaten: Name, Anschrift, Geburtsdatum, Vers.-Nr., Status	vollständig
Arztdaten: Stempel, Unterschrift, Betriebsstätten- u. Kassenarzt-Nr.	unvollständig
Ausstellungsdatum: Gültigkeit vier Wochen nach Ausstellung?	ja
Aut-idem-Kreuze	nein
Befreiung	nein

Was muss abgegeben und beachtet werden?

Doxy S+K Aknetabs®, N3, 50 Tabletten. Rabattverträge beachten!

Achtung. Unterschrift des Arztes ergänzen lassen!

Fragen zum Einstieg ins Beratungsgespräch

Bekommen Sie die Tabletten zum ersten Mal oder setzen Sie Ihre Therapie damit fort?

In welcher Dosierung nehmen Sie die Tabletten ein?

Patientenberatung zur Verordnung

Doxy S+K Aknetabs® (Doxycyclin 100 mg). Chemotherapeutikum, bakteriostatische Wirkung, z.B. auf Propionibakterien im Verlauf von Hauterkrankungen. Einsatz gegen schwere Verlaufsformen der Akne und Rosazea. Dosierung nach ärztlicher Verordnung: üblicherweise 1 x tägl. 100 mg für 7–21 Tage, anschließend 1 x 50 mg für 2–3(–12) Wochen. Tabletten zu einer Mahlzeit mit einem großen Glas Wasser (200 ml) in aufrechter Haltung einnehmen. 10–15 Minuten nach der Einnahme ein weiteres Glas Wasser nachtrinken. Einnahmeabstand zu Milch und Milchprodukten. Regelmäßige Einnahme erforderlich. Einnahme zu einer Mahlzeit, um eine gute Magenverträglichkeit zu erreichen. Stuhlveränderungen wie bei allen Antibiotika möglich, nur bei schweren Durchfällen die Therapie abbrechen und den Arzt aufsuchen. Erhöhung der Lichtempfindlichkeit: Sonne bzw. Sonnenbank meiden, Haut (auch Kopfhaut) bedecken, hohe Lichtschutzfaktoren verwenden. Evtl. Einschränkung der Reaktionsfähigkeit.

Kommentar. Bei Austausch auf Teilbarkeit der Tabletten achten!

Vorsicht bei der Selbstmedikation

- Bei der Behandlung mit anderen Arzneimitteln in der Selbstmedikation oder nach ärztlicher Verordnung mögliche Wechselwirkungen beachten.
- Bei gleichzeitiger Einnahme von Antazida und Colestyramin Hemmung der Resorption von Doxycyclin möglich, Einnahmeabstand von zwei Stunden einhalten.
- Bei Einnahme von Mineralstoffen (Calcium, Magnesium, Eisen, Zink): Einnahmeabstand von zwei Stunden zu Doxycyclin einhalten, um Hemmung der Resorption zu vermeiden.
- Abschwächung der Wirksamkeit von Hormonersatzpräparaten und oralen Kontrazeptiva (Beachtung je nach Alter der Patientin).
- Bei gleichzeitigem Kauf von Johanniskraut: Hinweis auf verstärkte Lichtempfindlichkeit.

Zusatzempfehlungen

- Gesunde Ernährung sinnvoll, diätetische Maßnahmen zur Beeinflussung der Akne werden jedoch oft überschätzt.
- Konsequente Hautpflege mit geeigneten pH-neutralen, besser leicht sauren Produkten (pH 5,5). Alkalische Hautreinigung begünstigt die Vermehrung der Propionibakterien.
- Unter Therapie mit Doxycyclin: Auf guten Sonnenschutz achten (Erhöhung der Lichtempfindlichkeit).
- Bei Rosazea: Immer hohen Sonnenschutz empfehlen, UV-Strahlung und Wärme fördert Hautveränderungen.

	Krankenkasse bzw. Kostenträger		
Gebühr frei: X	BARMER		
Geb.-pfl.	Name, Vorname des Versicherten		geb. am
noctu	C. Benjamin Unterer Eggenweg 5 40000 Musterdorf		16.09.96
Sonstige			
Unfall	Kassen-Nr. 3480007	Versicherten-Nr. 012345678000	Status 3
Arbeitsunfall	Betriebsstätten-Nr. 1234567	Arzt-Nr. 1234567	Datum 27.04.08

BVG	Hilfsmittel	Impfstoff	Spr.-St. Bedarf	Begr.-Pflicht	Apotheken-Nummer / IK
6	7	8	9		

Zuzahlung | Gesamt-Brutto

Arzneimittel-/Hilfsmittel-Nr.	Faktor	Taxe
1. Verordnung		
2. Verordnung		
3. Verordnung		

Rp. (Bitte Leerräume durchstreichen)

aut idem — Cefaclor forte 2 x 100 ml

aut idem — Sempel forte Prag N1

aut idem

6664

Vertragsarztstempel

Dr. Petra Drilling
Kinderärztin
Hauptstr. 11
Musterstadt
Tel: 0100/10050

Abgabedatum in der Apotheke

Unterschrift des Arztes
Muster 16 (7.2008)

Bei Arbeitsunfall auszufüllen!

Unfalltag	Unfallbetrieb oder Arbeitgebernummer

1234567Y

Kassenrezept einer Kinderärztin für einen 11-jährigen Jungen

Formale Kontrolle	Ergebnis
Krankenkasse: Name, Kassennummer	vollständig
Patientendaten: Name, Anschrift, Geburtsdatum, Vers.-Nr., Status	vollständig
Arztdaten: Stempel, Unterschrift, Betriebsstätten- u. Kassenarzt-Nr.	unvollständig
Ausstellungsdatum: Gültigkeit vier Wochen nach Ausstellung?	ja
Aut-idem-Kreuze	nein
Befreiung	ja

Was muss abgegeben und beachtet werden?

Cefaclor forte. Wirkstoffverschreibung. 2 x 100 ml: Saft oder Trockensaft. „Forte": 250 mg/5 ml, z. B. Cefaclor Stada® 250 TS, 2 x 100 ml, N2. Rabattverträge beachten.

Sinupret® forte Dragees, N1, 20 Stück. Apothekenpflichtiges Arzneimittel. Für Kinder < 12 Jahren werden die Kosten von der Krankenkasse übernommen.

Achtung. Unterschrift der Ärztin ergänzen lassen!

Fragen zum Einstieg ins Beratungsgespräch

Zum Patienten. Was hat Dir der Arzt zum Antibiotikum schon gesagt? Kennst Du Sinupret® forte vielleicht schon?

Zur Begleitperson. Sind Sie mit der Zubereitung des antibiotischen Safts vertraut?

Beziehen Sie den 11-jährigen Jungen in die Beratung mit ein und sprechen Sie nicht über seinen Kopf hinweg nur mit der Begleitperson.

Patientenberatung zur Verordnung

Cefaclor forte TS (Cefaclor 250 mg/5ml). Antibiotikum (Cefalosporin). Behandlung von Infekten der oberen und unteren Atemwege, aber auch Harnwegsinfektionen. Herstellung einer Suspension aus dem Trockensaft mit Leitungswasser. Aufbewahrung des zubereiteten Safts im Kühlschrank für max. 14 Tage. Vor jeder Anwendung Suspension aufschütteln. Dosierung mit dem beiliegenden Messlöffel. Dosierung lt. Packungsbeilage. Regelmäßige Einnahme: alle 8 Std. Bei allergischen Reaktionen (Hautausschlag, Nesselausschlag, Atembeschwerden) sofort absetzen und den Arzt aufsuchen. Bei anhaltend schweren Durchfällen Antibiotikum absetzen und den Arzt aufsuchen.

Sinupret$^{®}$. Pflanzliches Sekretolytikum. Regelmäßige Einnahme: 3 x 1 Dragee. Zur Unterstützung der Wirkung reichliche Flüssigkeitsaufnahme empfehlenswert.

Kommentar. Kombination beider Arzneimittel lässt auf einen Infekt der oberen Atemwege (Sinusitis oder Otitis media) schließen.

Vorsicht bei der Selbstmedikation

- Bei auftretenden Hauterscheinungen (Quaddeln, Pusteln) ist an allergische Reaktionen zu denken und eine Eigenbehandlung abzulehnen. Schicken Sie den Patienten zum Arzt.
- Bei auftretenden schweren Durchfällen ist an pseudomembranöse Kolitis zu denken und eine Eigenbehandlung abzulehnen. Behandlung durch den Arzt.
- Bei gleichzeitigem Husten kein Acetylcystein (ACC) empfehlen: mögliche Abschwächung der antibiotischen Wirkung.

Zusatzempfehlungen

- Viel trinken, um das Sekretlösen zu unterstützen. Evtl. Kräuter- oder Früchtetees.
- Bei Behinderung der Nasenatmung evtl. abschwellende Nasentropfen (z. B. Nasivin®).
- Bei wunder, trockener Nase: pflegende Nasensalben (z. B. Bepanthen®).
- Inhalieren mit Kochsalz oder Kamillenaufguss.
- Auffüllen der Hausapotheke: z. B. Fieber- und Schmerzmittel.
- Verhaltenstipps: Bei Fieber möglichst Ruhe einhalten, ausreichend schlafen, nur leichte Kost.

Krankenkasse bzw. Kostenträger

AOK Mecklenburg-Vorpommern

Gebühr frei

Geb.-pfl. X

noctu

Sonstige

Unfall

Arbeitsunfall

Name, Vorname des Versicherten

W.
Martin
Gänsemarkt 11
20000 Musterburg

geb. am 16.04.34

Kassen-Nr.	Versicherten-Nr.	Status
0395611	012345678000	1

Betriebsstätten-Nr.	Arzt-Nr.	Datum
1234567	1234567	12.08.08

BVG	Hilfsmittel	Impfstoff	Spr.-St. Bedarf	Begr.-Pflicht	Apotheken-Nummer / IK
6	7	8	9		

Zuzahlung

Gesamt-Brutto

Arzneimittel-/Hilfsmittel-Nr.	Faktor	Taxe
1. Verordnung		
2. Verordnung		
3. Verordnung		

Rp. (Bitte Leerräume durchstreichen)

aut idem X — Viani forte 50 µg/500 µg Diskus 2 x 60

aut idem X — Nebilet 100 Tab N3

aut idem

6664

Abgabedatum in der Apotheke

Vertragsarztstempel

1234567
Dr. med. Christoph Aller
Facharzt für Allgemeinmedizin
Hauptstr. 3
Musterstadt
Tel: 0100/10020

Unterschrift des Arztes

Muster 16 (7.2008)

Bei Arbeitsunfall auszufüllen!

Unfalltag	Unfallbetrieb oder Arbeitgebernummer

1234567Y

Kassenrezept eines Allgemeinarztes für einen 74-jährigen Patienten

Formale Kontrolle	Ergebnis
Krankenkasse: Name, Kassennummer	vollständig
Patientendaten: Name, Anschrift, Geburtsdatum, Vers.-Nr., Status	vollständig
Arztdaten: Stempel, Unterschrift, Betriebsstätten-, Kassenarzt-Nr.	vollständig
Ausstellungsdatum: Gültigkeit vier Wochen nach Ausstellung?	ja
Aut-idem-Kreuze	ja
Befreiung	nein

Was muss abgegeben und beachtet werden?

Viani® forte 50/500 Diskus 2 x 60 ED N1. Abgabe von zwei Packungen je 60 Einzeldosen. Evtl. verfügbare Importe abgeben.

Nebilet® 100 Tabl. N3. Zuzahlung über Festbetrag.

Fragen zum Einstieg ins Beratungsgespräch

Ist eines der beiden Mittel neu für Sie? Wie häufig haben Sie Asthmaanfälle? Wie sind Ihre Blutdruckwerte?

Patientenberatung zur Verordnung

Viani® forte (Fluticason und Salmeterol). Inhalatives Basispräparat aus Glucocorticoid und langwirksamem Beta-2-Sympathometikum zur Behandlung des Asthma bronchiale Schweregrad 3, antientzündlich und bronchialerweiternd. Bei Erstverordnung Anwendung des Diskus erläutern. Anwendung vor dem Essen zur Verhinderung von Mundsoor. Dosierung nach ärztlicher Verordnung: meist 2 x täglich regelmäßig. NW: Herzklopfen und innere Unruhe bei Überdosierung möglich.

Nebilet® (Nebivolol). Betablocker zur Blutdrucksenkung. Regelmäßige Einnahme meist 1 x morgens. Nicht ohne ärztlichen Rat absetzen. NW in der Einstellungsphase (bis zu 4 Wochen): Müdigkeit, Schwindel, Kopfschmerzen. Beeinträchtigung des Reaktionsvermögens. Kontraindikation: Asthma, Hypotonie, Bradykardie, schwere Durchblutungsstörungen

---

Kommentar. Rücksprache mit dem Arzt erforderlich! Vorschlag: Änderung der antihypertensiven Therapie je nach Grunderkrankungen des Patienten auf z. B. Calciumkanalblocker oder AT-II-Antagonisten.

Vorsicht bei der Selbstmedikation

- Bei der Behandlung mit anderen Arzneimitteln in der Selbstmedikation oder nach ärztlicher Verordnung sind mögliche Wechselwirkungen zu beachten.
- Bei der Selbstmedikation von Schmerzen ist für Asthmatiker Paracetamol geeignet. ASS, Ibuprofen, Naproxen, Diclofenac sind bei Asthma kontraindiziert.
- Bei der Selbstmedikation mit pflanzlichen Arzneimitteln sind bei Asthmatikern individuelle Überempfindlichkeiten zu berücksichtigen.
- Bei regelmäßiger Einnahme von nichtsteroidalen Antirheumatika (auch ASS 500 mg, Ibuprofen, Diclofenac in der Selbstmedikation) kommt es zu einer Wirkabschwächung von Antihypertonika und einer Erhöhung des Blutdrucks. Engmaschige Blutdruckkontrolle mit Neueinstellung des Blutdrucks notwendig. In der Selbstmedikation auf Paracetamol ausweichen.
- Bei Auftreten von Mundsoor: Informationen über korrekte Inhalationstechnik (Nachspülen).

Zusatzempfehlungen

- Regelmäßige Kontrolle des Blutdrucks, in der Apotheke oder mit eigenem Blutdruckmessgerät.
- Regelmäßige Kontrolle des Peak-Flow-Werts evtl. mit eigenem Peak-Flow-Meter.

Gebühr frei	Krankenkasse bzw. Kostenträger DAK		
Geb.-pfl.	Name, Vorname des Versicherten S. Liesbeth Mecklenburgerstr. 14 20000 Musterburg		geb. am 08.04.29
noctu			
Sonstige			
Unfall	Kassen-Nr. 9920810	Versicherten-Nr. 012345678000	Status 1
Arbeits-unfall	Betriebsstätten-Nr. 1234567	Arzt-Nr. 1234567	Datum 02.05.08

BVG	Hilfs-mittel	Impf-stoff	Spr.-St. Bedarf	Begr.-Pflicht	Apotheken-Nummer / IK
6	7	8	9		

Zuzahlung	Gesamt-Brutto

Arzneimittel-/Hilfsmittel-Nr.	Faktor	Taxe
1. Verordnung		
2. Verordnung		
3. Verordnung		

Rp. (Bitte Leerräume durchstreichen)

aut idem X Novaminsulfon Tr. 100. O 4x 20

aut idem X Spironolacton 50 Nr. 50 1x1

aut idem X Furorese 40 N3 2x 1

6664

Abgabedatum in der Apotheke

Vertragsarztstempel

1234567
Dr. med. Christoph Aller
Facharzt für Allgemeinmedizin
Hauptstr. 3
Musterstadt
Tel: 0100/10020

Unterschrift des Arztes

Muster 16 (7.2008)

Bei Arbeitsunfall auszufüllen!

Unfalltag	Unfallbetrieb oder Arbeitgebernummer

1234567Y

Kassenrezept eines Allgemeinarztes für eine 79-jährige Patientin

Formale Kontrolle	Ergebnis
Krankenkasse: Name, Kassennummer	vollständig
Patientendaten: Name, Anschrift, Geburtsdatum, Vers.-Nr., Status	vollständig
Arztdaten: Stempel, Unterschrift, Betriebsstätten-, Kassenarzt-Nr.	vollständig
Ausstellungsdatum: Gültigkeit vier Wochen nach Ausstellung?	ja
Aut-idem-Kreuze	ja
Befreiung	nein

Was muss abgegeben und beachtet werden?

Novaminsulfon-Tropfen, 100 ml. Wirkstoffverordnung, Lieferverträge beachten! Die vom Arzt angegebene Dosierung auf die FAM-Packung übertragen.

Spironolacton 50 mg, Tabl., 50 St. Wirkstoffverordnung. Die vom Arzt angegebene Dosierung auf die FAM-Packung übertragen.

Furorese® 40, Tabl., 100 St, N3. Die vom Arzt angegebene Dosierung auf die FAM-Packung übertragen.

Fragen zum Einstieg ins Beratungsgespräch

Ist von diesen Arzneimitteln etwas neu für Sie? Wie kommen Sie mit der Therapie zurecht?

Patientenberatung zur Verordnung

Novaminsulfon-Tropfen (Metamizol). Zentralwirksames Schmerzmittel. Rotfärbung des Urins möglich. Gut verträglich, keinen Einfluss auf Kaliumspiegel.

Spironolacton 50 (Spironolacton). Kaliumsparendes Diuretikum zur Therapie von Ödemen bei Herzinsuffizienz. NW: häufig Gynäkomastie, Mastodynie, Gefahr der Hyperkaliämie (Symptome: Herzrhythmusstörungen, Blutdruckabfall, Muskelschwäche, Parästhesien). Auch bei gleichzeitiger Behandlung mit Thiaziden oder Schleifendiuretika.

Furorese® 40 (Furosemid). Kaliuretisches Schleifendiuretikum zur Erleichterung der Herzarbeit (Vorlastsenkung). Möglichst nicht am Abend einnehmen, um Nachtruhe nicht zu stören. NW: Kopfschmerzen, Schwindel, Wadenkrämpfe, Muskelverspannung durch Magnesiumverlust. Einschränkung des Reaktionsvermögens möglich.

Kommentar. Kombination zur Behandlung der Herzinsuffizienz. Regelmäßige Kontrolle des Serumkaliumspiegels und der Kreatininclearance durch den Arzt notwendig.

Vorsicht bei der Selbstmedikation

- Bei der Behandlung mit anderen Arzneimitteln in der Selbstmedikation oder nach ärztlicher Verordnung sind mögliche Wechselwirkungen zu beachten.
- Bei dem Wunsch nach Mitteln gegen Muskelschwäche und Parästhesien an Hyperkaliämie denken. Kontrolle (Serumkalium, Kreatinin) durch den Arzt.
- Beim übermäßigen Genuss von Lakritz: Verstärkte Kaliumverluste, Hypokaliämie.
- Bei der Selbstmedikation von Schwindel: Ursache evtl. übermäßige Blutdrucksenkung.
- Zur Schmerzbehandlung nur Paracetamol verwenden, kein ASS oder andere NSAR (Einfluss auf Kaliumgleichgewicht).
- Keine Kaliumpräparate in der Selbstmedikation. Achtung bei Mineralstoffkombinationen u. kaliumreichen Kochsalzaustauschprodukten.
- Bei Diarrhö und Erbrechen: Gefahr der Hyperkaliämie infolge Flüssigkeitsverlusts. Ausreichende Flüssigkeits- und Natrium-/Magnesiumsubstitution.
- Regelmäßige Einnahme von Laxanzien (z. B. Anthranoide, Bisacodyl, Natriumpicosulfat) steigert Hypokaliämie!

Zusatzempfehlungen

- Regelmäßige Kontrollen: des Blutdrucks, der Zucker-, Blutfett- und Harnstoffwerte.
- Alkoholhaltige Getränke einschränken.

Gebühr frei	**Krankenkasse bzw. Kostenträger** IKK Nordrhein
Geb.-pfl. noctu Sonstige	**Name, Vorname des Versicherten** H. Elisabeth Aasstr. 57 40000 Musterdorf geb. am 07.02.36
Unfall	**Kassen-Nr.** 4501173 | **Versicherten-Nr.** 012345678000 | **Status** 5
Arbeits-unfall	**Betriebsstätten-Nr.** 1234567 | **Arzt-Nr.** 1234567 | **Datum** 07.08.08

BVG	Hilfs-mittel	Impf-stoff	Spr.-St. Bedarf	Begr.-Pflicht	Apotheken-Nummer / IK
6	7	8	9		

Zuzahlung	Gesamt-Brutto

Arzneimittel-/Hilfsmittel-Nr.	Faktor	Taxe
1. Verordnung		
2. Verordnung		
3. Verordnung		

Rp. (Bitte Leerräume durchstreichen)

aut idem — Ramipril ratiopharm 5 mg
TAB 100 St N3

aut idem — Metoprolol ra comp100/12.5
TAB 100 St N3

aut idem — Metoprolol ratio NK 100 ret
RET 100 St. N3

6664

Abgabedatum in der Apotheke

Bei Arbeitsunfall auszufüllen!

Unfalltag	Unfallbetrieb oder Arbeitgebernummer

Vertragsarztstempel

1234567
Dr. med. Christoph Aller
Facharzt für Allgemeinmedizin
Hauptstr. 3
Musterstadt
Tel: 0100/10020

Unterschrift des Arztes
Muster 16 (7.2008)

1234567Y

Kassenrezept eines Allgemeinarztes für eine 72-jährige Patientin

Formale Kontrolle	Ergebnis
Krankenkasse: Name, Kassennummer	vollständig
Patientendaten: Name, Anschrift, Geburtsdatum, Vers.-Nr., Status	vollständig
Arztdaten: Stempel, Unterschrift, Betriebsstätten-, Kassenarzt-Nr.	vollständig
Ausstellungsdatum: Gültigkeit vier Wochen nach Ausstellung?	ja
Aut-idem-Kreuze	nein
Befreiung	nein

Was muss abgegeben und beachtet werden?

Ramipril ratiopharm® 5 mg, 100 Tabl., N3. Rabattverträge beachten!

Metoprolol ratiopharm® comp., 100 Tabl., N3. Rabattverträge beachten!

Metoprolol ratiopharm® NK 100, 100 Ret, N3. Rabattverträge beachten!

Fragen zum Einstieg ins Beratungsgespräch

Ist ein Mittel davon neu für Sie? Nehmen Sie beide Metoprolol-Präparate gleichzeitig ein? Wann nehmen Sie die Mittel im Laufe des Tages ein? Wie sind Ihre Blutdruckwerte?

Patientenberatung zur Verordnung

Ramipril ratiopharm® 5 mg (Ramipril). ACE-Hemmer zur Blutdrucksenkung. Regelmäßige Einnahme, meist 1 x 1 Tabl. morgens. Nicht ohne ärztlichen Rat absetzen. Häufige NW (bei 15 %): trockener Reizhusten auch nach längerer Anwendung.

Metoprolol ratiopharm® comp (Metoprolol + Hydrochlorothiazid). Kombination aus Betablocker und Thiaziddiuretikum. zur Blutdrucksenkung Regelmäßige Einnahme, meist 1 x 1 morgens, um Nachtruhe nicht zu stören. NW meist nur in der Einstellungsphase (Müdigkeit, Schwindel, Kopfschmerzen). Einschränkung des Reaktionsvermögens. Gefahr der Hypokaliämie.

Metoprolol ratiopharm® 100 NK (Metoprolol). Betablocker zur Blutdrucksenkung. Regelmäßige Einnahme, meist 1 x 1 hier Information auf Rückfrage: abends. NW meist nur in der Einstellungsphase (Müdigkeit, Schwindel, Kopfschmerzen). Einschränkung des Reaktionsvermögens. Nicht ohne ärztlichen Rat absetzen.

Kommentar. Dreierkombination zur Behandlung der Hypertonie. Nach Rücksprache mit der Patientin keine Doppelverordnung: Einnahme morgens Ramipril + Metoprolol comp., abends Metoprolol. Maximaldosierung 200 mg/d eingehalten. Bei Rabattaustausch auf vergleichbare Freisetzungskinetik (NK) achten.

Vorsicht bei der Selbstmedikation

- Bei der Behandlung mit anderen Arzneimitteln in der Selbstmedikation oder nach ärztlicher Verordnung sind mögliche Wechselwirkungen zu beachten.
- Bei regelmäßiger Einnahme von nichtsteroidalen Antirheumatika (auch ASS 500 mg, Ibuprofen, Diclofenac in der Selbstmedikation) kommt es zu einer Wirkabschwächung von Antihypertonika und einer Erhöhung des Blutdrucks. Engmaschige Blutdruckkontrolle mit Neueinstellung des Blutdrucks notwendig. In der Selbstmedikation auf Paracetamol ausweichen.
- Bei der Selbstmedikation von Schwindel: Ursache evtl. übermäßige Blutdrucksenkung, Kontrolle und Abklärung durch den Arzt.
- Bei chronischem Husten an NW der ACE-Hemmer denken: Rücksprache und Therapieänderung durch den Arzt erforderlich.
- Bei Schnupfenmitteln auf Sympathomimetika (z. B. Pseudoephedrin) verzichten.
- Auf Kaliumpräparate in der Selbstmedikation verzichten (Gefahr der Hyperkaliämie mit ACE-Hemmern).

Zusatzempfehlungen

- Regelmäßige Kontrolle des Blutdrucks, in der Apotheke oder mit eigenem Blutdruckmessgerät.
- Alkoholhaltige Getränke einschränken (Beeinflussung der Gefäßweite und des Blutdrucks).

Gebühr frei | Geb.-pfl. | noctu | Sonstige | Unfall | Arbeitsunfall

Krankenkasse bzw. Kostenträger
AOK Westfalen Lippe

Name, Vorname des Versicherten
H.
Ottilie
Kirchweg 16
40000 Musterdorf

geb. am
17.04.37

Kassen-Nr.	Versicherten-Nr.	Status
3411401	012345678000	5000 1
Betriebsstätten-Nr.	**Arzt-Nr.**	**Datum**
1234567	1234567	17.04.08

BVG	Hilfsmittel	Impfstoff	Spr.-St. Bedarf	Begr.-Pflicht	Apotheken-Nummer / IK
6	7	8	9		

Zuzahlung | Gesamt-Brutto

Arzneimittel-/Hilfsmittel-Nr.	Faktor	Taxe
1. Verordnung		
2. Verordnung		
3. Verordnung		

Rp. (Bitte Leerräume durchstreichen)

aut idem XX Beloc ZOK mite RET 100 St N3

aut idem XX CoAprovel 150 mg TAB 98 St N3
(PZN: 1312262/Kohl Arzneimittel)

aut idem

6664

Vertragsarztstempel

1234567
Dr. med. Christoph Aller
Facharzt für Allgemeinmedizin
Hauptstr. 3
Musterstadt
Tel: 0100/10020

Abgabedatum in der Apotheke

Unterschrift des Arztes
Muster 16 (7.2008)

Bei Arbeitsunfall auszufüllen!

Unfalltag	Unfallbetrieb oder Arbeitgebernummer

1234567Y

Kassenrezept eines Allgemeinarztes für eine 71-jährige Patientin

Formale Kontrolle	Ergebnis
Krankenkasse: Name, Kassennummer	vollständig
Patientendaten: Name, Anschrift, Geburtsdatum, Vers.-Nr., Status	vollständig
Arztdaten: Stempel, Unterschrift, Betriebsstätten-, Kassenarzt-Nr.	vollständig
Ausstellungsdatum: Gültigkeit vier Wochen nach Ausstellung?	ja
Aut-idem-Kreuze	ja
Befreiung	nein

Was muss abgegeben und beachtet werden?

Beloc-Zok® mite 47,5 mg, 100 RET, N3.

CoAprovel® 150mg/12,5 mg, 98 TAB, N3. Import-Arzneimittel abgeben, Achtung: angegebene PZN führt zu Aprovel 150 mg. Nachfrage bei Patientin und evtl. Rücksprache Arzt erforderlich. Evtl. Abgleich mit der Medikationsliste der Kundendatei.

Fragen zum Einstieg ins Beratungsgespräch

Sie kennen die Mittel bereits? Können Sie sicher sagen, ob Sie CoAprovel® oder Aprovel® bekommen? Oder: wissen Sie, ob das (Co)Aprovel® ein Diuretikum enthielt, d.h. mussten Sie nach der Einnahme normalerweise bald zum Wasserlassen auf die Toilette?

Die Patientin hat heute Geburtstag. Gratulation!

Patientenberatung zur Verordnung

Beloc-Zok® mite (Metoprolol). Betablocker zur Herzentlastung und Blutdrucksenkung. Regelmäßige Einnahme, nicht ohne ärztlichen Rat absetzen. Dosierung nach ärztlicher Verordnung meist 1 x 1 Tabl. morgens. Nach längerer Einnahme meist sehr gute Verträglichkeit.

CoAprovel® 150mg (Irbesartan + Hydrochlorothiazid). Kombination aus AT-II-Antagonist und Diuretikum. Regelmäßige Einnahme nach ärztlicher Verordnung, meist 1 x 1 Tabl. morgens, wegen Diuretikum abendliche Einnahme meiden, um Nachtruhe zu gewährleisten. In Kombination mit Betablockern verstärkter Blutdruckabfall möglich, Effekt meist erwünscht. Häufige NW: Müdigkeit, Brechreiz, Muskelkrämpfe.

Kommentar. Übliche Dreierkombination zur Hypertoniebehandlung.

Vorsicht bei der Selbstmedikation

- Bei der Behandlung mit anderen Arzneimitteln in der Selbstmedikation oder nach ärztlicher Verordnung sind mögliche Wechselwirkungen zu beachten.
- Bei regelmäßiger Einnahme von nichtsteroidalen Antirheumatika (auch ASS 500 mg, Ibuprofen, Diclofenac in der Selbstmedikation) kommt es zu einer Wirkabschwächung von Antihypertonika und einer Erhöhung des Blutdrucks. Engmaschige Blutdruckkontrolle mit Neueinstellung des Blutdrucks notwendig. In der Selbstmedikation auf Paracetamol ausweichen.
- Bei Schnupfenmitteln auf Sympathomimetika (z. B. Pseudoephedrin) verzichten.
- Auf Kaliumpräparate in der Selbstmedikation verzichten (Gefahr der Hyperkaliämie mit AT-II-Blockern).
- Bei übermäßigem Verzehr von Lakritz: verstärkte Kaliumverluste, Hypokaliämie.
- Auf regelmäßige Anwendung von Laxanzien (Anthranoide, Bisacodyl, Natriumpicosufat) verzichten (Gefahr der Hypokaliämie, WW mit Hydrochlorothiazid).

Zusatzempfehlungen

- Auf kaliumreiche Ernährung achten (Bananen, Trockenobst).
- Regelmäßige Kontrolle des Blutdrucks, in der Apotheke oder mit eigenem Blutdruckmessgerät.
- Alkoholhaltige Getränke einschränken.

Gebühr frei | Geb.-pfl. | noctu | Sonstige | Unfall | Arbeitsunfall

Techniker Krankenkasse

6	7	8	9	

Name, Vorname des Versicherten

A.
Heinz
Egen 60
40000 Musterdorf

geb. am 11.10.36

Kassen-Nr.	Versicherten-Nr.	Status
3477503	012345678000	5000 1

Betriebsstätten-Nr.	Arzt-Nr.	Datum
1234567	1234567	07.08.08

Zuzahlung | Gesamt-Brutto

Arzneimittel-/Hilfsmittel-Nr.	Faktor	Taxe
1. Verordnung		
2. Verordnung		
3. Verordnung		

Rp. (Bitte Leerräume durchstreichen)

aut idem — DICLO DISPERS TAB 20 ST N1

aut idem — LISIHEXAL 20 MG TAB 100 ST N3

aut idem

Vertragsarztstempel

1234567
Dr. med. Christoph Aller
Facharzt für Allgemeinmedizin
Hauptstr. 3
Musterstadt
Tel: 0100/10020

Abgabedatum in der Apotheke

Unterschrift des Arztes
Muster 16 (7.2008)

Bei Arbeitsunfall auszufüllen!

Unfalltag	Unfallbetrieb oder Arbeitgebernummer

1234567Y

Kassenrezept eines Allgemeinarztes für einen 71-jährigen Patienten

Formale Kontrolle	Ergebnis
Krankenkasse: Name, Kassennummer	vollständig
Patientendaten: Name, Anschrift, Geburtsdatum, Vers.-Nr., Status	vollständig
Arztdaten: Stempel, Unterschrift, Betriebsstätten-, Kassenarzt-Nr.	vollständig
Ausstellungsdatum: Gültigkeit vier Wochen nach Ausstellung?	ja
Aut-idem-Kreuze	nein
Befreiung	nein

Was muss abgegeben und beachtet werden?

Diclo dispers®, 20 Tabl., N1. Rabattverträge beachten! Bei Austausch von Diclo dispers® auf schnelllösliche Arzneiform achten.

Lisihexal® 20 mg, 100 Tabl., N3. Rabattverträge beachten!

Fragen zum Einstieg ins Beratungsgespräch

Ist ein Mittel davon neu für Sie? Nehmen Sie die Diclo-Tabletten gegen Entzündung und Schmerzen regelmäßig oder nur bei Bedarf ein?

Patientenberatung zur Verordnung

Diclo dispers® (Diclofenac 50 mg). Antiphlogistikum zur schnellwirksamen Anwendung gegen akute Schmerz- und Entzündungszustände. Bei Bedarf eine Tablette in einem Glas Wasser auflösen und trinken. Einnahme zum oder nach dem Essen, um eine direkte Reizung der Magenschleimhaut zu verringern. WW: Bei Dauereinnahme über 14 Tage Abschwächung der blutdrucksenkenden Wirkung von Antihypertensiva (vor allem ACE-Hemmer/AT-II-Antagonisten). Blutdruckerhöhung.

Lisihexal® 20 mg (Lisinopril). ACE-Hemmer zur Blutdrucksenkung. Regelmäßige Einnahme, meist 1 x 1 Tabl. morgens. Nicht ohne ärztlichen Rat absetzen. Häufige NW (bei 15 %): trockener Reizhusten auch nach langer Anwendung.

Kommentar. WW: Blutdruckerhöhender Effekt von Diclofenac bei Dauereinnahme. Bei Einnahme < 14 Tage: keine Intervention notwendig. Bei regelmäßiger Einnahme: Zu Beginn Blutdruck engmaschig überwachen. Bei Blutdruckerhöhung Arzt aufsuchen: Wechsel der analgetischen Therapie (niedrigste Dosierung, Umstellung auf Paracetamol oder Tramadol), Anpassung der antihypertensiven Therapie (Dosissteigerung, Kombinationstherapie, Umstellung auf Calciumkanalblocker).

Vorsicht bei der Selbstmedikation

- Bei der Behandlung mit anderen Arzneimitteln in der Selbstmedikation oder nach ärztlicher Verordnung sind mögliche Wechselwirkungen zu beachten.
- Bei regelmäßiger Einnahme von NSAR (auch in der Selbstmedikation) kommt es zu einer Wirkabschwächung von Antihypertonika und einer Erhöhung des Blutdrucks. Engmaschige Blutdruckkontrolle mit Neueinstellung des Blutdrucks notwendig. In der Selbstmedikation auf Paracetamol ausweichen.
- Bei starken Schmerzen im Oberbauch und/oder Schwarzfärbung des Stuhls sofort Arzt aufsuchen, keine Selbstmedikation!
- Bei der gleichzeitigen Anwendung von Antazida: Einnahmeabstand zwei Std.
- Magenschleimhautreizende Wirkstoffe (ätherische Öle, Myrtol) meiden.
- Bei chronischem Husten an NW der ACE-Hemmer denken: Rücksprache und Therapieänderung durch den Arzt erforderlich.
- Bei Schnupfenmitteln auf Sympathomimetika (z. B. Pseudoephedrin) verzichten.
- Auf Kaliumpräparate in der Selbstmedikation verzichten (Gefahr der Hyperkaliämie mit ACE-Hemmern).

Zusatzempfehlungen

- Regelmäßige Kontrolle des Blutdrucks, in der Apotheke oder mit eigenem Blutdruckmessgerät.
- Alkoholhaltige Getränke einschränken.

Gebühr frei | DAK

Geb.-pfl.

noctu

Sonstige

Unfall

Arbeits-unfall

Name, Vorname des Versicherten

K.

Werner

Lohe Egge 22

40000 Musterdorf

geb. am

19.07.26

Kassen-Nr.	Versicherten-Nr.	Status
3467998	012345678000	5

Betriebsstätten-Nr.	Arzt-Nr.	Datum
1234567	1234567	07.04.08

6 7 8 9

Zuzahlung

Gesamt-Brutto

Arzneimittel-/Hilfsmittel-Nr.	Faktor	Taxe
1. Verordnung		
2. Verordnung		
3. Verordnung		

Rp. (Bitte Leerräume durchstreichen)

aut idem Enabeta 20 mg 100 Tab

aut idem Ramipril Hexal 20 mg N2

aut idem Furosemid 40 AL N2

6664

Vertragsarztstempel

1234567
Dr. med. Christoph Aller
Facharzt für Allgemeinmedizin
Hauptstr. 3
Musterstadt
Tel: 0100/10020

Abgabedatum in der Apotheke

Unterschrift des Arztes

Muster 16 (7.2008)

Bei Arbeitsunfall auszufüllen!

Unfalltag	Unfallbetrieb oder Arbeitgebernummer

1234567Y

Kassenrezept eines Allgemeinarztes für einen 81-jährigen Patienten

Formale Kontrolle	Ergebnis
Krankenkasse: Name, Kassennummer	vollständig
Patientendaten: Name, Anschrift, Geburtsdatum, Vers.-Nr., Status	vollständig
Arztdaten: Stempel, Unterschrift, Betriebsstätten-, Kassenarzt-Nr.	vollständig
Ausstellungsdatum: Gültigkeit vier Wochen nach Ausstellung?	ja
Aut-idem-Kreuze	nein
Befreiung	nein

Was muss abgegeben und beachtet werden?

Enabeta® 20, 100 Tabl., N3. Rabattverträge beachten!

Ramipril Hexal® 20, 50 Tabl., N2. Stärke 20 mg nicht im Handel, Rücksprache mit dem Arzt. Rabattverträge beachten!

Furosemid AL® 40, 50 Tabl., N2. Rabattverträge beachten!

Fragen zum Einstieg ins Beratungsgespräch

Ist ein Mittel davon neu für Sie? Wann und in welcher Dosierung nehmen Sie die Mittel im Laufe des Tages ein? Wie sind Ihre Blutdruckwerte?

Das Alter des Patienten gibt einen Hinweis auf mögliche Hörprobleme. Sprechen Sie vor allem deutlich. Halten Sie Blickkontakt, um Rückmeldung zu erhalten, ob der Patient Sie versteht.

Patientenberatung zur Verordnung

Enabeta® 20 (Enalapril). ACE-Hemmer zur Blutdrucksenkung. Regelmäßige Einnahme, meist 1 x 1 Tabl. morgens. Nicht ohne ärztlichen Rat absetzen. Häufige NW (bei 15 %): Trockener Reizhusten auch nach längerer Anwendung.

Ramipril Hexal® (Ramipril). ACE-Hemmer zur Blutdrucksenkung. Wie Enalapril s. o. Doppelverordnung von ACE-Hemmern, in der Kombinationstherapie der Hypertonie ungewöhnlich/nicht empfohlen. Einnahme nach Rücksprache 1 x 1 Tabl. abends. Maximaldosierung der ACE-Hemmer nicht überschritten.

Furosemid AL® 40 (Furosemid). Schleifendiuretikum. Einnahme 1 x 1 Tabl. morgens, nicht zum Abend, um Nachtruhe nicht zu stören. Mit ACE-Hemmern verstärkter Blutdruckabfall möglich, Verstärkung der Furosemidwirkung, evtl. Dosisanpassung.

Kommentar. Rücksprache mit dem Arzt wegen Dosierung von Ramipril und ob Verordnung zweier ACE-Hemmer erwünscht. Hier: Fehler im Generikawechsel: Von Dilatrend® (Carvedilol) wegen hoher Zuzahlung auf Ramipril gewechselt. Ramipril wurde in dieser Verordnung gestrichen.

Vorsicht bei der Selbstmedikation

- Bei regelmäßiger Einnahme von ASS, Ibuprofen, Diclofenac kommt es zu einer Wirkabschwächung von ACE-Hemmern und Furosemid und einer Erhöhung des Blutdrucks. Wenn notwendig, engmaschige Blutdruckkontrolle mit Neueinstellung des Blutdrucks notwendig. Auf Paracetamol ausweichen.
- Bei der Selbstmedikation von Schwindel: Ursache evtl. übermäßige Blutdrucksenkung (WW: ACE-Hemmer und Furosemid), Kontrolle und Abklärung durch den Arzt. Reduktion der Furosemiddosis.
- Bei chronischem Husten im Verlauf der Therapie an NW der ACE-Hemmer denken: Rücksprache und Therapieänderung durch den Arzt erforderlich.
- Auf systemische Schnupfenmittel (z. B. Pseudoephedrin) verzichten.
- Auf Kaliumpräparate in der Selbstmedikation verzichten (Gefahr der Hyperkaliämie mit ACE-Hemmern).
- Regelmäßiger Laxanziengebrauch (Anthranoide, Bisacodyl, Natriumpicosulfat) steigert Hypokaliämie (WW mit Furosemid).

Zusatzempfehlungen

- Regelmäßige Kontrolle des Blutdrucks, in der Apotheke oder mit eigenem Blutdruckmessgerät.
- Alkoholhaltige Getränke einschränken.
- Auf kaliumreiche Ernährung achten (z. B. Bananen, Trockenfrüchte).

Gebühr frei | Barmer

Geb.-pfl. X

Name, Vorname des Versicherten

S.
Julia
Goethestr. 66
10000 Musterlin

geb. am 23.11.21

noctu

Sonstige

Unfall

Arbeitsunfall

Kassen-Nr.	Versicherten-Nr.	Status
9580001	012345678000	5000 1

Betriebsstätten-Nr.	Arzt-Nr.	Datum
1234567	1234567	06.05.08

6 7 8 9

Zuzahlung | Gesamt-Brutto

Arzneimittel-/Hilfsmittel-Nr.	Faktor	Taxe
1. Verordnung		
2. Verordnung		
3. Verordnung		

Rp. (Bitte Leerräume durchstreichen)

aut idem — Optruma Emra 84St FTA N3

aut idem — Novaminsulfon 500 MG Licht Winthrop 100 ml TRO N3

aut idem — Calcimagon D3 120 St KTA N3

6664

Abgabedatum in der Apotheke

Vertragsarztstempel

1234567
Dr. med. Wilhelm Ost
Facharzt für Orthopädie
Bergstraße 1
Musterstadt
Tel: 0100/10070

Unterschrift des Arztes

Muster 16 (7.2008)

Bei Arbeitsunfall auszufüllen!

Unfalltag	Unfallbetrieb oder Arbeitgebernummer

1234567Y

Kassenrezept eines Orthopäden für eine 86-jährige Patientin

Formale Kontrolle	Ergebnis
Krankenkasse: Name, Kassennummer	vollständig
Patientendaten: Name, Anschrift, Geburtsdatum, Vers.-Nr., Status	vollständig
Arztdaten: Stempel, Unterschrift, Betriebsstätten-, Kassenarzt-Nr.	vollständig
Ausstellungsdatum: Gültigkeit vier Wochen nach Ausstellung?	ja
Aut-idem-Kreuze	nein
Befreiung	nein

Was muss abgegeben und beachtet werden?

Optruma® Emra 84 FTA, N3. Importverordnung.

Novaminsulfon 500 mg Lichtenstein 100 ml TRO, N3. Rabattverträge beachten!

Calcimagon D3®, 120 KTA, N3.

Fragen zum Einstieg ins Beratungsgespräch

Bekommen Sie die Arzneimittel neu verordnet oder kennen Sie sie bereits? Wie vertragen Sie die Optruma Tabletten? Leiden Sie häufig unter Schmerzen?

Das Alter gibt einen Hinweis auf mögliche Hörprobleme. Sprechen Sie deutlich. Halten Sie Blickkontakt, um Rückmeldung zu erhalten, ob die Patientin Sie versteht.

Patientenberatung zur Verordnung

Optruma® (Raloxifen). Hormonersatztherapie, Wirkstoff mit estrogenen und antiestrogenen Anteilen (Selektiver Estrogen-Rezeptor-Modulator) zur Verbesserung der Knochenmineralisierung. Anwendung bei Frauen nach der Menopause. NW: typische Wechseljahrsbeschwerden wie Hitzewallungen, Erhöhung des thromboembolischen Risikos. Einnahme 1 x tägl. Alle 24 Stunden unabhängig von den Mahlzeiten.

Novaminsulfon Lichtenstein (Metamizol). Zentralwirkendes Analgetikum. Bei chronischen Schmerzzuständen. Anwendung nach ärztlicher Verordnung. Wenn vom Arzt nicht anders verordnet bis zu dreimal täglich 20–40 Tropfen (500–1000 mg) mit einem Glas Wasser einnehmen. Eine Rotfärbung des Urins ist möglich. Während der Einnahme Alkohol meiden (Alkoholintoleranz).

Calcimagon D3® (500 mg Calcium, 400 I.E. Vitamin D_3). Mineralstoff- und Vitaminpräparat zur Förderung des Knochenaufbaus zur unterstützenden Behandlung der Osteoporose. Regelmäßige Einnahme: 2 x täglich 1 Kautablette zu den Mahlzeiten. Zu anderen Arzneimitteln (L-Thyroxin, Antibiotika) ausreichend großen Einnahmeabstand (4 Std.) einhalten.

Vorsicht bei der Selbstmedikation

- Bei der Behandlung mit anderen Arzneimitteln in der Selbstmedikation oder nach ärztlicher Verordnung sind mögliche Wechselwirkungen zu beachten.
- Wadenkrämpfe können als NW von Raloxifen auftreten. Selbstmedikation möglich. Bei Verwendung von Magnesiumpräparaten 2-stündigen Einnahmeabstand zu Calcium einhalten.
- Bei Auftreten von starken Schmerzen in den Beinen Arzt aufsuchen (Hinweis auf eventuelle Thrombose).

Zusatzempfehlungen

- Rauchen meiden (Erhöhung des Thromboserisikos).
- Alkoholhaltige Getränke einschränken.
- Gesunde, ausgewogene Ernährung anstreben. Auf ausreichende Bewegung achten.

Gebühr frei	AOK Thüringen
Geb.-pfl.	Name, Vorname des Versicherten S. Manfred Weg der Freundschaft 45 03985 Musterlitz
noctu	geb. am 03.08.52
Sonstige	
Unfall	Kassen-Nr. 5998018 | Versicherten-Nr. 012345678000 | Status 1000
Arbeitsunfall	Betriebsstätten-Nr. 1234567 | Arzt-Nr. 1234567 | Datum 20.05.08

6	7	8	9		

Zuzahlung | Gesamt-Brutto

Arzneimittel-/Hilfsmittel-Nr.	Faktor	Taxe
1. Verordnung		
2. Verordnung		
3. Verordnung		

Rp. (Bitte Leerräume durchstreichen)

aut idem

aut idem

aut idem

Posterisan corte N1

Vertragsarztstempel

1234567
Dr. med. Christoph Aller
Facharzt für Allgemeinmedizin
Hauptstr. 3
Musterstadt
Tel: 0100/10020

Aller

Unterschrift des Arztes

6664

Abgabedatum in der Apotheke

Bei Arbeitsunfall auszufüllen!

Unfalltag	Unfallbetrieb oder Arbeitgebernummer

Muster 16 (7.2008)

1234567Y

Kassenrezept eines Allgemeinarztes für einen 55-jährigen Patienten

Formale Kontrolle	Ergebnis
Krankenkasse: Name, Kassennummer	vollständig
Patientendaten: Name, Anschrift, Geburtsdatum, Vers.-Nr., Status	vollständig
Arztdaten: Stempel, Unterschrift, Betriebsstätten-, Kassenarzt-Nr.	vollständig
Ausstellungsdatum: Gültigkeit vier Wochen nach Ausstellung?	ja
Aut-idem-Kreuze	nein
Befreiung	nein

Was muss abgegeben und beachtet werden?

Posterisan® corte N1. Ohne Angabe der Darreichung unvollständig! Es könnten 25 g Salbe oder 25 g Salbe mit Analdehner oder 10 Suppositorien möglich sein. Rücksprache mit dem Patienten bzw. dem Arzt.

Fragen zum Einstieg ins Beratungsgespräch

Was hat Ihnen der Arzt zur Anwendung gesagt? Sollen Sie Zäpfchen oder Salbe anwenden? Kennen Sie sich mit der Anwendung aus?

Patientenberatung zur Verordnung

Posterisan® corte (Hydrocortisonacetat). Lokal angewendetes Corticoid zur Behandlung von Analekzem, Analfissuren oder Hämorrhoidalleiden. Anwendung 2 x täglich Salbe auftragen bzw. einführen, 2 x tägl. 1 Zäpfchen (nicht zu tief) einführen. Möglichst nach dem Stuhlgang und vor dem Schlafengehen, Wäscheschutz verwenden.

Vorsicht bei der Selbstmedikation

- Beim Wunsch nach einem Abführmittel Ballast- und Quellstoffe empfehlen.
- Bei der Behandlung von Durchfall Kohle und Adstringenzien empfehlen. Loperamid vermeiden.

Zusatzempfehlungen

- Erweichung des Stuhls mit Hilfe von Ballast- und Quellstoffen, z. B. Macrogole, Flohsamenextrakt. Auf ausreichende Flüssigkeitszufuhr achten (mind. zwei Liter).
- Regelmäßige Bewegung zur Vermeidung von Verstopfung.
- Verwendung von weichem Toilettenpapier. Gründliche Reinigung der Analregion nach jedem Stuhlgang mit Wasser und Seife, in beschwerdefreien Phasen Verwendung von (duftstofffreien) feuchten Tüchern möglich.

AU

Gebühr frei | AOK Westfalen-Lippe

Geb.-pfl.

noctu

Sonstige

Unfall

Arbeitsunfall

Name, Vorname des Versicherten

G.
Leonore
Alte Mühlenstr. 17
40000 Musterdorf

geb. am
30.05.38

Kassen-Nr.	Versicherten-Nr.	Status
3411401	012345678000	5000 1

Betriebsstätten-Nr.	Arzt-Nr.	Datum
1234567	1234567	08.04.08

6 | 7 | 8 | 9

Zuzahlung | Gesamt-Brutto

Arzneimittel-/Hilfsmittel-Nr.	Faktor	Taxe
1. Verordnung		
2. Verordnung		
3. Verordnung		

Rp. (Bitte Leerräume durchstreichen)

aut idem — IBUPROFEN-CT 800MG FILMT FTA 100 ST N3

aut idem — ALENDRON-HEXAL 70 MG 1XWOEC TAB 4 ST N1

aut idem

6664

Vertragsarztstempel

Dr. med. Christoph Aller
Facharzt für Allgemeinmedizin
Hauptstr. 3
Musterstadt
Tel: 0100/10020

Abgabedatum in der Apotheke

Unterschrift des Arztes
Muster 16 (7.2008)

Bei Arbeitsunfall auszufüllen!

Unfalltag	Unfallbetrieb oder Arbeitgebernummer

1234567Y

Kassenrezept eines Allgemeinarztes für eine 69-jährige Patientin

Formale Kontrolle	Ergebnis
Krankenkasse: Name, Kassennummer	vollständig
Patientendaten: Name, Anschrift, Geburtsdatum, Vers.-Nr., Status	vollständig
Arztdaten: Stempel, Unterschrift, Betriebsstätten-, Kassenarzt-Nr.	vollständig
Ausstellungsdatum: Gültigkeit vier Wochen nach Ausstellung?	ja
Aut-idem-Kreuze	nein
Befreiung	ja

Was muss abgegeben und beachtet werden?

Ibuprofen-ct® 800 mg, 100 FTA, N3. Bei notwendigem Austausch auf schnelle Wirkstofffreisetzung des Ersatzpräparats achten. Rabattverträge beachten!

Alendron-Hexal® 70 mg, 4 TAB, N1. Rabattverträge beachten!

Fragen zum Einstieg ins Beratungsgespräch

Bekommen Sie die Arzneimittel neu verordnet oder kennen Sie sie bereits? An welchem Tag in der Woche nehmen Sie die Alendron-Hexal Tabletten immer ein? Nehmen Sie noch andere Arzneimittel? Nehmen Sie die Ibuprofen-Tabletten regelmäßig oder brauchen Sie sie eher selten?

Patientenberatung zur Verordnung

Ibuprofen-ct® 800 mg (Ibuprofen). Antiphlogistikum und Analgetikum gegen mittelstarke Schmerzen. Anwendung gegen chronische Schmerz- und Entzündungszustände. Einnahme regelmäßig oder nach Bedarf bis zu 3 x tägl. eine Tablette zu den Mahlzeiten mit einem großen Glas Wasser.

Alendron-Hexal® 70 mg (Alendronsäure). Bisphosphonat zur Hemmung des Knochenabbaus bei Osteoporose. Einnahme: 1 x wöchentlich, morgens nüchtern mit einem Glas Leitungswasser im Stehen oder aufrechten Sitzen, 30 Minuten vor dem ersten Essen oder Trinken. Nicht innerhalb von 30 Minuten nach der Einnahme wieder hinlegen. Gefahr der Speiseröhrenreizung!

Kommentar. Vorsicht, es können als NW Magen-Darm-Blutungen, -Ulzera bei Therapie mit nichtsteroidalen Antirheumatika auftreten. Bei der Therapie mit Bisphosphonaten ausreichende Versorgung mit Calcium und Vitamin D_3 notwendig!

Vorsicht bei der Selbstmedikation:

- Bei der Behandlung mit anderen Arzneimitteln in der Selbstmedikation oder nach ärztlicher Verordnung sind mögliche Wechselwirkungen zu beachten.
- Bei starken Schmerzen im Oberbauch und/oder Schwarzfärbung des Stuhls, bei Auftreten von schweren Durchfällen sofort Arzt aufsuchen, keine Selbstmedikation!
- Magenschleimhautreizende Wirkstoffe (ätherische Öle, Myrtol) meiden.
- Bei Schluckbeschwerden, Sodbrennen, Schmerzen hinter dem Brustbein Arzt aufsuchen, keine Selbstmedikation.
- Bei gleichzeitiger Einnahme von Mineralstoffpräparaten (Calcium, Magnesium, Zink, Eisen) ausreichenden Einnahmeabstand zu Alendronsäure (mind. 4 Std.) einhalten.
- Bei gleichzeitiger Einnahme von Antazida Einnahmeabstand von 2 Std. einhalten.

Zusatzempfehlungen

- Regelmäßige Kontrolle des Blutdrucks, in der Apotheke oder mit eigenem Blutdruckmessgerät (Blutdruckanstieg durch Ibuprofen bei unbehandelter Hypertonie).
- Alkoholhaltige Getränke einschränken. Scharfe Speisen meiden. Erhöhtes Risiko für Magen-Darm-Ulzera.
- Zusätzlich auf ausreichende Calcium- (1000 mg/d) und Vitamin-D_3-Versorgung (1000 I.E./d) achten. Zusatzverkauf möglich.
- Gesunde, ausgewogene Ernährung anstreben. Auf ausreichende Bewegung achten.
- Zahnarzt bzw. Kieferorthopäden auf Einnahme von Alendronsäure aufmerksam machen (mögliche Osteonekrose des Kiefers nach Kieferoperation).

Gebühr frei	BKK Barmag-Steinmüller 37427
Geb.-pfl. X	Name, Vorname des Versicherten D. Miomir Birkenstr. 1 50000 Musterhof geb. am 12.12.45
noctu	
Sonstige	

Kassen-Nr.	Versicherten-Nr.	Status
4926520	012345678000	5000 1

Betriebsstätten-Nr.	Arzt-Nr.	Datum
1234567	1234567	25.09.08

Unfall

Arbeits-unfall

6 7 8 9

Zuzahlung	Gesamt-Brutto

Arzneimittel-/Hilfsmittel-Nr.	Faktor	Taxe
1. Verordnung		
2. Verordnung		
3. Verordnung		

Rp. (Bitte Leerräume durchstreichen)

aut idem

Gabapentin Biomo 300 mg KAP N3 200 ST
Biomo Pharma GmbH PZN: 2814221

aut idem

3x1

aut idem

Vertragsarztstempel

1234567
Dr. med. Christa Klar
Fachärztin für Neurologie
Hauptstr. 6
Musterstadt
Tel: 0100/10080

Unterschrift des Arztes

Muster 16 (7.2008)

6664

Bei Arbeitsunfall auszufüllen!

Abgabedatum in der Apotheke

Unfalltag	Unfallbetrieb oder Arbeitgebernummer

1234567Y

Kassenrezept einer Neurologin für einen 62-jährigen Patienten

Formale Kontrolle	Ergebnis
Krankenkasse: Name, Kassennummer	vollständig
Patientendaten: Name, Anschrift, Geburtsdatum, Vers.-Nr., Status	vollständig
Arztdaten: Stempel, Unterschrift, Betriebsstätten-, Kassenarzt-Nr.	vollständig
Ausstellungsdatum: Gültigkeit vier Wochen nach Ausstellung?	ja
Aut-idem-Kreuze	nein
Befreiung	nein

Was muss abgegeben und beachtet werden?

Gabapentin Biomo® 300 mg, 200 Kapseln, N3. Rabattverträge beachten. Die vom Arzt angegebene Dosierung auf die FAM-Packung übertragen.

Fragen zum Einstieg ins Beratungsgespräch

Sie kennen das Mittel? In welcher Dosierung nehmen Sie das Mittel ein? Wie vertragen Sie das Mittel?

Patientenberatung zur Verordnung

Gabapentin Biomo® 300 (Gabapentin 300 mg). Antiepileptikum als Mono- oder Zusatztherapie bei partieller Epilepsie mit oder ohne generalisierte Anfälle. Anwendung auch bei Neuropathie oder postherpetischer Neuralgie (meist in höheren Dosierungen). Dosierung von 1–3 x 300 mg/Tag (hier: 3 x 1 Tabl.) bis zur Anfallsfreiheit oder bis zum Auftreten von NW. Regelmäßige Einnahme erforderlich. NW verringerte Aufmerksamkeit, Schläfrigkeit, Erschöpfung. Vorsicht im Autoverkehr!

Vorsicht bei der Selbstmedikation

- In Kombination mit Antazida kommt es zu einer Verringerung der Bioverfügbarkeit, Einnahmeabstand von zwei Stunden einhalten.
- Alkohol und alkoholhaltige Arzneimittel verstärken die zentralen NW des Gabapentins.
- Zentraldämpfende Arzneimittel (Antihistaminika, Antitussiva) verstärken die zentralen NW des Gabapentins.

Zusatzempfehlungen

- Andere Ärzte auf Medikation aufmerksam machen. WW beachten: mit enzyminduzierenden Arzneimitteln (Verringerung des Plasmaspiegels der Gabapentins), mit Antidepressiva und Neuroleptika (Verstärkung der zentraldämpfenden Wirkung), mit oralen Antidiabetika (Beeinflussung des Blutzuckerspiegels).
- Auf Alkohol möglichst verzichten.

Gebühr frei	BKK VDN 00020
Geb.-pfl.	Name, Vorname des Versicherten
noctu	P. Romeo Blankestr. 55 40000 Musterdorf — geb. am 21.03.07
Sonstige	
Unfall	Kassen-Nr. 3526615 — Versicherten-Nr. 01234567 — Status 3000 1
Arbeitsunfall	Betriebsstätten-Nr. 1234567 — Arzt-Nr. 1234567 — Datum 07.04.08

BVG	Hilfsmittel	Impfstoff	Spr.-St. Bedarf	Begr.-Pflicht	Apotheken-Nummer / IK
6	7	8	9		

Zuzahlung | Gesamt-Brutto

Arzneimittel-/Hilfsmittel-Nr.	Faktor	Taxe
1. Verordnung		
2. Verordnung		
3. Verordnung		

Rp. (Bitte Leerräume durchstreichen)

aut idem — Emesan K Supp. 5 St. N1

aut idem — Infectodiarrhstop L Btl. 6 St. N1

aut idem

Vertragsarztstempel

1234567
Dr. Petra Drilling
Kinderärztin
Hauptstr. 11
Musterstadt
Tel: 0100/10050

Unterschrift des Arztes

Muster 16 (7.2008)

6664

Bei Arbeitsunfall auszufüllen!

Abgabedatum in der Apotheke

Unfalltag	Unfallbetrieb oder Arbeitgebernummer

1234567Y

Kassenrezept einer Kinderärztin für einen 12 Monate alten Jungen

Formale Kontrolle	Ergebnis
Krankenkasse: Name, Kassennummer	vollständig
Patientendaten: Name, Anschrift, Geburtsdatum, Vers.-Nr., Status	vollständig
Arztdaten: Stempel, Unterschrift, Betriebsstätten-, Kassenarzt-Nr.	vollständig
Ausstellungsdatum: Gültigkeit vier Wochen nach Ausstellung?	ja
Aut-idem-Kreuze	nein
Befreiung	ja

Was muss abgegeben und beachtet werden?

Emesan® K, 5 Suppositorien, N1. Rabattverträge beachten.

InfectoDiarrhstop® LGG Pulver, 6 Doppelkammerbeutel, N1. Rabattverträge beachten.

Apothekenpflichtige Arzneimittel, erstattungsfähig für Kinder unter 12 Jahren.

Fragen zum Einstieg ins Beratungsgespräch

Sie bekommen für Ihr Kind Zäpfchen gegen das Erbrechen und etwas gegen Durchfall. Was hat die Ärztin zur Anwendung der Arzneimittel gesagt?

Patientenberatung zur Verordnung

Emesan® K (Diphenhydramin 20 mg). Antiemetikum zur symptomatischen Behandlung des Erbrechens. Anwendung für Kinder ab 1 J.: 1–2 x täglich ein Zäpfchen (Rektalkapsel) mit dem dicken Ende zuerst in den Mastdarm einführen. Eventuell leicht mit Wasser anfeuchten, um es gleitfähiger zu machen.

InfectoDiarrhstop® LGG Pulver (Lactobacillis rhamnosus GG, Mineralstoffe). Mittel zur Therapie der Diarrhö bei Säuglingen und Kleinkindern zur Regulation der der Darmflora und zur Elektrolytsubstitution. Anwendung: 1 Doppelkammerbeutel in 200 ml kaltem oder lauwarmem Wasser auflösen und Kindern bis 2 J. 1–2 Portionen pro Tag zu trinken geben. Die Packung im Kühlschrank aufbewahren.

Kommentar. Kombination zur Behandlung einer Magen-Darm-Infektion mit Erbrechen und Durchfall:
Je nach vorherrschenden Symptomen bei starkem Durchfall zunächst mit Pulvertrunk (peroral), bei starkem Erbrechen zunächst mit Zäpfchen (anal) behandeln.

Vorsicht bei der Selbstmedikation

- Zur Behandlung von Fieber bei Kindern unter 12 J. kein ASS verwenden (Risiko des Reye-Syndroms).

Zusatzempfehlungen

- Zusätzlich Lieblingsgetränk zu trinken anbieten (bevorzugt Tee, Wasser, Apfelschorle).
- Heilnahrung, geriebenen Apfel, Bananenmus als leichtverdauliche Kost anbieten.

Gebühr frei	AOK Baden-Würtemberg	61125
Geb.-pfl. X	**Name, Vorname des Versicherten**	
noctu	H.	geb. am
	Hannelore	
	Knappenstr. 12	02.09.55
Sonstige	70000 Mustlingen	
	Kassen-Nr. | **Versicherten-Nr.** | **Status**	
Unfall	7515520 | 012345678000 | 1155 M	
	Betriebsstätten-Nr. | **Arzt-Nr.** | **Datum**	
Arbeitsunfall	1234567 | 1234567 | 08.09.08	

6	7	8	9		

Zuzahlung | Gesamt-Brutto

Arzneimittel-/Hilfsmittel-Nr.	Faktor	Taxe
1. Verordnung		
2. Verordnung		
3. Verordnung		

Rp. (Bitte Leerräume durchstreichen)

Vertragsarztstempel

aut idem — Metformin ratiopharm 1000 mg FTA 120 ST N2 (1-0-1)

aut idem — Beloc ZOK 95 mg RET 100 ST N3

aut idem — Ezetrol 10 mg, TAB 100 ST N3

1234567
Dr. med. Frank Innerster
Facharzt für Innere Medizin
Hauptstr. 7
Musterstadt
Tel: 0100/10040

6664

Abgabedatum in der Apotheke

Unterschrift des Arztes

Muster 16 (7.2008)

Bei Arbeitsunfall auszufüllen!

Unfalltag	Unfallbetrieb oder Arbeitgebernummer

1234567Y

Kassenrezept eines Internisten für eine 58-jährige Patientin

Formale Kontrolle	Ergebnis
Krankenkasse: Name, Kassennummer	vollständig
Patientendaten: Name, Anschrift, Geburtsdatum, Vers.-Nr., Status	vollständig
Arztdaten: Stempel, Unterschrift, Betriebsstätten-, Kassenarzt-Nr.	vollständig
Ausstellungsdatum: Gültigkeit vier Wochen nach Ausstellung?	ja
Aut-idem-Kreuze	nein
Befreiung	nein

Was muss abgegeben und beachtet werden?

Metformin ratiopharm® 1000 mg, 120 Filmtabl., N2. Rabattverträge beachten! Die vom Arzt angegebene Dosierung auf die FAM-Packung übertragen.

Beloc-Zok® 95 mg, 100 Retardtabl., N3. Rabattverträge beachten!

Ezetrol® 10 mg, 100 Tabl., N3.

Fragen zum Einstieg ins Beratungsgespräch

Ist ein Mittel davon neu für Sie? Wann nehmen Sie die Mittel im Laufe des Tages ein? Wie sind Ihre Blutdruckwerte?

Patientin hatte vor sechs Tagen Geburtstag. Eventuell Gratulation nachträglich zum Geburtstag.

Patientenberatung zur Verordnung

Metformin ratiopharm® 1000 mg (Metformin). Biguanid zur Blutzuckereinstellung bei Typ-II-Diabetikern. Verringerung der Glucoseneubildung in der Leber und Verbesserung der Glucoseverwertung in den peripheren Zellen. Einzel- oder Kombinationstherapie mit anderen Antidiabetika oder Insulin. Regelmäßige Einnahme nach ärztlicher Verordnung, hier morgens und abends 1 x 1000 mg zu den Mahlzeiten. Erhöhtes Risiko für Lactazidose (typische Symtome: Übelkeit, Bauchschmerzen, Hyperventilation, schließlich Benommenheit) bei eingeschränkter Nierenfunktion.

Beloc-Zok® 95 mg (Metoprolol). Betablocker zur Blutdrucksenkung. Regelmäßige Einnahme, meist 1 x 1 morgens. NW meist nur in der Einstellungsphase (Müdigkeit, Schwindel, Kopfschmerzen). WW mit oralen Antidiabetika (verstärkte Hypoglykämie, Verschleierung der Hypoglykämie).

Ezetrol® 10 mg (Ezetimib). Cholesterolresorptionshemmer zur Senkung des Cholesterolspiegel des Blutes. Regelmäßige Einnahme erforderlich, meist 1 x tägl. 10 mg. Häufig in Kombination mit CSE-Hemmern. NW gelegentlich Kopfschmerzen, Magen-Darm-Beschwerden.

Kommentar. Kombination aus Mittel gegen hohen Blutdruck, Blutzucker und Blutfettwerte gibt Hinweis auf metabolisches Syndrom.

Vorsicht bei der Selbstmedikation

- Bei der Behandlung mit anderen Arzneimitteln in der Selbstmedikation oder nach ärztlicher Verordnung sind mögliche Wechselwirkungen zu beachten.
- Bei regelmäßiger Einnahme von NSAR (auch in der Selbstmedikation) kommt es zu einer Wirkabschwächung von Antihypertonika und Metformin. Engmaschige Blutdruck- und Blutzuckerkontrolle mit Neueinstellung notwendig. In der Selbstmedikation auf Paracetamol ausweichen.
- Bei der Selbstmedikation von Schwindel: Ursache evtl. übermäßige Blutdrucksenkung, Kontrolle und Abklärung durch den Arzt.
- Bei Schnupfenmitteln auf Sympathomimetika (z. B. Pseudoephedrin) verzichten.
- Bei Selbstbehandlung von Magen-Darm-Beschwerden (Übelkeit, Bauchschmerzen) und Muskelschmerzen an Lactazidose als NW des Metformins denken. Evtl. Selbstbehandlung ablehnen, Rücksprache mit dem Arzt.

Zusatzempfehlungen

- Regelmäßige Kontrolle des Blutdrucks und des Blutzuckers in der Apotheke oder mit eigenem Blutdruckmessgerät.
- Falls notwendig Gewicht normalisieren zur Regulierung des Stoffwechsels. Cholesterinarme Diät einhalten.
- Alkoholhaltige Getränke einschränken. Alkohol beeinträchtigt die Nierenfunktion und führt zu Blutzuckeranstieg.
- Regelmäßige Kontrolle der Augen durch den Augenarzt. Professionelle Fußpflege zur Vermeidung von Verletzungen und Folgeerkrankungen wie den „diabetischen Fuß".

Gebühr frei	DAK 89602
X Geb.-pfl.	**Name, Vorname des Versicherten**
noctu	B. Detlef Mittelstr. 7 01000 Mustritz
Sonstige	**geb. am** 07.06.39

Kassen-Nr.	Versicherten-Nr.	Status
5067999	012345678000	5 9

Betriebsstätten-Nr.	Arzt-Nr.	Datum
1234567		20.05.08

Unfall

Arbeitsunfall

6 7 8 9

Zuzahlung	Gesamt-Brutto

Arzneimittel-/Hilfsmittel-Nr.	Faktor	Taxe
1. Verordnung		
2. Verordnung		
3. Verordnung		

Rp. (Bitte Leerräume durchstreichen)

X aut idem — Tamsulosin ratiopharm 0,4 mg REK 100
ratiopharm GmbH

X aut idem — Pravastatin ratiopharm 40 mg TAB 100
ratiopharm GmbH

aut idem — Ramilich 5 mg Tabletten TAB 100
Winthrop Arzneimittel GmbH

6664

Abgabedatum in der Apotheke

Vertragsarztstempel

1234567
Dr. med. Christoph Aller
Facharzt für Allgemeinmedizin
Hauptstr. 3
Musterstadt
Tel: 0100/10020

Unterschrift des Arztes

Muster 16 (7.2008)

Bei Arbeitsunfall auszufüllen!

Unfalltag	Unfallbetrieb oder Arbeitgebernummer

1234567Y

Kassenrezept eines Allgemeinarztes für einen 68-jährigen Patienten

Formale Kontrolle	Ergebnis
Krankenkasse: Name, Kassennummer	vollständig
Patientendaten: Name, Anschrift, Geburtsdatum, Vers.-Nr., Status	vollständig
Arztdaten: Stempel, Unterschrift, Betriebsstätten-, Kassenarzt-Nr.	ausreichend
Ausstellungsdatum: Gültigkeit vier Wochen nach Ausstellung?	ja
Aut-idem-Kreuze	ja/nein
Befreiung	nein

Was muss abgegeben und beachtet werden?

Tamsulosin ratiopharm® 0,4 mg, 100 REK, N3.

Pravastatin ratiopharm® 40 mg, 100 TAB, N3.

Ramilich® 5 mg, 100 TAB, N3. Rabattverträge beachten!

Die Arztnummer ist im Stempel vorhanden und kann handschriftl. ergänzt werden.

Fragen zum Einstieg ins Beratungsgespräch

Ist ein Mittel davon neu für Sie? Wann nehmen Sie die Mittel im Laufe des Tages ein? Wie sind Ihre Blutdruckwerte?

Patientenberatung zur Verordnung

Tamsulosin ratiopharm® (Tamsulosin). Prostatamittel, Alphablocker zur Behandlung von funktionellen Symptomen der benignen Prostatahyperplasie. Regelmäßige Einnahme zur ersten Mahlzeit des Tages. Nicht ohne ärztlichen Rat absetzen. NW: Schwindel durch Blutdruckabfall möglich. Vorsicht im Straßenverkehr.

Pravastatin ratiopharm® (Pravastatin). CSE-Hemmer zur Senkung des Cholesterol-Blutspiegels. Langfristige Einnahme einmal täglich abends. Das Trinken von Grapefruitsaft vermeiden. Bei Muskelschmerzen, -krämpfen und Muskelschwäche Arzt aufsuchen. NW: gelegentlich Magen-Darm-Beschwerden.

Ramilich® (Ramipril). ACE-Hemmer zur Blutdrucksenkung. Regelmäßige Einnahme nach ärztlicher Verordnung, meist 1 x 1 Tabl. täglich. Nicht ohne ärztlichen Rat absetzen. NW häufig Reizhusten (auch nach längerer regelmäßiger Einnahme noch möglich).

Kommentar. Kombination aus CSE-Hemmer und Blutdruckmittel gibt Hinweis auf metabolisches Syndrom.

Vorsicht bei der Selbstmedikation

- Bei regelmäßiger Einnahme von NSAR (auch in der Selbstmedikation) kommt es zu einer Wirkabschwächung von Antihypertonika. Engmaschige Blutdruckkontrolle/Neueinstellung notwendig. In der Selbstmedikation auf Paracetamol ausweichen.
- Bei der Selbstmedikation von Schwindel: Ursache evtl. übermäßige Blutdrucksenkung (durch Kombination aus ACE-Hemmer und Alphablocker), Kontrolle durch den Arzt.
- Bei chronischem Husten an NW der ACE-Hemmer denken: Rücksprache und Therapieänderung durch den Arzt erforderlich.
- Bei Schnupfenmitteln auf Sympathomimetika (z. B. Pseudoephedrin) verzichten.
- Auf Kaliumpräparate in der Selbstmedikation verzichten (Gefahr der Hyperkaliämie mit ACE-Hemmern).

Zusatzempfehlungen

- Regelmäßige Kontrolle des Blutdrucks, des Blutzucker- und Cholesterinspiegels.
- Falls notwendig Gewicht normalisieren zur Regulierung des Stoffwechsels. Cholesterinarme Diät einhalten.
- Alkoholhaltige Getränke (vor allem in der Einstellungsphase) einschränken.
- Keines der Medikamente ohne ärztlichen Rat absetzen, evtl. Dosierhilfe zur Complianceförderung empfehlen.

Gebühr frei: X	IKK BW und Hessen	00060

6 7 8 9

Zuzahlung | Gesamt-Brutto

Name, Vorname des Versicherten

H.
Hildegard
Bodener Str. 5
70000 Mustlingen

geb. am 10.11.23

Kassen-Nr.	Versicherten-Nr.	Status
7501815	012345678000	5 1

Betriebsstätten-Nr.	Arzt-Nr.	Datum
1234567	1234567	22.04.08

Geb.-pfl.
noctu
Sonstige
Unfall
Arbeits-unfall

Arzneimittel-/Hilfsmittel-Nr.	Faktor	Taxe
1. Verordnung		
2. Verordnung		
3. Verordnung		

Rp. (Bitte Leerräume durchstreichen)

X aut idem — Lisinopril rat comp 20/12,5 TAB 100

X aut idem — Atacand 16 mg TAB 98

X aut idem — Simvastatin ratio 20 mg FTA 100

bbbH

Abgabedatum in der Apotheke

Bei Arbeitsunfall auszufüllen!

Unfalltag	Unfallbetrieb oder Arbeitgebernummer

Vertragsarztstempel

1234567
Dr. med. Frank Innerster
Facharzt für Innere Medizin
Hauptstr. 7
Musterstadt
Tel: 0100/10040

Unterschrift des Arztes
Muster 16 (7.2008)

1234567Y

Kassenrezept eines Internisten für eine 84-jährige Patientin

Formale Kontrolle	Ergebnis
Krankenkasse: Name, Kassennummer	vollständig
Patientendaten: Name, Anschrift, Geburtsdatum, Vers.-Nr., Status	vollständig
Arztdaten: Stempel, Unterschrift, Betriebsstätten-, Kassenarzt-Nr.	vollständig
Ausstellungsdatum: Gültigkeit vier Wochen nach Ausstellung?	ja
Aut-idem-Kreuze	ja
Befreiung	ja

Was muss abgegeben und beachtet werden?

Lisinopril ratiopharm® comp. 20/12,5 mg 100 Tabl., N3.

Atacand® 16 mg, 98 Tabl., N3. Evtl. verfügbare Importe abgeben.

Simvastatin ratiopharm® 20 mg, 100 Filmtabl., N3.

Fragen zum Einstieg ins Beratungsgespräch

Ist ein Mittel davon neu für Sie? Wie nehmen Sie die Mittel ein? Wie sind Ihre Blutdruckwerte?

Das Alter der Patientin gibt einen Hinweis auf mögliche Hör- und Verständnisprobleme. Deutlich sprechen. Halten Sie Blickkontakt, um Rückmeldung zu erhalten, ob die Patientin Sie versteht.

Patientenberatung zur Verordnung

Lisinopril ratiopharm® comp. 20/12,5 (Lisinopril und Hydrochlorothiazid). ACE-Hemmer in Kombination mit Diuretikum zur Blutdrucksenkung. Regelmäßige Einnahme nach ärztlicher Verordnung, meist 1 x 1 Tabl. täglich. Nicht ohne ärztlichen Rat absetzen. NW häufig Reizhusten (auch nach längerer regelmäßiger Einnahme noch möglich), gelegentlich Kopfschmerzen, Sehstörungen, Schwindel.

Atacand® 16 (Candesartan). AT-II-Antagonist zur Blutdrucksenkung. Regelmäßige Einnahme meist 1 x 1 Tabl. täglich. Gute Verträglichkeit.

Simvastatin ratiopharm® (Simvastatin). CSE-Hemmer zur Senkung des Cholesterol-Blutspiegels. Langfristige Einnahme einmal täglich abends. Das Trinken von Grapefruitsaft vermeiden. Bei Muskelschmerzen und Muskelschwäche Arzt aufsuchen. NW: gelegentlich Magen-Darm-Beschwerden. Erhöhung des Myopathierisikos durch Makrolid-Antibiotika, Antimykotika vom Azol-Typ, Fibrate und Nicotinsäurederivate, HIV-Proteaseinhibitoren und Ciclosporin beachten – Kombination meiden!

Kommentar. Kombination aus CSE-Hemmer und Blutdruckmittel gibt Hinweis auf metabolisches Syndrom.

Vorsicht bei der Selbstmedikation

- Bei der Behandlung mit anderen Arzneimitteln in der Selbstmedikation oder nach ärztlicher Verordnung sind mögliche Wechselwirkungen zu beachten.
- Bei regelmäßiger Einnahme von NSAR (auch in der Selbstmedikation) kommt es zu einer Wirkabschwächung von Antihypertonika. Engmaschige Blutdruckkontrolle/Neueinstellung notwendig. In der Selbstmedikation auf Paracetamol ausweichen.
- Bei der Selbstmedikation von Schwindel: Ursache evtl. übermäßige Blutdrucksenkung (durch Kombinationstherapie), Kontrolle und Abklärung durch den Arzt.
- Bei chronischem Husten an NW der ACE-Hemmer denken: Rücksprache und Therapieänderung durch den Arzt erforderlich.
- Bei Schnupfenmitteln auf Sympathomimetika (z. B. Pseudoephedrin) verzichten.
- Auf Kaliumpräparate in der Selbstmedikation verzichten (Gefahr der Hyperkaliämie mit ACE-Hemmern).

Zusatzempfehlungen

- Regelmäßige Kontrolle des Blutdrucks und des Blutzuckerspiegels.
- Falls notwendig Gewicht normalisieren zur Regulierung des Stoffwechsels. Cholesterinarme Diät einhalten.
- Alkoholhaltige Getränke einschränken.
- Keines der Medikamente ohne ärztlichen Rat absetzen, evtl. Dosierhilfe zur Complianceförderung empfehlen.
- Keinem Grapefruitsaft trinken: Hemmung des Abbaus von Simvastatin, Steigerung des NW-Risikos.

Gebühr frei

Geb.-pfl.

noctu

Sonstige

Unfall

Arbeitsunfall

AOK Baden-Württemberg 61125

Name, Vorname des Versicherten

C.
Sefkan
Kasernenstr. 16
70000 Musterzell

geb. am
31.07.00

Kassen-Nr.	Versicherten-Nr.	Status
7415596	01234567	3000 1

Betriebsstätten-Nr.	Arzt-Nr.	Datum
1234567	1234567	07.04.08

6 7 8 9

Zuzahlung

Gesamt-Brutto

Arzneimittel-/Hilfsmittel-Nr. | Faktor | Taxe

1. Verordnung

2. Verordnung

3. Verordnung

Rp. (Bitte Leerräume durchstreichen)

aut idem ACC Brausetabl. 200 mg 20 ST

aut idem Nurofen 200 mg Brausegranulat 12 ST

aut idem

Vertragsarztstempel

1234567
Dr. Petra Drilling
Kinderärztin
Hauptstr. 11
Musterstadt
Tel: 0100/10050

bbbH

Bei Arbeitsunfall auszufüllen!

Abgabedatum in der Apotheke

Unterschrift des Arztes
Muster 16 (7.2008)

Unfalltag	Unfallbetrieb oder Arbeitgebernummer

1234567Y

Kassenrezept einer Kinderärztin für einen 7-jährigen Jungen

Formale Kontrolle	Ergebnis
Krankenkasse: Name, Kassennummer	vollständig
Patientendaten: Name, Anschrift, Geburtsdatum, Vers.-Nr., Status	vollständig
Arztdaten: Stempel, Unterschrift, Betriebsstätten-, Kassenarzt-Nr.	vollständig
Ausstellungsdatum: Gültigkeit vier Wochen nach Ausstellung?	ja
Aut-idem-Kreuze	nein
Befreiung	ja

Was muss abgegeben und beachtet werden?

ACC® 200, 20 Brausetabl., N1. Rabattverträge beachten!

Nurofen® 200 mg Brausegranulat, 12 Btl., N1. Rabattverträge beachten. Zuzahlung über Festbetrag.

Apothekenpflichtige Arzneimittel, erstattungsfähig für Kinder unter 12 Jahren und Jugendliche < 18 Jahren mit Entwicklungsstörungen.

Fragen zum Einstieg ins Beratungsgespräch

Zum Kind. Was hat Dir die Ärztin zur Einnahme der Arzneimittel gesagt?

Zum betreuenden Elternteil. Kennen Sie die Arzneimittel schon? Haben Sie zu einem der Mittel Fragen?

Der ausländische Name kann einen Hinweis auf Sprach- und Verständnisprobleme geben. Achten Sie vor allem in diesen Fällen darauf, sich Rückmeldung darüber geben zu lassen, ob der Patient bzw. seine Betreuungsperson Sie versteht.

Beziehen Sie das Kind in das Beratungsgespräch mit ein. Sprechen Sie nicht über seinen Kopf hinweg.

Patientenberatung zur Verordnung

ACC® 200 (Acetylcystein 200 mg). Schleimlösendes Mittel zur unterstützenden Behandlung von produktivem Husten und Schnupfen. Anwendung für Kinder ab 14 J.: 3 x tägl. 1 Brausetabl. In einem großen Glas Wasser auflösen und trinken. Kinder von 6–14 J.: 2 x 1 Brausetabl. Ca. 2 Liter Flüssigkeit pro Tag trinken, damit Wirkung eintritt.

Nurofen® 200 mg Granulat (Ibuprofen 200 mg). Analgetikum und Antipyretikum. Einnahme nach Bedarf, bei hohem Fieber (> 39 °C) 1 Btl. In Wasser aufgelöst trinken. Bis zu max. 2–3 Btl. pro Tag. NW: dosisabhängig Magen-Darm-Beschwerden.

Vorsicht bei der Selbstmedikation

- Bei Schmerzen im Oberbauch oder Schwarzfärbung des Stuhls sofort Arzt aufsuchen (Ibuprofen).
- Zur Behandlung von Kindern unter 12 J. kein ASS verwenden (Risiko des Reye-Syndroms).

Zusatzempfehlungen

- Zur Unterstützung der Schleimlösung Husten- und Bronchial- oder Erkältungstee.
- Gegen weitere Erkältungssymptome z. B. Halslutschtabletten gegen Halsschmerzen, abschwellendes Nasenspray gegen Schnupfen oder verstopfte Nase, Erkältungssalben zur Inhalation und zum Einreiben von Brust und Rücken, Brustwickel.

Gebühr frei X

AOK Hessen 40101

Geb.-pfl.

noctu

Sonstige

Unfall

Arbeits-unfall

Name, Vorname des Versicherten

K.
Charlotte
Mainstr. 5
60000 Musterbach

geb. am 04.10.04

Kassen-Nr.	Versicherten-Nr.	Status
5313145	01234567	3000 1

Betriebsstätten-Nr.	Arzt-Nr.	Datum
1234567	1234567	18.09.08

6 7 8 9

Zuzahlung

Gesamt-Brutto

Arzneimittel-/Hilfsmittel-Nr.	Faktor	Taxe
1. Verordnung		
2. Verordnung		
3. Verordnung		

Rp. (Bitte Leerräume durchstreichen)

aut idem

Atropin EDO N1

aut idem

aut idem

Vertragsarztstempel

1234567
Peter Paul
Augenarzt
Hauptstr. 11
Musterstadt
Tel: 0100/10660

Unterschrift des Arztes

Muster 16 (7.2008)

6664

Bei Arbeitsunfall auszufüllen!

Abgabedatum in der Apotheke

Unfalltag	Unfallbetrieb oder Arbeitgebernummer

1234567Y

Kassenrezept eines Augenarztes für ein 3-jähriges Mädchen

Formale Kontrolle	Ergebnis
Krankenkasse: Name, Kassennummer	vollständig
Patientendaten: Name, Anschrift, Geburtsdatum, Vers.-Nr., Status	vollständig
Arztdaten: Stempel, Unterschrift, Betriebsstätten-, Kassenarzt-Nr.	vollständig
Ausstellungsdatum: Gültigkeit vier Wochen nach Ausstellung?	ja
Aut-idem-Kreuze	nein
Befreiung	ja

Was muss abgegeben und beachtet werden?

Atropin® EDO, 10 Ophtiolen®, N1.

Fragen zum Einstieg ins Beratungsgespräch

Zum betreuenden Elternteil. Was hat Ihnen der Augenarzt zur Anwendung der Augentropfen gesagt? Sie haben mit Ihrem Kind einen Termin zur Bestimmung der Sehkraft?

Patientenberatung zur Verordnung

Atropin® EDO (Atropin). Augentropfen zur Weitstellung der Pupille (vorübergehende Akkomodationslähmung), bei Kindern meist zur Refraktionsbestimmung (Ermittlung der Brillenstärke). Allgemeiner Hinweis zur Anwendung von Augentropfen: Tropfen möglichst in den äußeren Augenwinkel, nach dem Tropfen Augen für wenige Minuten schließen, evtl. leichten Druck auf den Tränenkanal ausüben, um den Abtransport des Wirkstoffs zu verlangsamen. Dosierung nach Anweisung des Arztes, üblicherweise drei Tage lang 3 x tägl. 1 Tropfen beidseits. Drei Tage vor dem nächsten Untersuchungstermin beginnen. NW: Bindehautreizung, erhöhte Lichtempfindlichkeit, Akkomodationsstörungen. Vorsicht im Straßenverkehr. Sehstörungen können über 14 Tage anhalten.

Vorsicht bei der Selbstmedikation

- Weitere Augentropfen mit ausreichendem Abstand (30 Min.) anwenden.

Zusatzempfehlungen

- Sonnenlicht meiden, je nach Sonneneinstrahlung Sonnenbrille tragen.

Gebühr frei X

Geb.-pfl.

noctu

Sonstige

Unfall

Arbeits-unfall

City BKK 00072

6 7 8 9

Zuzahlung | Gesamt-Brutto

Name, Vorname des Versicherten

O.
Janosch
Spandauer Str. 155
10000 Musterlin

geb. am
27.07.28

Kassen-Nr.	Versicherten-Nr.	Status
9538019	012345678000	5000 1
Betriebsstätten-Nr.	**Arzt-Nr.**	**Datum**
1234567	1234567	09.09.08

Arzneimittel-/Hilfsmittel-Nr.	Faktor	Taxe
1. Verordnung		
2. Verordnung		
3. Verordnung		

Rp. (Bitte Leerräume durchstreichen)

aut idem
MOLSIDOMIN RET RAT 8 MG RET, RET,
100 ST, N3 (0-0-1)

aut idem
ISDN RATIOPH 40 MG RET KAPS, REK,
100 ST, N3 (1-0-1)

aut idem
SIMVAHEXAL 20 MG FILMTABL, FTA,
100 ST, N3

6664

Abgabedatum in der Apotheke

Vertragsarztstempel

1234567
Dr. med. Christoph Aller
Facharzt für Allgemeinmedizin
Hauptstr. 3
Musterstadt
Tel: 0100/10020

Unterschrift des Arztes
Muster 16 (7.2008)

Bei Arbeitsunfall auszufüllen!

Unfalltag	Unfallbetrieb oder Arbeitgebernummer

1234567Y

Kassenrezept eines Allgemeinarztes für einen 80-jährigen Patienten

Formale Kontrolle	Ergebnis
Krankenkasse: Name, Kassennummer	vollständig
Patientendaten: Name, Anschrift, Geburtsdatum, Vers.-Nr., Status	vollständig
Arztdaten: Stempel, Unterschrift, Betriebsstätten-, Kassenarzt-Nr.	vollständig
Ausstellungsdatum: Gültigkeit vier Wochen nach Ausstellung?	ja
Aut-idem-Kreuze	nein
Befreiung	ja

Was muss abgegeben und beachtet werden?

Molsidomin retard-ratiopharm® 8 mg, 100 Retardtabl., N3. Außer Handel; Austausch z. B. durch Molsibeta® 8 mg retard. Arzt informieren. Rabattverträge beachten! Die vom Arzt angegebene Dosierung auf die FAM-Packung übertragen.

ISDN ratiopharm® 40 mg, 100 Retardkapseln, N3. Rabattverträge beachten! Die vom Arzt angegebene Dosierung auf die FAM-Packung übertragen.

Fragen zum Einstieg ins Beratungsgespräch

Ist eines der Mittel neu für Sie? Wie kommen Sie damit zurecht? Wann nehmen Sie die Simvahexal® Tabletten ein?

Patientenberatung zur Verordnung

Molsidomin retard-ratiopharm® 8 mg (Molsidomin). Mittel zur Gefäßerweiterung, Wirkung über aktiven Metaboliten, keine Toleranzentwicklung, da enzymunabhängig NO freigesetzt wird. Dosierung nach ärztlicher Verordnung meist 1 (– max. 3) x tägl. 8 mg.

ISDN ratiopharm® 40 mg (Isosorbid-2,5-dinitrat). Langwirksames Mittel (NO-Donator) zur Gefäßerweiterung und Prophylaxe eines Angina-pectoris-Anfalls. Dosierung nach ärztlicher Verordnung meist 1(–2) x täglich 40 mg, morgens (und mittags). Zur Vermeidung einer Toleranzentwicklung täglich nitratfreies Intervall von 6–8 Std. erforderlich. NW vor allem in der Einstellungsphase: Nitratkopfschmerz, orthostatische Hypotension mit Benommenheit und Reflextachykardie. Einschränkung des Reaktionsvermögens.

Simvahexal® 20 mg (Simvastatin). CSE-Hemmer zur Senkung des Cholesterol-Blutspiegels. Langfristige Einnahme einmal täglich abends. Das Trinken von Grapefruitsaft vermeiden. Bei Muskelschmerzen und Muskelschwäche Arzt aufsuchen. NW: gelegentlich Magen-Darm-Beschwerden, Erhöhung des Myopathierisikos durch Makrolid-Antibiotika, Antimykotika vom Azol-Typ, Fibrate und Nicotinsäurederivate, HIV-Proteaseinhibitoren und Ciclosporin – Kombination meiden!

Kommentar. Die Kombination aus einem CSE-Hemmer und Mitteln zur Behandlung der KHK gibt einen Hinweis auf das metabolische Syndrom.

Vorsicht bei der Selbstmedikation

- Bei schwerer KHK Selbstmedikation vermeiden.
- Bei der Behandlung mit anderen Arzneimitteln in der Selbstmedikation oder nach ärztlicher Verordnung sind mögliche Wechselwirkungen zu beachten.

Zusatzempfehlungen

- Regelmäßige Kontrolle des Blutdrucks, in der Apotheke oder mit eigenem Blutdruckmessgerät.
- Evtl. Kontrolle des Blutzuckerspiegels zur frühzeitigen Erkennung und Behandlung von Diabetes.
- Falls notwendig Gewicht normalisieren zur Regulierung des Stoffwechsels. Cholesterinarme Diät einhalten.
- Alkoholhaltige Getränke einschränken, möglichst ganz meiden. Alkohol hat Einfluss auf Gefäßweite (starker Blutdruckabfall, Schwindel, Benommenheit als NW des Nitrats). Alkohol hat zusätzlich negativen Einfluss auf den Fettstoffwechsel.

Gebühr frei	AOK Westfalen-Lippe			6	7	8	9

Geb.-pfl.	Name, Vorname des Versicherten L. Marianne Auf der Höhe 7 40000 Musterdorf	geb. am 11.02.57	
noctu			
Sonstige			
Unfall	Kassen-Nr. 3411401	Versicherten-Nr. 012345678000	Status 1000 1
Arbeitsunfall	Betriebsstätten-Nr. 1234567	Arzt-Nr. 1234567	Datum 07.04.08

Zuzahlung	Gesamt-Brutto	

Arzneimittel-/Hilfsmittel-Nr.	Faktor	Taxe
1. Verordnung		
2. Verordnung		
3. Verordnung		

Rp. (Bitte Leerräume durchstreichen)

aut idem	Diclofenac ratiopharm uno N2	2x1
aut idem	Omeprazol N1	1x1
aut idem		

Vertragsarztstempel

1234567
Dr. med. Christoph Aller
Facharzt für Allgemeinmedizin
Hauptstr. 3
Musterstadt
Tel: 0100/10020

Unterschrift des Arztes

6664

Bei Arbeitsunfall auszufüllen!

Abgabedatum in der Apotheke

Muster 16 (7.2008)

Unfalltag	Unfallbetrieb oder Arbeitgebernummer

1234567Y

Kassenrezept eines Allgemeinarztes für eine 51-jährige Patientin

Formale Kontrolle	Ergebnis
Krankenkasse: Name, Kassennummer	vollständig
Patientendaten: Name, Anschrift, Geburtsdatum, Vers.-Nr., Status	vollständig
Arztdaten: Stempel, Unterschrift, Betriebsstätten-, Kassenarzt-Nr.	vollständig
Ausstellungsdatum: Gültigkeit vier Wochen nach Ausstellung?	ja
Aut-idem-Kreuze	nein
Befreiung	nein

Was muss abgegeben und beachtet werden?

Diclofenac ratiopharm® uno, 100 Retardtabletten RET, N3. Außer Handel! Alternative Retardpräparate mit 150 mg Diclofenac auswählen, Rücksprache mit dem Arzt. Rabattverträge beachten! Die vom Arzt angegebene Dosierung auf die FAM-Packung übertragen.

Omeprazol N1. Wirkstoffverordnung. Vorsicht: Ohne Angabe der Stärke und genauen Menge niedrigste im Handel befindliche Stärke und Menge abrechenbar. Omeprazol 10 mg, 7 Kapseln, N1 (z. B. von ratiopharm). Rücksprache mit dem Arzt wegen therapiegerechter Dosierung und Menge. Rabattverträge beach-

Fragen zum Einstieg ins Beratungsgespräch

Bekommen Sie die Arzneimittel neu verordnet oder kennen Sie sie bereits? Was hat Ihnen der Arzt zur Dosierung der Diclofenac-Tabletten gesagt? Wie nehmen Sie die Kapseln für den Magenschutz ein?

Patientenberatung zur Verordnung

Diclofenac 150 mg (Diclofenac). Antiphlogistikum zur Dauertherapie mit rasch freisetzendem und langwirksamem Wirkstoffanteil. Anwendung gegen chronische Schmerz- und Entzündungszustände. Regelmäßige Einnahme 1 x tägl. eine Tablette (ur o!) eine Stunde vor dem Essen mit einem großen Glas Wasser. Evtl. gemeinsam mit Omeprazol. Rücksprache mit dem Arzt wegen der Dosierung: 2 x 1 Tabl. Überdosierung.

Omeprazol 10 mg (Omeprazol). Protonenpumpenblocker zum Magenschutz bei Langzeitanwendung von Antiphlogistika. Regelmäßige Einnahme für Erwachsene 20–40 mg 1 x täglich eine Std. vor einer Mahlzeit, keine Einnahme „nach Bedarf“. Rücksprache mit dem Arzt erforderlich: Therapiegerechte Dosierung und Menge erforderlich.

Kommentar. Ulkusprophylaxe: regelmäßiger Magenschleimhautschutz vor Auftreten von Beschwerden. Auf richtigen Einnahmezeitpunkt achten: Diclofenac und Omeprazol 1 Std. vor einer Mahlzeit nüchtern!

Vorsicht bei der Selbstmedikation

- Bei der Behandlung mit anderen Arzneimitteln in der Selbstmedikation oder nach ärztlicher Verordnung sind mögliche Wechselwirkungen zu beachten.
- Bei starken Schmerzen im Oberbauch und/oder Schwarzfärbung des Stuhls, bei Auftreten von schweren Durchfällen sofort Arzt aufsuchen, keine Selbstmedikation!
- Magenschleimhautreizende Wirkstoffe (ätherische Öle, Myrtol) meiden.

Zusatzempfehlungen

- Regelmäßige Kontrolle des Blutdrucks, in der Apotheke oder mit eigenem Blutdruckmessgerät (Blutdruckanstieg durch Diclofenac bei unbehandelter Hypertonie).
- Alkoholhaltige Getränke einschränken. Höheres Risiko für Magen-Darm-Ulzera.
- Scharfe Speisen meiden.

Gebühr frei	AOK Westfalen-Lippe		
X Geb.-pfl.	Name, Vorname des Versicherten D. Werner Bochumer Str. 61 40000 Musterdorf		geb. am 27.11.39
noctu			
Sonstige			
Unfall	Kassen-Nr. 3411401	Versicherten-Nr. 012345678000	Status 1000 1
Arbeits-unfall	Betriebsstätten-Nr. 1234567	Arzt-Nr. 1234567	Datum 08.04.08

6	7	8	9		

Zuzahlung	Gesamt-Brutto

Arzneimittel-/Hilfsmittel-Nr.	Faktor	Taxe
1. Verordnung		
2. Verordnung		
3. Verordnung		

Rp. (Bitte Leerräume durchstreichen)

Vertragsarztstempel

X aut idem — TETRAZEPAM 1A PHARMA TAB 20 St

X aut idem — DICLOFENAC RATIO 25MG TMR 20 St

aut idem

1234567
Dr. med. Wilhelm Ost
Facharzt für Orthopädie
Bergstraße 1
Musterstadt
Tel: 0100/10070

6664

Bei Arbeitsunfall auszufüllen!

Abgabedatum in der Apotheke

Unterschrift des Arztes
Muster 16 (7.2008)

Unfalltag	Unfallbetrieb oder Arbeitgebernummer

1234567Y

Kassenrezept eines Orthopäden für einen 68-jährigen Patienten

Formale Kontrolle	Ergebnis
Krankenkasse: Name, Kassennummer	vollständig
Patientendaten: Name, Anschrift, Geburtsdatum, Vers.-Nr., Status	vollständig
Arztdaten: Stempel, Unterschrift, Betriebsstätten-, Kassenarzt-Nr.	unvollständig
Ausstellungsdatum: Gültigkeit vier Wochen nach Ausstellung?	ja
Aut-idem-Kreuze	ja
Befreiung	nein

Was muss abgegeben und beachtet werden?

Tetrazepam 1A Pharma®, 20 Tabl, N1.

Diclofenac ratiopharm® 25 mg, 20 magensaftresistente Tabl., N1.

Achtung. Unterschrift des Arztes ergänzen lassen!

Fragen zum Einstieg ins Beratungsgespräch

Der Arzt hat Ihnen zwei Arzneimittel gegen krampfartige Schmerzen verordnet. Kennen Sie sie bereits oder sind die Mittel neu für Sie? Was hat Ihnen der Arzt zur Einnahme gesagt?

Patientenberatung zur Verordnung

Tetrazepam 1A Pharma® (Tetrazepam). Muskelkrampflösendes Mittel. Einnahme meist 1 x 1 Tabl. abends, wegen NW Müdigkeit, Konzentrationsschwäche. Nicht mit Alkohol einnehmen. Nach der Einnahme Autofahren meiden! Sturzgefahr in der Nacht. Überhangeffekte am nächsten Morgen bei später Einnahme möglich.

Diclofenac ratiopharm® 25 mg (Diclofenac). Antiphlogistikum zur schnellwirksamen Anwendung gegen akute Schmerz- und Entzündungszustände. Bei Bedarf eine Tablette mit einem großen Glas Wasser einnehmen. Einnahme der magensaftresistenten Form eine halbe Stunde vor dem Essen, um eine schnelle Magenpassage zu gewährleisten.

Kommentar. Übliche Kombination bei Schmerzen durch Muskelverspannungen (Myopathie, Rücken-, Nackenschmerzen, Hexenschuss).

Vorsicht bei der Selbstmedikation

- Bei der Behandlung mit anderen Arzneimitteln in der Selbstmedikation oder nach ärztlicher Verordnung Ärzte und Apotheker auf Einnahme dieser Arzneimittel hinweisen.
- Bei starken Schmerzen im Oberbauch und/oder Schwarzfärbung des Stuhls sofort Arzt aufsuchen, keine Selbstmedikation!
- Bei der gleichzeitigen Anwendung von Antazida: Einnahmeabstand von 2 Std. einhalten.
- Magenschleimhautreizende Wirkstoffe (ätherische Öle, Myrtol) meiden.
- Bei der Einnahme von zentralwirksamen Stoffen (Antihistaminika wie Clemastin, Diphenhydramin, Doxylamin, Sedativa, Antiemetika, Hustenblocker wie Dextromethorphan), Verstärkung der NW von Tetrazepam. Alkoholhaltige Tropfen und Säfte (sog. „Erkältungssäfte") verstärken die sedierende Wirkung.

Zusatzempfehlungen

- Regelmäßige Kontrolle des Blutdrucks, in der Apotheke oder mit eigenem Blutdruckmessgerät
- Bei Dauereinnahme über 14 Tage Wechselwirkungen beachten: z. B. Abschwächung der blutdrucksenkenden Wirkung von Antihypertensiva (vor allem ACE-Hemmer/AT-II-Antagonisten), Blutdruckerhöhung.
- Auf Alkohol möglichst verzichten (Verstärkung der Sedierung durch Tetrazepam, Erhöhung des Risikos für Magen-Darm-Ulzera mit Diclofenac).
- Wärmeanwendung zur Lösung von Muskelkrämpfen.

X Gebühr frei	Barmer	
Geb.-pfl.	Name, Vorname des Versicherten	
noctu	P. Gabriele Hattingerstr. 45 40000 Musterdorf	geb. am 12.01.59
Sonstige		

Kassen-Nr.	Versicherten-Nr.	Status
3480007	012345678000	1000 1

Betriebsstätten-Nr.	Arzt-Nr.	Datum
1234567	1234567	04.03.08

Unfall

Arbeitsunfall

6 7 8 9

Zuzahlung | Gesamt-Brutto

Arzneimittel-/Hilfsmittel-Nr.	Faktor	Taxe
1. Verordnung		
2. Verordnung		
3. Verordnung		

Rp. (Bitte Leerräume durchstreichen)

Vertragsarztstempel

X aut idem   Calcium D3 Stada Kautbl. N3

aut idem

aut idem

6664

Bei Arbeitsunfall auszufüllen!

Abgabedatum in der Apotheke

Unterschrift des Arztes

Muster 16 (7.2008)

Unfalltag	Unfallbetrieb oder Arbeitgebernummer

1234567Y

Kassenrezept eines Arztes für eine 49-jährige Patientin

Formale Kontrolle	Ergebnis
Krankenkasse: Name, Kassennummer	vollständig
Patientendaten: Name, Anschrift, Geburtsdatum, Vers.-Nr., Status	vollständig
Arztdaten: Stempel, Unterschrift, Betriebsstätten-, Kassenarzt-Nr.	unvollständig
Ausstellungsdatum: Gültigkeit vier Wochen nach Ausstellung?	ja
Aut-idem-Kreuze	ja
Befreiung	ja

Was muss abgegeben und beachtet werden?

Calcium D_3 Stada® 600 mg/400 I.E., 100 Kautabletten, N3. Apothekenpflichtiges Arzneimittel mit bedingter Erstattung. Kostenübernahme der gesetzlichen Krankenkasse bei manifester Osteoporose.

Achtung. Stempel fehlt. Arztpraxis erfragen. Name und Anschrift entweder handschriftlich ergänzen oder nachtragen lassen.

Fragen zum Einstieg ins Beratungsgespräch

Bekommen Sie die Kautabletten zum ersten Mal oder kennen Sie sie bereits? Wann nehmen Sie sie ein? Nehmen Sie noch andere Arzneimittel ein?

Patientenberatung zur Verordnung

Calcium D_3 Stada® (600 mg Calcium, 400 I.E. Vitamin D_3). Mineralstoff- und Vitaminpräparat zur Förderung des Knochenaufbaus zur unterstützenden Behandlung der Osteoporose. Regelmäßige Einnahme: 2 x täglich 1 Kautablette zu den Mahlzeiten. Zu anderen Arzneimitteln (L-Thyroxin, Antibiotika) ausreichend großen Einnahmeabstand (4 Std.) einhalten.

Kommentar. Zur Behandlung der manifesten Osteoporose meist Kombination mit Bisphosphonaten. Regelmäßige Kontrolle des Serumcalciumspiegels notwendig.

Vorsicht bei der Selbstmedikation

- Bei der Behandlung mit anderen Arzneimitteln in der Selbstmedikation oder nach ärztlicher Verordnung sind mögliche Wechselwirkungen zu beachten.
- Blähungen, Übelkeit, Magenschmerzen können als NW auftreten und in der Selbstmedikation behandelt werden.
- Gleichzeitige Substitution mit Eisen senkt die Calciumaufnahme, Einnahmeabstand von vier Std. einhalten.

Zusatzempfehlungen

- Reichliche Flüssigkeitsaufnahme zur Verhinderung von Nierensteinen (Calciumoxalatsteinen).
- Gesunde, ausgewogene Ernährung anstreben. Auf ausreichende Bewegung achten.
- Einnahmeabstand zu vielen anderen Arzneimitteln einhalten z. B. zu Bisphosphonaten, Levothyroxin, Tetracyclinen und Gyrasehemmern.

X Gebühr frei | KKH 72603 | 6 | 7 | 8 | 9

Geb.-pfl.

noctu

Sonstige

Unfall

Arbeitsunfall

Name, Vorname des Versicherten

H.
Friederike
Kurfürstendamm 21
10000 Musterlin

geb. am 04.07.82

Kassen-Nr.	Versicherten-Nr.	Status
9575505	012345678000	1000 1

Betriebsstätten-Nr.	Arzt-Nr.	Datum
1234567	1234567	05.05.08

Zuzahlung	Gesamt-Brutto

Arzneimittel-/Hilfsmittel-Nr.	Faktor	Taxe
1. Verordnung		
2. Verordnung		
3. Verordnung		

Rp. (Bitte Leerräume durchstreichen)

aut idem

Diclofenac Dura 100 mg Ret (Mylan Dura)
N3: 100 St., Dosierung lt. Beilage

aut idem

Diclofenac Dura 50 mg - Tmr (Mylan Dura)
N3: 100 St., Dosierung lt. Beilage

aut idem

Azulfidine Ra - Tmr (Pfizer Pharma)
N3: 300 St., Dosierung lt. Beilage

Vertragsarztstempel

1234567
Dr. med. Hans Fritis
Internist, Rheumatologe
Hauptstr. 1b
Musterstadt
Tel: 0100/10200

6664

Abgabedatum in der Apotheke

Unterschrift des Arztes

Muster 16 (7.2008)

Bei Arbeitsunfall auszufüllen!

Unfalltag	Unfallbetrieb oder Arbeitgebernummer

1234567Y

Kassenrezept eines Rheumatologen für eine 25-jährige Patientin

Formale Kontrolle	Ergebnis
Krankenkasse: Name, Kassennummer	vollständig
Patientendaten: Name, Anschrift, Geburtsdatum, Vers.-Nr., Status	vollständig
Arztdaten: Stempel, Unterschrift, Betriebsstätten-, Kassenarzt-Nr.	vollständig
Ausstellungsdatum: Gültigkeit vier Wochen nach Ausstellung?	ja
Aut-idem-Kreuze	nein
Befreiung	ja

Was muss abgegeben und beachtet werden?

Diclofenac Dura® 100 mg, 100 Retardtabl., N3. Rabattverträge beachten! Die vom Arzt angegebene Dosierung auf die FAM-Packung übertragen.

Diclofenac Dura® 50 mg, 100 magensaftresistente Tabl., N3. Rabattverträge beachten! Die vom Arzt angegebene Dosierung auf die FAM-Packung übertragen.

Azulfidine® RA, 300 magensaftresistente Tabl., N3. Rabattverträge beachten! Die vom Arzt angegebene

Fragen zum Einstieg ins Beratungsgespräch

Sie bekommen die Medikamente gegen Rheuma regelmäßig? Hat sich die Dosierung der Tabletten für Sie geändert?

Patientenberatung zur Verordnung

Diclofenac Dura® 100 mg RET (Diclofenac). Antirheumatikum zur symptomatischen Behandlung von rheumatoider Arthritis/chronischer Polyarthritis. Anwendung nach ärztlicher Verordnung 1 x täglich 1 Rettabl. unzerkaut mit ausreichend Flüssigkeit 1 Std. vor einer Mahlzeit (auf nüchternen Magen). NW: Magen-Darm-Ulzera bei Dauergebrauch.

Diclofenac Dura® 50 mg TMR (Diclofenac). Antiphlogistisch-analgetische Bedarfstherapie. Anwendung nach ärztlicher Verordnung 1 x täglich regelmäßig oder nach Bedarf 1 Tabl. unzerkaut mit ausreichend Flüssigkeit 1 Std. vor einer Mahlzeit (auf nüchternen Magen). Empfohlene Maximaldosierung für Diclofenac. 150 mg/Tag. NW: Magen-Darm-Ulzera bei Dauergebrauch.

Azulfidine RA® (Sulfasalazin 500 mg). Antirheumatische Basistherapie bei chronischen Polyarthritiden, die nicht ausreichend auf NSAR ansprechen. Wirkungsbeginn nach 4–12 Wochen. Anwendung nach ärztlicher Verordnung einschleichend, beginnend mit 1 x 1 Tabl. auf bis zu 3 x 2 Tabl. täglich zu den Mahlzeiten mit reichlicher Flüssigkeitsaufnahme. NW häufig: Magen-Darm-Beschwerden, entzündlicher Hautausschlag, Müdigkeit, Kopfschmerzen.

Kommentar. Bei regelmäßiger Einnahme von NSAR (Diclofenac) Magenschutz mit Omeprazol.

Vorsicht bei der Selbstmedikation

- Bei der Behandlung mit anderen Arzneimitteln in der Selbstmedikation oder nach ärztlicher Verordnung sind mögliche Wechselwirkungen zu beachten.
- Bei Auftreten von Magen-Darm-Beschwerden, Magenschmerzen, schwarzem Stuhlgang sofort Arzt aufsuchen, keine Selbstmedikation, Ulkusprophylaxe mit Protonenpumpenblockern (Omeprazol).
- Die zusätzliche Verwendung weiterer NSAR (Ibuprofen, ASS) steigert das Risiko für Magen-Darm-Blutungen. Einnahme möglichst vermeiden. Evtl. auf Paracetamol wechseln.
- Magenschleimhautreizende Wirkstoffe (ätherische Öle, Myrtol) meiden.
- Die gleichzeitige Einnahme von Eisenpräparaten senkt die Verfügbarkeit von Sulfasalazin.

Zusatzempfehlungen

- Folsäure substituieren!
- Regelmäßige Kontrolle des Blutdrucks, in der Apotheke oder mit eigenem Blutdruckmessgerät (Blutdruckanstieg durch Diclofenac bei unbehandelter Hypertonie).
- Alkoholhaltige Getränke einschränken. Scharfe Speisen meiden. Erhöhung des Risikos für Magen-Darm-Ulzera.

X Gebühr frei	AOK Hessen
Geb.-pfl.	Name, Vorname des Versicherten L. Gerhard Jahnstr. 65 60000 Musterhausen
noctu	geb. am 22.12.33
Sonstige	
Unfall	Kassen-Nr.: 5313145 · Versicherten-Nr.: 123456700 · Status:
Arbeits-unfall	Betriebsstätten-Nr.: 1234567 · Arzt-Nr.: 1234567 · Datum: 27.10.2008

6 7 8 9

Zuzahlung · Gesamt-Brutto

Arzneimittel-/Hilfsmittel-Nr.	Faktor	Taxe
1. Verordnung		
2. Verordnung		
3. Verordnung		

Rp. (Bitte Leerräume durchstreichen)

Vertragsarztstempel

aut idem

Inuvair 100/6 Mikrogramm
Dosieraerosol 120 Hub N1

aut idem

aut idem

1234567
Dr. med. R. Bach
Internist, Notfallmedizin
Beispielstr. 30
Musterhausen
Tel: 0100/10700

bbbH

Abgabedatum in der Apotheke

Unterschrift des Arztes

Muster 16 (7.2008)

Bei Arbeitsunfall auszufüllen!

Unfalltag	Unfallbetrieb oder Arbeitgebernummer

1234567Y

Kassenrezept eines Internisten für einen 74-jährigen Patienten

Formale Kontrolle	Ergebnis
Krankenkasse: Name, Kassennummer	vollständig
Patientendaten: Name, Anschrift, Geburtsdatum, Vers.-Nr., Status	ausreichend
Arztdaten: Stempel, Unterschrift, Betriebsstätten- u. Kassenarzt-Nr.	vollständig
Ausstellungsdatum: Gültigkeit vier Wochen nach Ausstellung?	ja
Aut-idem-Kreuze	nein
Befreiung	ja

Was muss abgegeben und beachtet werden?

Inuvair® 100/6 µg Dosieraerosol, 120 Hub, N1.

Der Status muss nicht nachgetragen werden.

Fragen zum Einstieg ins Beratungsgespräch

Bekommen Sie das Medikament zum ersten Mal? Wissen Sie, wie sie inhalieren müssen?

Patientenberatung zur Verordnung

Inuvair® 100/6 μg (Beclometasondipropionat 100 μg/Formoterolhemifumarat 6 μg). Kombinationspräparat zur Behandlung von Asthma. Das Medikament muss in der Kühlkette transportiert werden und im Kühlschrank gelagert werden. Bei Abgabe an den Patienten wird das Abgabedatum notiert. Das Medikament ist nun 3 Monate bei bis zu 25 °C haltbar. Das Corticoid Beclometason und das Beta-2-Sympathomimetikum Formoterol wirken in Inuvair synergistisch. Das Mittel ist zur regelmäßigen Inhalation bei Asthma angezeigt. Die Anwendung erfolgt 2 x täglich 1–2 Sprühstöße. Die Inhalationstechnik ist ggf. dem Patienten zu erklären. Bitte weisen Sie darauf hin, nach der Inhalation den Mund auszuspülen und etwas zu essen, um die NW zu reduzieren. Mögliche NW: Pharyngitis, Kopfschmerzen, Heiserkeit, orale Pilzinfektionen.

Kommentar. Der Patient ist schon seit seiner Jugend Asthmatiker und sehr versiert im Umgang mit Dosieraerosolen, er kennt das Medikament und benötigt keine Einweisung in die Inhalationstechnik.

Vorsicht bei der Selbstmedikation

- Sollte Ihr Patient über häufige Pilzinfektionen im Mund-Rachenraum klagen, so ist darauf hinzuweisen, dass dies oft eine NW der Corticoid-Inhalation ist und die Problematik durch Mundpflege nach der Inhalation vermieden werden kann.
- Heiserkeit ist oft eine NW, bitte auch hier auf die Mundpflege hinweisen.

Zusatzempfehlungen

- Hustenreizlindernde Pastillen (Isla® Moos, Ipalat®).
- Entspannungstechniken sind hilfreich, um mit der Krankheit besser umgehen zu können.
- Krankenymnastische Atemtherapie im Bedarfsfall.
- Ein Peak-Flow-Meter kann empfohlen werden.
- Beachtung weiterer WW: Betablocker vermindern die Wirksamkeit des β-Sympathomimetikums, vor allem bei nichtselektiven Betablockern wie Propranolol.

Barmenia

Name, Vorname des Versicherten

H.
Sigrid
Dresdner Str. 27
40000 Musterdorf

geb. am
21.06.89

	Versicherungsnummer	Personennummer
Unfall	01234567	

	Karte gültig bis	Datum
1234567	1234567	02.09.08

Gesamt-Brutto

Arzneimittel-/Hilfsmittel-/Heilmittel-Nr.	Faktor	Taxe

Rp. (Bitte Leerräume durchstreichen)

aut idem — PROTAPHANE PENFILL 100E/ML ZAM 10X3 ML N2 (PZN: 4471498/AXICORP PHAFMA GMBH)

aut idem — NOVORAPID PENFILL 100E/ML ZAM 10X3 ML N2 (PZN: 1298361/PHARMA WESTEN GMBH)

aut idem

PKVH

1234567
Dr. med. Christoph Aller
Facharzt für Allgemeinmedizin
Hauptstr. 3
Musterstadt
Tel: 0100/10020

Unterschrift des Arztes

Privatrezept eines Allgemeinarztes für eine 19-jährige Patientin

Formale Kontrolle	Ergebnis
Krankenkasse: Name, Kassennummer	Privatrezept
Patientendaten: Name, Anschrift, Geburtsdatum	vollständig
Arztdaten: Stempel, Unterschrift, Betriebsstätten-, Kassenarzt-Nr.	vollständig
Ausstellungsdatum: Gültigkeit **drei Monate** nach Ausstellung?	ja
Aut-idem-Kreuze	nein

Was muss abgegeben und beachtet werden?

Protaphane® Penfill 100 I. E./ml, 10 x 3 ml, N2. Importverordnung, verordnetes Arzneimittel außer Vertrieb, bei Austausch Lieferverträge beachten.

Novorapid® Penfill 100 I. E./ml, 10 x 3 ml, N2. Importverordnung, Lieferverträge beachten.

Lagerung der Insuline im Kühlschrank. Anwendung der Insulinampullen in vorhandenen Pens.

Fragen zum Einstieg ins Beratungsgespräch

Wie kommen Sie mit Ihrer Therapie zurecht? Wie sind Ihre Blutzuckerwerte?

Patientenberatung zur Verordnung

Protaphane® Penfill (NPH-Insulin). Verzögerungsinsulin mit Langzeitwirkung über 12 Std., Wirkeintritt nach 2–4 Std., Anwendung als Basalinsulin. Anwendung meist 2 x täglich als s.c.-Injektion, unter aseptischen Bedingungen. Basisbedarf: ca. 0,35 I.E./kg KG/Tag. Im vom Arzt festgelegten Hautbereich anwenden, Verzögerungsinsulin meist in den Oberschenkel, täglich wechselnde Injektionsstellen. Injektionsnadeln nur einmal verwenden. Im Gebrauch befindlicher Pen bei Raumtemperatur aufbewahren, Vorräte im Kühlschrank lagern.

Novorapid® Penfill (NPH-Insulin). Normalinsulin, Wirkeintritt nach 15–30 Minuten, Wirkdauer 4–6 Std., Anwendung als Bolusinsulin. Anwendung als s.c.-Injektion unter aseptischen Bedingungen. Injektion jeweils kurz vor den Mahlzeiten nach individueller Dosierung abhängig von Zusammensetzung (Kohlenhydratgehalt) der geplanten Mahlzeit und aktuellem Blutzuckerspiegel. Bolusbedarf: 1,5–2 I.E. Insulin pro Broteinheit. 1 I.E. Insulin senkt den Blutzuckerspiegel um ca. 40 mg/ml. Im vom Arzt festgelegten Hautbereich anwenden, Normalinsulin meist in den Bauch, wechselnde Injektionsstellen. Injektionsnadeln nur einmal verwenden. Im Gebrauch befindlicher Pen bei Raumtemperatur aufbewahren, Vorräte im Kühlschrank lagern. Gefahr der Hypoglykämie. Bei Unterzuckerung (Symptome: Schwitzen, Zittern, Unruhe) sofort Traubenzucker essen, anschließend kohlenhydrathaltige Nahrung. Bei Bewusstlosigkeit Glucagonspritze als Notfallbehandlung.

Kommentar. Kombination aus Basal- und Bolusinsulin zur intensivierten konventionellen Insulintherapie (ICI). Übliche Therapie des Typ-I-Diabetes.

Vorsicht bei der Selbstmedikation

- Bei der Behandlung mit anderen Arzneimitteln in der Selbstmedikation oder nach ärztlicher Verordnung sind mögliche Wechselwirkungen zu beachten.
- Bei der Behandlung von Schmerzen ASS und anderen NSAR möglichst nur niedrig dosieren oder ganz vermeiden. ASS (> 1,5 g/Tag) steigert die Insulinwirkung. Gefahr der Hypoglykämie.

Zusatzempfehlungen

- Regelmäßige Blutzuckermessungen sind Voraussetzung für Therapie: ausreichende Versorgung mit Teststreifen und weiterem Zubehör.
- Gesunde Ernährung zuführen, regelmäßige Mahlzeiten, um Hypoglykämie zu vermeiden. Gefahr der Hypoglykämie bei Auslassen einer Mahlzeit, fehlerhafter Abschätzung der Kohlenhydratmenge der Mahlzeit, bei außergewöhnlicher körperlicher Belastung, durch akute Zufuhr von Alkohol.
- Bei Unterzuckerung: Traubenzucker zuführen, z. B. Jubin®. Bei schwerer Hypoglykämie: i.m.-Injektion von Glucagon (GlucaGen® Hypokit).
- Bei schweren Infektionen mit Fieber häufige Blutzuckermessungen notwendig: erhöhter Bedarf an Insulin.
- Auf alkoholhaltige Getränke möglichst verzichten. Akute Einwirkung von Alkohol verschlechtert die Nierenfunktion und verstärkt die Insulinwirkung (Hypoglykämie). Bei chronischem Alkoholkonsum Abschwächung der Insulinwirkung (erhöhter Blutzucker).
- Regelmäßige Kontrolle der Augen durch den Augenarzt.
- Professionelle Fußpflege zur Vermeidung von Verletzungen und Folgeerkrankungen wie den „diabetischen Fuß".

Gebühr frei

X Geb.-pfl.

noctu

Sonstige

Unfall

Arbeits-unfall

Taunus BKK

Name, Vorname des Versicherten

W.
Steffi
Quellenstr. 2
60000 Musterhausen

geb. am
12.02.66

Kassen-Nr.	Versicherten-Nr.	Status
5830016	123456700	1000 1
Betriebsstätten-Nr.	**Arzt-Nr.**	**Datum**
1234567	1234567	28.03.08

6 7 8 9

Zuzahlung

Gesamt-Brutto

Arzneimittel-/Hilfsmittel-Nr.	Faktor	Taxe
1. Verordnung		
2. Verordnung		
3. Verordnung		

Rp. (Bitte Leerräume durchstreichen)

Vertragsarztstempel

aut idem

Omeprazol 20 mg 1A Pharma 15 St KMR N1
0-0-1

aut idem

MCP-Ct 30 mg retard 20 St REK N1
1-0-1

aut idem

6664

1234567
Dr. med. G. Fach
Facharzt für Innere Medizin
Beispielstr. 5
Musterhausen
Tel: 0200/10300

Abgabedatum in der Apotheke

Unterschrift des Arztes

Muster 16 (7.2008)

Bei Arbeitsunfall auszufüllen!

Unfalltag	Unfallbetrieb oder Arbeitgebernummer

1234567Y

Kassenrezept eines Internisten für eine 42-jährige Patientin

Formale Kontrolle	Ergebnis
Krankenkasse: Name, Kassennummer	vollständig
Patientendaten: Name, Anschrift, Geburtsdatum, Vers.-Nr., Status	vollständig
Arztdaten: Stempel, Unterschrift, Betriebsstätten- u. Kassenarzt-Nr.	vollständig
Ausstellungsdatum: Gültigkeit vier Wochen nach Ausstellung?	ja
Aut-idem-Kreuze	nein
Befreiung	nein

Was muss abgegeben und beachtet werden?

Omeprazol 20 mg 1 A Pharma®, 15 magensaftresistente Kapseln, N1. Rabattverträge beachten! Die vom Arzt angegebene Dosierung auf die FAM-Packung übertragen.

MCP-CT® 20 mg, 20 Retardkapseln, N1. Rabattverträge beachten! Die vom Arzt angegebene Dosierung auf die FAM-Packung übertragen.

Fragen zum Einstieg ins Beratungsgespräch

Wissen Sie, wie Sie Ihre Magenmedikamente einnehmen müssen? Der Arzt hat konkrete Dosierungsangaben vermerkt, die auf die Packungen aufzuschreiben sind. Wann sind Ihre Beschwerden am stärksten ausgeprägt?

Patientenberatung zur Verordnung

Omeprazol 20 mg (Omeprazol). Der Protonenpumpenblocker blockiert die H^+/K^+-ATPase und sorgt so dafür, dass fast keine Magensäure mehr produziert wird. Die Blockade dieses Enzyms ist irreversibel und hält 1–3 Tage an, dann ist neues Enzym gebildet worden. Als Tagesdosis reichen 20 mg oft aus, in schweren Fällen kann die Dosis auf 1 x täglich 40 mg erhöht werden. Die Behandlungsdauer beträgt bei akuten Geschehen mit Reflux in der Regel zwei Wochen, so dass die Packung ausreichen müsste. Die Einnahme erfolgt 1 x täglich morgens oder abends nüchtern (30 Minuten vor einer Mahlzeit). Mögliche NW: Kopfschmerzen, Magen-Darm-Beschwerden, Müdigkeit.

MCP (Metoclopramid). MCP hat eine antiemetische Wirkung durch eine Blockade von Dopaminrezeptoren im Brechzentrum, ebenso wirkt es motilitätsfördernd. In diesem Fall wird eher die prokinetische Wirkung benötigt. Die Dosierung des Prokinetikums ist etwas hoch gewählt, hier sollte mit dem Arzt Rücksprache gehalten werden (Standarddosierung 30 mg/d). Mögliche NW: gelegentlich Durchfall, Kopfschmerzen oder Schwindel.

Kommentar. Die Frau erzählt auf Nachfrage, dass sie eine Magenschleimhautentzündung hat, die wohl durch zuviel Stress bedingt ist. Sie leidet unter Sodbrennen, Magenschmerzen und Völlegefühl.

Vorsicht bei der Selbstmedikation

- Bei der Behandlung mit anderen Arzneimitteln in der Selbstmedikation oder nach ärztlicher Verordnung sind mögliche Wechselwirkungen zu beachten.
- Vorsicht bei der Einnahme von Schmerzmitteln. Bei dieser Indikation eher Paracetamol oder Ibuprofen empfehlen, keine Acetylsalicylsäure.
- Hat die Kundin Husten oder Sinusitis, so sind Präparate wie Gelomyrtol® forte oder auch Soledum® Kapseln nicht geeignet, da Magen-Darm-Entzündungen hier als Kontraindikation gilt.
- Die gleichzeitige Einnahme von Johanniskraut kann den Abbau von Omeprazol beschleunigen und die gewünschte Wirkung abschwächen.

Zusatzempfehlungen

- Hinweise auf eine gesunde Lebensweise. Kaffee- und Alkoholkonsum einschränken, da als Mitauslöser möglich.
- Kamillentee oder spezielle magenberuhigende Tees können empfohlen werden (z. B. Heumann® Magentee Solu Vetan, Sidroga® Magen-Heiltee).
- Iberogast® als pflanzliches Prokinetikum und ein Antazidum können zur Stand-by-Therapie nach Abschluss der ärztlichen Medikaton empfohlen werden.
- Bei dieser Kundin ist ein Hinweis auf die Stressreduktion sicher angebracht. Pflanzliche Beruhigungsmittel wie Baldrian, Hopfen, Melisse (Baldrian Dispert® Tag, Baldriparan® zur Beruhigung) oder auch homöopathische Mittel können hier unterstützend wirken.
- Interaktionen beachten: z. B. Azol-Antimykotika werden in ihrer Wirkung abgeschwächt, Clopidogrel-Wirkung wird abgeschwächt.

Gebühr frei

Geb.-pfl. X

noctu

Sonstige

Unfall

Arbeitsunfall

AOK Hessen

Name, Vorname des Versicherten

F.
Mario
Bahnhofstr. 3
60000 Musterhausen

geb. am
06.05.80

Kassen-Nr.	Versicherten-Nr.	Status
5313145	123456700	1000 0

Betriebsstätten-Nr.	Arzt-Nr.	Datum
1234567	1234567	07.09.08

6 7 8 9

Zuzahlung

Gesamt-Brutto

Arzneimittel-/Hilfsmittel-Nr.	Faktor	Taxe
1. Verordnung		
2. Verordnung		
3. Verordnung		

Rp. (Bitte Leerräume durchstreichen)

aut idem

Clexane 20 Fsp. N1

aut idem

aut idem

Vertragsarztstempel

1234567
Dr. med. K. Gemein
Facharzt für Allgemeinmedizin
Beispielstr. 10
Musterhausen
Tel: 0200/10200

Unterschrift des Arztes
Muster 16 (7.2008)

6664

Bei Arbeitsunfall auszufüllen!

Abgabedatum in der Apotheke

Unfalltag	Unfallbetrieb oder Arbeitgebernummer

1234567Y

Kassenrezept eines Allgemeinarztes für einen 28-jährigen Patienten

Formale Kontrolle	Ergebnis
Krankenkasse: Name, Kassennummer	vollständig
Patientendaten: Name, Anschrift, Geburtsdatum, Vers.-Nr., Status	vollständig
Arztdaten: Stempel, Unterschrift, Betriebsstätten- u. Kassenarzt-Nr.	vollständig
Ausstellungsdatum: Gültigkeit vier Wochen nach Ausstellung?	ja
Aut-idem-Kreuze	nein
Befreiung	nein

Was muss abgegeben und beachtet werden?

Clexane® 20 mg 0,2 ml Fertigspritzen mit Sicherheitssystem, 20 Fertigspritzen, N2. Rabattverträge beachten!

Fragen zum Einstieg ins Beratungsgespräch

Spritzen Sie sich selbst? Wenn ja, hat Ihnen der Arzt erklärt, wie Sie sich spritzen sollen? Wie oft sollen Sie sich spritzen?

Patientenberatung zur Verordnung

Clexane® 20 mg (Enoxaparin-Natrium). Niedermolekulares Heparin, Antikoagulans. Wirkungsweise: Hemmung von Gerinnungsfaktoren (v.a. Xa), dadurch keine vollständige Gerinnung mehr möglich. Applikation s.c., möglichst im Liegen in den Bauch vorne seitlich oder in die Außenseite eines Oberschenkels. Es wird eine Hautfalte hochgehoben und die Nadel senkrecht zur Körperachse eingestochen. Die Hautfalte während des Spritzens nicht loslassen. Sind vor der Injektion Tropfen an der Nadel sichtbar, bitte wegwischen, Gefahr eines Hämatoms. Täglich Injektionsstelle wechseln. Mögliche NW: Haut- oder Schleimhautblutungen, vorübergehende Thrombozytopenien, allergische Reaktionen.

Kommentar. Verordnung zur postoperativen Thromboseprophylaxe: Der junge Mann kam auf Krücken in die Apotheke. Hier reicht eine niedrige Dosierung von einer Gabe Enoxaparin 20 mg subcutan pro Tag aus.

Vorsicht bei der Selbstmedikation

- Bei der Behandlung mit anderen Arzneimitteln in der Selbstmedikation oder nach ärztlicher Verordnung sind mögliche Wechselwirkungen zu beachten.
- ASS als Schmerzmittel nicht empfehlen, additive Blutgerinnungshemmung. Vorsicht auch bei den anderen NSAR, eher Paracetamol empfehlen, wenn nötig.
- Keine Heuschnupfenmittel (orale Antihistaminika) während der Therapie, da eine Abschwächung der Heparinwirkung möglich ist.

Zusatzempfehlungen

- Die Therapie nicht vorzeitig beenden.
- Maßvolle Bewegung im Rahmen der Möglichkeiten des Operierten.
- Auf eine ausreichende Flüssigkeitszufuhr achten.
- Zur Pflege der Einstichregion, vor allem bei Blutergüssen sind Umschläge mit Arnika-Tinktur zu empfehlen, Arnica D6 als Globuli oder auch eine Heparinsalbe.
- Auf weitere Interaktionen achten: Manche Cephalosporine. Penicilline, Corticoide verstärken die Blutgerinnungshemmung. Orale Antikoagulanzien nur nach ärztlicher Rücksprache.
- Weisen Sie den Patienten auf das Sicherheitssystem mit Nadelstichschutz hin.

Gebühr frei	Knappschaft 18701
X Geb.-pfl.	Name, Vorname des Versicherten
noctu	S. Sabine Wiesenweg 45 40000 Musterdorf
Sonstige	geb. am 24.03.55

Kassen-Nr.	Versicherten-Nr.	Status
3505006	012345678000	1000 1

Betriebsstätten-Nr.	Arzt-Nr.	Datum
1234567	1234567	07.04.08

Unfall

Arbeitsunfall

6	7	8	9		

Zuzahlung Gesamt-Brutto

Arzneimittel-/Hilfsmittel-Nr.	Faktor	Taxe
1. Verordnung		
2. Verordnung		
3. Verordnung		

Rp. (Bitte Leerräume durchstreichen)

Vertragsarztstempel

aut idem EUTHYROX 75 TAB 100 ST N3

aut idem DOXEPIN AL 50 FTA 20 ST N1

aut idem

1234567
Dr. med. Christoph Aller
Facharzt für Allgemeinmedizin
Hauptstr. 3
Musterstadt
Tel: 0100/10020

bbbH

Abgabedatum in der Apotheke

Unterschrift des Arztes
Muster 16 (7.2008)

Bei Arbeitsunfall auszufüllen!

Unfalltag	Unfallbetrieb oder Arbeitgebernummer

1234567Y

Kassenrezept eines Allgemeinarztes für eine 53-jährige Patientin

Formale Kontrolle	Ergebnis
Krankenkasse: Name, Kassennummer	vollständig
Patientendaten: Name, Anschrift, Geburtsdatum, Vers.-Nr., Status	vollständig
Arztdaten: Stempel, Unterschrift, Betriebsstätten-, Kassenarzt-Nr.	vollständig
Ausstellungsdatum: Gültigkeit vier Wochen nach Ausstellung?	ja
Aut-idem-Kreuze	nein
Befreiung	nein

Was muss abgegeben und beachtet werden?

Euthyrox® 75, 100 Tabl., N3. Rabattverträge beachten!

Doxepin AL® 50, 20 Filmtabl., N1. Rabattverträge beachten!

Fragen zum Einstieg ins Beratungsgespräch

Ist eines der Mittel neu für Sie? Haben Sie zu einem der Mittel eine Frage?

Patientenberatung zur Verordnung

Euthyrox® 75 (Levothyroxin 75 μg). Behandlung der benignen Struma mit euthyreoter Funktionslage, Prophylaxe einer Rezidivstruma u. Strumaresektion, Hypothyreose. Dosierung: regelmäßige Einnahme nüchtern 30 Min. vor dem Frühstück mit einem Glas Leitungswasser, Einnahmeabstand zu allen anderen Arzneimitteln, vor allem Antazida und Mineralstoffen. NW: bei Überdosierung oder zu schneller Aufdosierung hyperthyreotische Erscheinungen: Fingertremor, Tachykardie, Hyperhidrosis, Diarrhö, Gewichtsabnahme, innere Unruhe.

Doxepin AL® 50 (Doxepin 50 mg). Behandlung von depressiven Erkrankungen, Angstsyndrom, Unruhe, Schlafstörungen. Dosierung: initial 50 mg abends. NW: Müdigkeit, Schwindel, Tremor, Verwirrtheit, Obstipation, Mundtrockenheit. Beeinträchtigung der Aufmerksamkeit, Vorsicht im Straßenverkehr! Eintritt der sedierenden Wirkung unmittelbar, Eintritt der antidepressiven Wirkung verzögert nach 2–4 Wochen.

Kommentar. Regelmäßige, mindestens jährliche ärztliche Kontrollen. Eventuell Überdosierung des Levothyroxins. Auftreten von NW und Behandlung dieser NW mit Doxepin?

Vorsicht bei der Selbstmedikation

- Bei der Behandlung mit anderen Arzneimitteln in der Selbstmedikation oder nach ärztlicher Verordnung sind mögliche Wechselwirkungen zu beachten.
- Bei der Einnahme von Mineralstoffpräparaten (z. B. Eisen, Calcium) und Antazida mind. zwei Std. Einnahmeabstand zu Levothyroxin einhalten.
- Bei der Schmerzbehandlung: Salicylate führen zu einer Wirkverstärkung von Levothyroxin, Paracetamol bevorzugen.
- Zentraldämpfende Arzneimittel (Antitussiva, Antihistaminika) werden durch Doxepin in ihrer Wirkung verstärkt.

Zusatzempfehlungen

- Auf Alkohol möglichst verzichten: Verstärkung der Doxepin-NW.

Gebühr frei	Techniker Krankenkasse 72605
X Geb.-pfl.	Name, Vorname des Versicherten T. Eva Berliner Allee 27 10000 Musterlin geb. am 25.07.78
noctu	
Sonstige	
Unfall	Kassen-Nr. 9577507 | Versicherten-Nr. 012345678000 | Status 1000 1
Arbeits-unfall	Betriebsstätten-Nr. 1234567 | Arzt-Nr. 1234567 | Datum 07.04.08

6 7 8 9

Zuzahlung | Gesamt-Brutto

Arzneimittel-/Hilfsmittel-Nr.	Faktor	Taxe
1. Verordnung		
2. Verordnung		
3. Verordnung		

Rp. (Bitte Leerräume durchstreichen)

Vertragsarztstempel

aut idem

L THYROX JOD HEXAL 100/100 TAB
100 ST N3

aut idem

aut idem

1234567
Dr. med. Christoph Aller
Facharzt für Allgemeinmedizin
Hauptstr. 3
Musterstadt
Tel: 0100/10020

6664

Bei Arbeitsunfall auszufüllen!

Abgabedatum in der Apotheke

Unterschrift des Arztes

Muster 16 (7.2008)

Unfalltag	Unfallbetrieb oder Arbeitgebernummer

1234567Y

Kassenrezept eines Allgemeinarztes für eine 29-jährige Patientin

Formale Kontrolle	Ergebnis
Krankenkasse: Name, Kassennummer	vollständig
Patientendaten: Name, Anschrift, Geburtsdatum, Vers.-Nr., Status	vollständig
Arztdaten: Stempel, Unterschrift, Betriebsstätten-, Kassenarzt-Nr.	vollständig
Ausstellungsdatum: Gültigkeit vier Wochen nach Ausstellung?	ja
Aut-idem-Kreuze	nein
Befreiung	nein

Was muss abgegeben und beachtet werden?

L-Thyrox Jod Hexal® 100/100, 100 Tabl., N3. Rabattverträge beachten!

Fragen zum Einstieg ins Beratungsgespräch

Bekommen Sie diese Tabletten zum ersten Mal oder kennen Sie sie bereits? Wann nehmen Sie sie ein?

Patientenberatung zur Verordnung

L Thyrox Jod Hexal® (Levothyroxin 100 µg + 100 mg Iodid). Behandlung des einfachen Kropfes ohne gleichzeitige Funktionsstörung und ohne tastbare Knoten; zur Rezidivprophylaxe nach OP einer Iodmangelstruma. Dosierung: regelmäßige Einnahme nüchtern 30 Min. vor dem Frühstück mit einem Glas Leitungswasser, Einnahmeabstand zu allen anderen Arzneimitteln, vor allem Antazida und Mineralstoffen. NW: bei Überdosierung oder zu schneller Aufdosierung hyperthyreotische Erscheinungen: Fingertremor, Tachykardie, Hyperhidrosis, Diarrhö, Gewichtsabnahme, innere Unruhe.

Kommentar. Regelmäßige, mindestens jährliche ärztliche Kontrollen.

Vorsicht bei der Selbstmedikation

- Bei der Behandlung mit anderen Arzneimitteln in der Selbstmedikation oder nach ärztlicher Verordnung sind mögliche Wechselwirkungen zu beachten.
- Bei der Einnahme von Mineralstoffpräparaten (z. B. Eisen, Calcium) und Antazida mind. zwei Std. Einnahmeabstand zu Levothyroxin einhalten.
- Bei der Schmerzbehandlung: Salicylate führen zu einer Wirkverstärkung von Levothyroxin, Paracetamol bevorzugen.

Zusatzempfehlungen

- Auf iodiertes Speisesalz verzichten.

Gebühr frei | IKK Brandenburg u. Berlin 00072

X Geb.-pfl.

noctu

Sonstige

Unfall

Arbeits-unfall

Name, Vorname des Versicherten

S.

Jörg

Bernhardetten Str. 2

10000 Musterlin

geb. am 26.12.54

Kassen-Nr.	Versicherten-Nr.	Status
9500297	012345678000	1 1

Betriebsstätten-Nr.	Arzt-Nr.	Datum
1234567	1234567	05.05.08

6	7	8	9

Zuzahlung

Gesamt-Brutto

Arzneimittel-/Hilfsmittel-Nr.	Faktor	Taxe
1. Verordnung		
2. Verordnung		
3. Verordnung		

Rp. (Bitte Leerräume durchstreichen)

aut idem ZACPAC N1

aut idem

aut idem

Vertragsarztstempel

1234567
Dr. med. Christoph Aller
Facharzt für Allgemeinmedizin
Hauptstr. 3
Musterstadt
Tel: 0100/10020

Aller

Unterschrift des Arztes

Muster 16 (7.2008)

6664

Bei Arbeitsunfall auszufüllen!

Abgabedatum in der Apotheke

Unfalltag	Unfallbetrieb oder Arbeitgebernummer

1234567Y

Kassenrezept eines Allgemeinarztes für einen 53-jährigen Patienten

Formale Kontrolle	Ergebnis
Krankenkasse: Name, Kassennummer	vollständig
Patientendaten: Name, Anschrift, Geburtsdatum, Vers.-Nr., Status	vollständig
Arztdaten: Stempel, Unterschrift, Betriebsstätten-, Kassenarzt-Nr.	vollständig
Ausstellungsdatum: Gültigkeit vier Wochen nach Ausstellung?	ja
Aut-idem-Kreuze	nein
Befreiung	nein

Was muss abgegeben und beachtet werden?

ZacPac® Kombipackung, 42 Tabl., N1.

Fragen zum Einstieg ins Beratungsgespräch

Was hat Ihnen der Arzt schon zur Einnahme gesagt?

Patientenberatung zur Verordnung

ZacPac® (Pantoprazol 40 mg, Amoxicillin 1000 mg, Clarithromycin 500 mg). Tripeltherapie aus Protonenpumpenblocker und Antibiotika zur Helicobacter-pylori-Eradikation. Einnahme 2 x täglich, morgens und abends, je 3 Tabletten, von jeder Sorte eine. Pantoprazol-Tabletten eine halbe Stunde vor den Mahlzeiten. Therapiedauer: 7 Tage.

Kommentar. Kalenderpackung: für jeden Tag liegt ein Blisterstreifen vor, auf dem deutlich die Tabletten für die morgendliche und abendliche Dosierung gekennzeichnet sind.

Vorsicht bei der Selbstmedikation

- Bei starken Durchfällen auch im Anschluss an eine antibiotische Therapie Arztbesuch empfehlen, kein Lopedium einsetzen (Möglichkeit der pseudomembranösen Kolitis).
- Bei Hauterscheinungen an allergische Reaktion auf Penicillin denken.
- Bei gleichzeitiger Behandlung von Erkältungssymptomen: auf Acetylcystein (ACC) zum Schleimlösen möglichst verzichten (mangelnde Wirksamkeit von Amoxicillin unter ACC) oder zwei Stunden Einnahmeabstand einhalten.

Zusatzempfehlungen

- Alkoholhaltige Getränke und scharfe Speisen zum Magenschutz meiden.

Gebühr frei

Geb.-pfl. X

noctu

Sonstige

Unfall

Arbeitsunfall

DAK

Name, Vorname des Versicherten

W.
Torsten
Uferstr. 39
30000 Musterhausen

geb. am 22.03.62

Kassen-Nr.	Versicherten-Nr.	Status
1767997	012345678000	1000 1

Betriebsstätten-Nr.	Arzt-Nr.	Datum
1234567	1234567	07.10.08

6	7	8	9		

Zuzahlung

Gesamt-Brutto

Arzneimittel-/Hilfsmittel-Nr.	Faktor	Taxe
1. Verordnung		
2. Verordnung		
3. Verordnung		

Rp. (Bitte Leerräume durchstreichen)

X aut idem

2 x 6896457 Prograf 1 mg 100 ST KAP

aut idem

3683092 Allopurinol 100 1A Pharma
100 ST TAB

aut idem

2210196 Ramipril Basics 5 mg 100 ST
FTA

6664

Bei Arbeitsunfall auszufüllen!

Abgabedatum in der Apotheke

Vertragsarztstempel

1234567
Dr. med. Lukas Fluss
Facharzt für Innere Medizin
Nephrologie - Dialyse
Hauptstr. 6
Musterstadt
Tel: 0100/10800

Unterschrift des Arztes

Muster 16 (7.2008)

Unfalltag	Unfallbetrieb oder Arbeitgebernummer

1234567Y

Kassenrezept eines Internisten/Nephrologen für einen 46-jährigen Patienten

Formale Kontrolle	Ergebnis
Krankenkasse: Name, Kassennummer	vollständig
Patientendaten: Name, Anschrift, Geburtsdatum, Vers.-Nr., Status	vollständig
Arztdaten: Stempel, Unterschrift, Betriebsstätten-, Kassenarzt-Nr.	vollständig
Ausstellungsdatum: Gültigkeit vier Wochen nach Ausstellung?	ja
Aut-idem-Kreuze	ja/nein
Befreiung	nein

Was muss abgegeben und beachtet werden?

Prograf® 1 mg, 2 x 100 Kapseln, 2 x N3. Evtl. Importabgabe zur Erfüllung der Importquote.

Allopurinol 100 1A Pharma®, 100 Tabl., N3. Rabattverträge beachten!

Ramipril Basics® 5 mg 100 FTA, N3. Rabattverträge beachten!

Fragen zum Einstieg ins Beratungsgespräch

Ist eines der Arzneimittel neu für Sie? Haben Sie dazu Fragen? Wie vertragen Sie das Prograf?

Patientenberatung zur Verordnung

Prograf® 1 mg (Tacrolimus). Calcineurinhibitor, Immunsuppressivum zur Prophylaxe einer Transplantatabstoßung (hier: Nierentransplantation) Einsatz bei Therapieresistenz gegenüber anderen Immunsuppressiva. Dosierung nach ärztlicher Verordnung 2 x täglich, Einnahme nüchtern, d.h. 1 Std. vor oder 2–3 Std. nach einer Mahlzeit. NW: zahlreich und häufig, meist reversibel und dosisabhängig, z.B. Tremor, Kopfschmerzen, Schlaflosigkeit, Blutbildveränderungen, Hyperglykämien, Veränderung des Elektrolythaushalts (Kalium). Einschränkung der Aufmerksamkeit und Konzentration, Vorsicht im Straßenverkehr! Alkohol verstärkt zentrale NW: Auf Alkohol möglichst verzichten. Zahlreiche WW über CYP 3A4 (Inhibitor).

Allopurinol 1A Pharma® (Allopurinol). Mittel zur Hemmung der Harnsäureproduktion, Senkung des Harnsäurespiegels. Nach Rücksprache Erstverordnung. Regelmäßige Einnahme 1 x 1 Tabl. zu einer Mahlzeit, ausreichend trinken. In der Einstellungsphase: Gichtanfälle möglich durch Auflösen von Harnsäureablagerungen. CYP-3A4-Substrat, gegenseitige Spiegelerhöhung von Tacrolimus und Allopurinol.

Ramipril Basics® 5 mg (Ramipril). ACE-Hemmer zur Blutdrucksenkung. Regelmäßige Einnahme, meist 1 x 1 Tabl. morgens. Nicht ohne ärztlichen Rat absetzen. Häufige NW (bei 15 %): trockener Reizhusten auch nach langer Anwendung. Einfluss auf Kaliumspiegel, Vorsicht vor additiver Erhöhung des Serumkaliumspiegels durch Tacrolimus und ACE-Hemmer.

Kommentar. Patient unter regelmäßiger Therapiekontrolle des behandelnden Arztes.

Vorsicht bei der Selbstmedikation

- Vielfältige WW mit Tacrolimus! Präparate der Selbstmedikation auf WW prüfen.
- Johanniskrautpräparate sind Enzyminduktoren für CYP 3A4: Beschleunigter Abbau von Tacrolimus. Wirkabschwächung. Gefahr der Transplantatabstoßung!
- Bei chronischem Husten vor Abgabe von Hustenmitteln an NW der ACE-Hemmer denken: Rücksprache und Therapieänderung durch den Arzt erforderlich.
- Wegen Bluthochdruck bei Schnupfenmitteln auf Sympathomimetika (z. B. Xylometazolin, Pseudoephedrin) verzichten.
- Auf Kaliumpräparate in der Selbstmedikation verzichten (Gefahr der Hyperkaliämie mit Tacrolimus und ACE-Hemmern).

Zusatzempfehlungen

- Zur Normalisierung des Harnsäurespiegels Innereien, Hülsenfrüchte, geräucherten Fisch und gebratenes Fleisch meiden, maximal 150 g (gekochtes) Fleisch pro Tag,
- Regelmäßige Kontrolle des Blutdrucks und des Blutzuckerspiegels in der Apotheke oder mit eigenem Blutdruckmessgerät, Blutzuckermessgerät
- Alkoholhaltige Getränke einschränken, möglichst darauf verzichten (auch zur Normalisierung des Harnsäurespiegels).
- Auf das Trinken von Grapefruitsaft verzichten. Flavonoide des Grapefruitsafts wirken als CYP-3A4-Hemmstoffe und führen zu einer erhöhten Bioverfügbarkeit von Tacrolimus, d. h. Verstärkung von NW.

Gebühr frei | BARMER 19601

X Geb.-pfl.

Name, Vorname des Versicherten

K.
Ria
Gelsenstr. 18
40000 Musterdorf

geb. am 07.02.63

noctu

Sonstige

Kassen-Nr.	Versicherten-Nr.	Status
3480007	01234567	1000 1

Betriebsstätten-Nr.	Arzt-Nr.	Datum
1234567	1234567	09.09.08

Unfall

Arbeitsunfall

6 7 8 9

Zuzahlung | Gesamt-Brutto

Arzneimittel-/Hilfsmittel-Nr.	Faktor	Taxe
1. Verordnung		
2. Verordnung		
3. Verordnung		

Rp. (Bitte Leerräume durchstreichen)

aut idem

P-Cilat 1,5 mg XII

aut idem

aut idem

Vertragsarztstempel

1234567
Dr. med. Christoph Aller
Facharzt für Allgemeinmedizin
Hauptstr. 3
Musterstadt
Tel: 01000/10020

Unterschrift des Arztes

Muster 16 (7.2008)

6664

Bei Arbeitsunfall auszufüllen!

Abgabedatum in der Apotheke

Unfalltag	Unfallbetrieb oder Arbeitgebernummer

1234567Y

Kassenrezept eines Allgemeinarztes für eine 45-jährige Patientin

Formale Kontrolle	Ergebnis
Krankenkasse: Name, Kassennummer	vollständig
Patientendaten: Name, Anschrift, Geburtsdatum, Vers.-Nr., Status	vollständig
Arztdaten: Stempel, Unterschrift, Betriebsstätten-, Kassenarzt-Nr.	vollständig
Ausstellungsdatum: Gültigkeit vier Wochen nach Ausstellung?	ja
Aut-idem-Kreuze	nein
Befreiung	nein

Was muss abgegeben und beachtet werden?

P-Cilat 1,5 mg, 12 Tabl.: Unklare Verordnung. Gemeint ist: Penicillin Sandoz® 1,5 Mega I.E. (alter Name Penicillat® 1,5 Mega), 12 Tabl., N1. Rabattverträge beachten!

Achtung. Rücksprache mit dem Arzt erforderlich!

Fragen zum Einstieg ins Beratungsgespräch

Mit welchen Beschwerden waren Sie beim Arzt? Was hat Ihnen der Arzt schon zu diesem Antibiotikum gesagt? Wie häufig pro Tag sollen Sie diese Tabletten einnehmen?

Patientenberatung zur Verordnung

Penicillin 1,5 Mega I.E. (Phenoxymethylpenicillin). Antibiotikum gegen Infektionen im Hals-Nasen-Ohren-Bereich (Pharyngitis, Tonsillitis, Sinusitis, Otitis media), der tiefen Atemwege (Bronchitis, Pneumonie), im Zahn-, Mund-, Kieferbereich und zur Endokarditisprophylaxe. Regelmäßige Einnahme nach ärztlicher Verordnung, Standarddosierung 3 x täglich 1 Tabl, möglichst alle 8 Std. für vier Tage bis zum Ende der Packung, im HNO-Bereich auch 2 x 1 Tablette für sechs Tage. NW: Durchfall, bei starken Durchfällen Therapie abbrechen und Arzt aufsuchen. Allergische Reaktionen. Die Wirkung von hormonellen Kontrazeptiva, also „der Pille" aber auch Nuvaring®, Implanon®, wird abgeschwächt, in diesem Zyklus zusätzliche Verhütungsmethoden anwenden.

Vorsicht bei der Selbstmedikation

- Bei anhaltenden und schweren Durchfällen während oder im Anschluss an die Behandlung Arzt aufsuchen (Gefahr der pseudomembranösen Kolitis).
- Bei allergischen Reaktionen (Hautrötungen, Nesselsucht, gefolgt von Fieber und Atemnot) sofort Arzt aufsuchen und Therapie abbrechen.
- Bei Wunsch nach zusätzlichem Sekretolytikum: Wechselwirkung mit ACC, Wirkabschwächung des Antibiotikums. Bevorzugt Ambroxol verwenden.

Zusatzempfehlungen

- Die Wirkung der hormonalen Kontrazeptiva wird durch Phenoxymethylpenicillin durch Veränderung der Darmflora beeinträchtigt. Alternative Verhütungsmethoden benutzen (Kondom, Nonoxinol-Zäpfchen).
- Je nach vorliegender Infektion, z. B. Halsschmerztabletten, Hustenlöser, Erkältungstee für die symptomatische Therapie.

Gebühr frei	BIG Gesundheit 00020
Geb.-pfl.	Name, Vorname des Versicherten H. Janina Wuppertaler Str. 17 40000 Musterdorf geb. am 01.11.89
noctu	
Sonstige	
Unfall	Kassen-Nr. 3501080 | Versicherten-Nr. 01234567 | Status 3000 1
Arbeits-unfall	Betriebsstätten-Nr. 1234567 | Arzt-Nr. 1234567 | Datum 09.09.08

6 7 8 9

Zuzahlung | Gesamt-Brutto

Arzneimittel-/Hilfsmittel-Nr.	Faktor	Taxe
1. Verordnung		
2. Verordnung		
3. Verordnung		

Rp. (Bitte Leerräume durchstreichen)

aut idem CIPROFLOX-CT 100MG FTA 6 ST N1

aut idem

aut idem

Vertragsarztstempel

1234567
Dr. med. Christoph Aller
Facharzt für Allgemeinmedizin
Hauptstr. 3
Musterstadt
Tel: 01000/10020

Unterschrift des Arztes

6664

Abgabedatum in der Apotheke

Muster 16 (7.2008)

Bei Arbeitsunfall auszufüllen!

Unfalltag	Unfallbetrieb oder Arbeitgebernummer

1234567Y

Kassenrezept eines Allgemeinarztes für eine 18-jährige Patientin

Formale Kontrolle	Ergebnis
Krankenkasse: Name, Kassennummer	vollständig
Patientendaten: Name, Anschrift, Geburtsdatum, Vers.-Nr., Status	vollständig
Arztdaten: Stempel, Unterschrift, Betriebsstätten-, Kassenarzt-Nr.	vollständig
Ausstellungsdatum: Gültigkeit vier Wochen nach Ausstellung?	ja
Aut-idem-Kreuze	nein
Befreiung	nein

Was muss abgegeben und beachtet werden?

Ciproflox-ct® 100 mg, 6 Filmtabl., N1. Rabattverträge beachten!

Fragen zum Einstieg ins Beratungsgespräch

Was hat Ihnen der Arzt schon zu diesem Antibiotikum gesagt? Wie häufig pro Tag sollen Sie diese Tabletten einnehmen? Hat Ihnen der Arzt noch Empfehlungen zur Behandlung der Blasenentzündung genannt?

Patientenberatung zur Verordnung

Ciproflox-ct® 100 mg (Ciprofloxacin). Antibiotikum (Gyrasehemmer) mit bakteriostatischer Wirkung durch Hemmung der Bakterienzellteilung. Anwendung in der Dosierung (100 mg) bei der akuten, unkomplizierten Harnwegsinfektion der Frau. Standarddosierung 2 x täglich 100 mg alle 12 Stunden, für drei Tage. Einnahme mit einem großen Glas Wasser; zu Milch und Milchprodukten, Mineralstofftabletten (Magnesium, Calcium, Eisen, Zink) zwei Stunden Einnahmeabstand einhalten. NW: selten Magen-Darm-Beschwerden (Durchfall, Übelkeit), Sehnenschmerzen oder -entzündungen möglich. Bei lang anhaltenden und schweren Durchfällen, bei Sehnenschmerzen oder -entzündungen Antibiotikum absetzen und Arzt aufsuchen. Die Wirkung von hormonalen Kontrazeptiva wird beeinträchtigt – zusätzlich Kondome benutzen.

Vorsicht bei der Selbstmedikation

- Bei anhaltenden und schweren Durchfällen während oder im Anschluss an die Behandlung oder bei starken Sehnenschmerzen Arzt aufsuchen.
- Bei gleichzeitigem Kauf von spermiziden Ovula (A-gen® 53, Contraceptivum®): Möglicher Zusammenhang zwischen Verhütungsmethode und Harnwegsinfektion.
- In der Selbstmedikation Wunsch nach Basica® (Mineralstoffpulver zur „Entsäuerung"): Ein basischer Harn-pH-Wert begünstigt das Keimwachstum in der Blase.
- Bei Einnahme von Mineralstoffen (Calcium, Magnesium, Eisen, Zink) und Antazida: Einnahmeabstand von zwei Stunden einhalten, um Hemmung der Resorption zu vermeiden.

Zusatzempfehlungen

- Rezidivprophylaxe durch Ansäuerung des Harn-pHs mit Hilfe von Methionin (Acimethin®, Acimol®) oder durch Einnahme von Preiselbeer- bzw. Cranberrysaft bzw. Kapseln. Bei mangelnder Wirksamkeit evtl. Rezidivprophylaxe durch den Arzt.
- Lokale Wärme (Wärmflasche oder Heizkissen) erhöht die lokale Abwehr und lindert krampfartige Schmerzen. Zusätzlich evtl. Schmerzmittel (z. B. Ibuprofen oder Paracetamol) und/oder Krampflöser (z. B. Butylscopolaminiumbromid).
- Blasen- und Nierentees zur Durchspülungstherapie.
- Geeignete Intimhygiene zum Erhalt des physiologischen Flora (z. B. Vagisan®), Stärkung der Vaginalflora (z. B. Vagiflor®).
- Verhaltenstipps: Viel trinken, regelmäßige vollständige Blasenentleerung.

Gebühr frei

Geb.-pfl.

noctu

Sonstige

Unfall

Arbeits-unfall

Barmer Westfalen-Lippe 74601

Name, Vorname des Versicherten

W.

Susanne

Otto-Vormholz-Str. 14

40000 Musterdorf

geb. am

27.01.67

Kassen-Nr.	Versicherten-Nr.	Status
3480007	01234567	1000 1

Betriebsstätten-Nr.	Arzt-Nr.	Datum
1234567	1234567	09.09.08

6 7 8 9

Zuzahlung

Gesamt-Brutto

Arzneimittel-/Hilfsmittel-Nr.

Faktor

Taxe

1. Verordnung

2. Verordnung

3. Verordnung

Rp. (Bitte Leerräume durchstreichen)

aut idem

Clindamycin 600 N2 3x1 Tabl. täglich

aut idem

aut idem

6664

Bei Arbeitsunfall auszufüllen!

Abgabedatum in der Apotheke

Vertragsarztstempel

1234567

Dr. med. dent. Klaus Schmelz

Zahnarzt

Peinstr. 14

Musterstadt

Tel: 0100/10010

Unterschrift des Arztes

Muster 16 (7.2008)

Unfalltag	Unfallbetrieb oder Arbeitgebernummer

1234567Y

Kassenrezept eines Zahnarztes für eine 41-jährige Patientin

Formale Kontrolle	Ergebnis
Krankenkasse: Name, Kassennummer	vollständig
Patientendaten: Name, Anschrift, Geburtsdatum, Vers.-Nr., Status	vollständig
Arztdaten: Stempel, Unterschrift, Betriebsstätten-, Kassenarzt-Nr.	vollständig
Ausstellungsdatum: Gültigkeit vier Wochen nach Ausstellung?	ja
Aut-idem-Kreuze	nein
Befreiung	nein

Was muss abgegeben und beachtet werden?

Clindamycin 600 N2. Wirkstoffverordnung. Aut-idem-Regelung und Rabattverträge beachten! Achtung: N2 sind je nach Generikum 16 oder 30 Tabl. Die vom Arzt angegebene Dosierung auf die FAM-Packung übertragen.

Fragen zum Einstieg ins Beratungsgespräch

Was hat Ihnen der Arzt schon zu diesem Antibiotikum gesagt? Wie häufig pro Tag sollen Sie diese Tabletten einnehmen?

Patientenberatung zur Verordnung

Clindamycin 600 (Clindamycin). Antibiotikum mit bakteriostatischer Wirkung durch Hemmung der Proteinbiosynthese von Bakterien. Anwendung durch den Zahnarzt häufig bei Zahnwurzelentzündung (Pulpitis). Standarddosierung 4 x 300 mg oder 2 x 600 mg. Anwendung über mind. sechs Tage, Einnahme mit einem großen Glas Wasser in aufrechter Haltung. NW: Magen-Darm-Beschwerden (Durchfall, Übelkeit), Reizung oder Entzündung der Mundschleimhaut oder Speiseröhre. Bei lang anhaltenden und schweren Durchfällen Antibiotikum absetzen und Arzt aufsuchen.

Kommentar. Rücksprache mit dem Arzt erforderlich, um die Dosierung bestätigen zu lassen. Abklärung der Therapiedauer, um die richtige Packungsgröße (N2 = 16 oder 30 Tabl.) auszuwählen.

Vorsicht bei der Selbstmedikation

- Bei anhaltenden und schweren Durchfällen während oder im Anschluss an die Behandlung Arzt aufsuchen (Gefahr der pseudomembranösen Kolitis).

Zusatzempfehlungen

- Die Wirkung der hormonalen Kontrazeptiva ist durch Clindamycin beeinträchtigt. Alternative Verhütungsmethoden benutzen (Kondom, Nonoxinol-Zäpfchen).

Gebühr frei X	Barmer	19681		
Geb.-pfl.	Name, Vorname des Versicherten B. Hedwig Auf der Höhe 5 10000 Musterlin		geb. am 04.02.33	
noctu				
Sonstige				
Unfall	Kassen-Nr. 9580001	Versicherten-Nr. 012345678000	Status 5133 M	
Arbeits-unfall	Betriebsstätten-Nr. 1234567	Arzt-Nr. 1234567	Datum 13.10.08	

6	7	8	9		

Zuzahlung	Gesamt-Brutto

Arzneimittel-/Hilfsmittel-Nr.	Faktor	Taxe
1. Verordnung		
2. Verordnung		
3. Verordnung		

Rp. (Bitte Leerräume durchstreichen)

X aut idem — Simvadura 20 mg FTA 30

X aut idem — Is 5 Mono Ratiopharm 20 TAB 100

aut idem

6664

Vertragsarztstempel

1234567
Dr. med. Frank Innerster
Facharzt für Innere Medizin
Hauptstr. 7
Musterstadt
Tel: 0100/10040

Abgabedatum in der Apotheke

Unterschrift des Arztes
Muster 16 (7.2008)

Bei Arbeitsunfall auszufüllen!

Unfalltag	Unfallbetrieb oder Arbeitgebernummer

1234567Y

Kassenrezept eines Internisten für eine 75-jährige Patientin

Formale Kontrolle	Ergebnis
Krankenkasse: Name, Kassennummer	vollständig
Patientendaten: Name, Anschrift, Geburtsdatum, Vers.-Nr., Status	vollständig
Arztdaten: Stempel, Unterschrift, Betriebsstätten-, Kassenarzt-Nr.	vollständig
Ausstellungsdatum: Gültigkeit vier Wochen nach Ausstellung?	ja
Aut-idem-Kreuze	ja
Befreiung	ja

Was muss abgegeben und beachtet werden?

Simvadura® 20 mg, 30 Filmtabl., N1. Kleine Packungsgröße gibt Hinweis auf Erstverordnung.

Is 5 Mono Ratiopharm® 20, 100 Tabl., N3.

Gebühr frei: X0

Geb.-pfl.

noctu

Sonstige

Unfall

Arbeitsunfall

Techniker Krankenkasse 19695

Name, Vorname des Versicherten

K.
Hannelore
Brinkerstr. 24
40000 Musterdorf

geb. am 10.11.26

Kassen-Nr.	Versicherten-Nr.	Status
3477503	01234567	5000 M

Betriebsstätten-Nr.	Arzt-Nr.	Datum
1234567	1234567	08.09.08

6	7	8	9

Zuzahlung

Gesamt-Brutto

Arzneimittel-/Hilfsmittel-Nr.	Faktor	Taxe
1. Verordnung		
2. Verordnung		
3. Verordnung		

Rp. (Bitte Leerräume durchstreichen)

aut idem GLUCOBAY 100 TAB 120 ST N2

aut idem AMARYL 3 MG N3

X aut idem LISODURA 10 N3

6664

Abgabedatum in der Apotheke

Vertragsarztstempel

1234567
Dr. med. Christoph Aller
Facharzt für Allgemeinmedizin
Hauptstr. 3
Musterstadt
Tel: 0100/10020

Aller

Unterschrift des Arztes

Muster 16 (7.2008)

Bei Arbeitsunfall auszufüllen!

Unfalltag	Unfallbetrieb oder Arbeitgebernummer

1234567Y

Kassenrezept eines Allgemeinarztes für eine 81-jährige Patientin

Formale Kontrolle	Ergebnis
Krankenkasse: Name, Kassennummer	vollständig
Patientendaten: Name, Anschrift, Geburtsdatum, Vers.-Nr., Status	vollständig
Arztdaten: Stempel, Unterschrift, Betriebsstätten-, Kassenarzt-Nr.	vollständig
Ausstellungsdatum: Gültigkeit vier Wochen nach Ausstellung?	ja
Aut-idem-Kreuze	ja/nein
Befreiung	ja

Was muss abgegeben und beachtet werden?

Glucobay® 100, 105 Tabl., N2. Geänderte Packungsgrößen. Rabattverträge beachten.

Amaryl® 3 mg, 112 Tabl, N2. Größte im Handel befindliche Packung, Rabattverträge beachten!

Lisodura® 10, 100 Tabl., N3.

Fragen zum Einstieg ins Beratungsgespräch

Haben Sie zu einem Medikament Fragen? Kommen Sie gut mit Ihrer Therapie zurecht? Sind Ihr Blutzucker und Ihr Blutdruck gut eingestellt?

Patientenberatung zur Verordnung

Glucobay® 100 (Acarbose). α-Glucosidasehemmer zur Verzögerung der Mono- und Disaccharid-Resorption im Dünndarm und Glättung des Blutzuckerspiegels. Einnahme einschleichend, maximal 3 x tägl. 200 mg, mit den ersten Bissen der Mahlzeiten. Bei Auslassen der Mahlzeit keine Einnahme erforderlich. Bei drohender Hypoglykämie in Kombinationstherapien unbedingt Traubenzucker (Glucose), keinen Haushaltszucker (Saccharose) zu sich nehmen! NW vor allem in der Einstellungsphase bei zu hoher Dosierung: Blähungen, Durchfall, Bauchschmerzen.

Amaryl® 3 mg (Glimepirid). Sulfonylharnstoff zur Stimulation der endogenen Freisetzung von Insulin. Bessere Wirkung bei Normalgewicht. Rege mäßige Einnahme nach ärztlicher Verordnung 1 x täglich unmittelbar vor der ersten Hauptmahlzeit (meist Frühstück). NW : Sehstörungen, Hypoglykämie. Bei Unterzuckerung (Symptome: Schwitzen, Zittern, Unruhe) Traubenzucker essen.

Lisodura® 10 (Lisinopril). ACE-Hemmer zur Blutdrucksenkung. Regelmäßige Einnahme, meist 1 x 1 Tabl. morgens. Nicht ohne ärztlichen Rat absetzen. Häufige NW (bei 15 %): Trockener Reizhusten auch nach längerer Anwendung. In der Kombination mit oralen Antidiabetika (und Insulin) Erhöhung des Risikos für Blutzuckerschwankungen, erhöhtes Risiko für Hypoglykämie.

Vorsicht bei der Selbstmedikation

- Bei regelmäßiger Einnahme von NSAR kommt es zu einer Wirkabschwächung von ACE-Hemmern und einer Erhöhung des Blutdrucks. Wenn notwendig, engmaschige Blutdruckkontrolle mit Neueinstellung des Blutdrucks notwendig.
- Antazida und Verdauungsenzyme schwächen die Wirkung von Acarbose ab.

Zusatzempfehlungen

- Regelmäßige Blutzuckermessungen mit eigenem Messgerät. Bei ausschließlicher Therapie mit Antidiabetika Kontrolle der Glucosekonzentration im Urin 2–3 x pro Woche postprandial.
- Regelmäßige Blutdruckmessungen. Bei Diabetikern gilt als Ziel ein Blutdruck von < 130/85 mmHg, bei Vorliegen einer Mikroalbuminurie oder diabetischen Nephropathie < 120/80 mmHg (falls toleriert).
- Gesunde Ernährung zuführen, Körpergewicht normalisieren.
- Körperliche Überanstrengung meiden (Gefahr der Unterzuckerung, Hypoglykämie).
- Bei Unterzuckerung: Traubenzucker zuführen.
- Zur Verbesserung der Verträglichkeit von Glucobay blähende Speisen vermeiden, Haushaltszucker (Saccharose) steigert die Darmbeschwerden.
- Auf alkoholhaltige Getränke möglichst verzichten. Akute Einwirkung von Alkohol verstärkt die Glimepiridwirkung. Gefahr der Hypoglykämie.
- Regelmäßige Kontrolle der Augen durch den Augenarzt.
- Professionelle Fußpflege zur Vermeidung von Verletzungen und Entzündungen.

Fragen zum Einstieg ins Beratungsgespräch

Ist ein Mittel davon neu für Sie? Wie kommen Sie damit zurecht?

Patientenberatung zur Verordnung

Simvadura® 20 mg (Simvastatin). CSE-Hemmer zur Senkung des Cholesterol-Blutspiegels. Langfristige Einnahme einmal täglich abends. Das Trinken von Grapefruitsaft vermeiden. Bei Muskelschmerzen und Muskelschwäche Arzt aufsuchen. NW: gelegentlich Magen-Darm-Beschwerden, Erhöhung des Myopathie-risikos durch Makrolid-Antibiotika, Antimykotika vom Azol-Typ, Fibrate und Nicotinsäurederivate, HIV-Proteaseinhibitoren und Ciclosporin – Kombination meiden!

Is 5 Mono ratiopharm® 20 (Isosorbid-5-mononitrat). Kurzwirksames Nitrat (NO-Donator) zur Gefäß-erweiterung und Prophylaxe eines Angina-pectoris-Anfalls. Dosierung nach ärztlicher Verordnung 2–3 x täglich 20 mg. Zur Vermeidung einer Toleranzentwicklung täglich nitratfreies Intervall von 6–8 Std. erforderlich. NW vor allem in der Einstellungsphase: Nitratkopfschmerz, orthostatische Hypotension mit Benommenheit und Reflextachykardie. Einschränkung des Reaktionsvermögens.

Kommentar. Kombination aus CSE-Hemmer und Nitrat gibt Hinweis auf metabolisches Syndrom.

Vorsicht bei der Selbstmedikation

- Bei der Behandlung mit anderen Arzneimitteln in der Selbstmedikation oder nach ärztlicher Verordnung sind mögliche Wechselwirkungen zu beachten.

Zusatzempfehlungen

- Regelmäßige Kontrolle des Blutdrucks, in der Apotheke oder mit eigenem Blutdruckmessgerät.
- Evtl. Kontrolle des Blutzuckerspiegels zur frühzeitigen Erkennung und Behandlung von Diabetes.
- Falls notwendig Gewicht normalisieren zur Regulierung des Stoffwechsels. Cholesterinarme Diät einhalten.
- Alkoholhaltige Getränke einschränken, möglichst ganz meiden. Alkohol hat Einfluss auf Gefäßweite (starker Blutdruckabfall, Schwindel, Benommenheit als NW des Nitrats). Alkohol hat zusätzlich negativen Einfluss auf den Fettstoffwechsel.

AOK | LKK | BKK | IKK | VdAK | AEV

Gebühr frei	IKK Brandenburg u. Berlin J0072
Geb-pfl.	Name, Vorname des Patienten
noctu	S. Elfriede Parkstr. 2 10000 Musterlin — geb. am 19.05.23
Sonst.	
Unfall	Kassen-Nr. 9500297 · Versicherten-Nr. 234567 · Status 5136 M
Arbeitsunfall*)	Vertragsarzt-Nr. 1234567 · VK gültig bis 1234567 · Datum 04.04.08

6 | 9

Zuzahlung | Gesamt-Brutto

Pharmazentral-Nr. | Faktor | Taxe

Rp. (Bitte Leerräume durchstreichen)

aut idem — Fentanyl ratio 100 ug Pflaster 20 St.
Alle 3 Tage 1 Pfl.

aut idem — Morphin Merck Tropfen 2% 50 ml
Max. bis zu 4 x 20 Tropfen

aut idem — Lactulose Stada Sirup 500 ml

555 XXXXXXX XXXXXXXXXXXXXXX

Arztstempel
Unterschrift des Arztes

1234567
Dr. med. Christoph Aller
Facharzt für Allgemeinmedizin
Hauptstr. 3
Musterstadt
Tel: 0100/10020

*) Unfalltag/Unfallbetrieb

Feld nicht beschriften

Betäubungsmittelrezept eines Allgemeinarztes für eine 84-jährige Patientin

Formale Kontrolle	Ergebnis
Krankenkasse: Name, Kassennummer	vollständig
Patientendaten: Name, Anschrift, Geburtsdatum, Vers.-Nr., Status	vollständig
Arztdaten: Stempel mit **Arztbezeichnung, genauer Adresse und Telefonnummer,** Unterschrift, Betriebsstätten-, Kassenarzt-Nr.	vollständig
Ausstellungsdatum: **Gültigkeit sieben Tage** nach Ausstellung?	ja
Besondere Anforderungen auf BtM-Rezept: **Gebrauchsanweisung mit Einzel- und Tagesgabe oder „Gemäß schriftlicher Anweisung"**	vollständig
Aut-idem-Kreuze	nein
Befreiung	nein

Was muss abgegeben und beachtet werden?

Fentanyl ratiopharm® 100 µg/h, 20 Pflaster. Verschreibungshöchstmengen beachten: 1 Fentanyl-Ratio-Pflaster enthält 16,5 mg Fentanyl, Gesamtabgabe bei 20 Pflastern 330 mg, verordnungsfähige Höchstmenge bei Ärzten 340 mg eingehalten. Morphin Merck® 2 % Tropfen, 50 ml. Höchstmengen (20000 mg) eingehalten (BtMVV § 2 Abs. 1 u. 2). Für beide BtM gilt: Rabattverträge beachten! Dokumentation nach BtMVV. Die vom Arzt angegebene Dosierung auf die FAM-Packung übertragen.

Fragen zum Einstieg ins Beratungsgespräch

Ihre Schmerzmittel kennen Sie bereits? Haben Sie irgendwelche Fragen oder Probleme bei der Anwendung?

Patientenberatung zur Verordnung

Fentanyl ratiopharm® 100µg/h (Fentanyl). Starkes (Opioid-)Analgetikum zur Behandlung von starken Schmerzen in Form eines transdermalen Pflasters. Pflaster auf ein sauberes, trockenes, unbehaartes gesundes Hautareal am Körper kleben. Pflasterwechsel alle drei Tage, Hautstelle zum Aufkleben wechseln. Häufige NW sind Kopfschmerzen, Müdigkeit, Übelkeit, Verstopfung.

Morphin Merck® 2 % (Morphin). Starkes (Opioid-)Analgetikum zur Behandlung von starken Schmerzen zur Akutbehandlung, zum Kupieren von Schmerzspitzen.

Lactulose Stada® (Lactulose). Osmotisch wirksames Laxans zur Prophylaxe und Therapie von Verstopfung. Regelmäßige und gleichmäßige Einnahme nach Bedarf. Zu Beginn häufig Blähungen und Bauchschmerzen.

Kommentar. Kombinationstherapie zur Behandlung starker Schmerzen im Rahmen einer kontrollierten Schmerztherapie.

Vorsicht bei der Selbstmedikation

- Bei der Behandlung mit anderen Arzneimitteln in der Selbstmedikation oder nach ärztlicher Verordnung sind mögliche Wechselwirkungen zu beachten.
- Bei Fieber und Wärmeeinwirkung höhere Wirkstoffaufnahme durch die Haut: Vorsicht Überdosierung des TTS! Keine wärmenden Salben bzw. Pflaster empfehlen.
- Bei starker Müdigkeit, Erbrechen, Übelkeit keine Selbstmedikation, Rücksprache mit dem Arzt (evtl. Überdosierung).
- Bei eingeschränkter Atemtätigkeit (Überdosierung!) Pflaster entfernen, Patienten wach halten, Notarzt rufen!

Zusatzempfehlungen

- Bei starken Blähungen durch Lactulose Einnahme von Quellstoffen (Plantago ovata, Macrogole) empfehlen.
- Schmerzpflaster zu Hause besonders geschützt aufbewahren.
- Zum Entsorgen Klebeflächen aufeinanderkleben, Hautkontakt meiden. Gefahr: Hoher Restgehalt Fentanyl im gebrauchten Pflaster.
- Auf Alkohol möglichst verzichten: verstärkte sedierende Wirkung der Opioide.
- Auf Grapefruitsaft verzichten: gehemmte Metabolisierung der Opioide, verstärkte Wirkung von Fentanyl möglich.

Gebühr frei | Geb.-pfl. | noctu | Sonstige | Unfall | Arbeits-unfall

BARMER 19601

Name, Vorname des Versicherten

W.
Doris
Gedulderweg 11
40000 Musterdorf

geb. am 19.11.56

Kassen-Nr.	Versicherten-Nr.	Status
3480007	01234567	1 1

Betriebsstätten-Nr.	Arzt-Nr.	Datum
1234567	1234567	27.3.08

6 7 8 9

Zuzahlung | Gesamt-Brutto

Arzneimittel-/Hilfsmittel-Nr.	Faktor	Taxe
1. Verordnung		
2. Verordnung		
3. Verordnung		

Rp. (Bitte Leerräume durchstreichen)

aut idem MCP Tropfen N2

aut idem Concor 2,5 mg N2

aut idem

6664

Bei Arbeitsunfall auszufüllen!

Abgabedatum in der Apotheke

Vertragsarztstempel

1234567
Dr. med. Christoph Aller
Facharzt für Allgemeinmedizin
Hauptstr. 3
Musterstadt
Tel: 0100/10020

Unterschrift des Arztes

Muster 16 (7.2008)

Unfalltag	Unfallbetrieb oder Arbeitgebernummer

1234567Y

Kassenrezept eines Allgemeinarztes für eine 51-jährige Patientin

Formale Kontrolle	Ergebnis
Krankenkasse: Name, Kassennummer	vollständig
Patientendaten: Name, Anschrift, Geburtsdatum, Vers.-Nr., Status	vollständig
Arztdaten: Stempel, Unterschrift, Betriebsstätten-, Kassenarzt-Nr.	vollständig
Ausstellungsdatum: Gültigkeit vier Wochen nach Ausstellung?	ja
Aut-idem-Kreuze	nein
Befreiung	nein

Was muss abgegeben und beachtet werden?

MCP-Tropfen, 100 ml, N2. Wirkstoffverordnung, Liefer- und Rabattverträge beachten!

Concor® COR 2,5 mg, N2. Nicht auf dem Markt, Abgabe der nächstkleineren Packung 30 Filmtabl. N1. Rabattverträge beachten!

Fragen zum Einstieg ins Beratungsgespräch

Gegen welche Beschwerden hat Ihnen der Arzt die beiden Arzneimittel verordnet? Leiden Sie an akuter Übelkeit und Erbrechen? Haben Sie Probleme mit dem Herzen? Ist eines der Mittel neu für Sie?

Patientenberatung zur Verordnung

MCP-Tropfen (Metoclopramid). Prokinetikum gegen Übelkeit, Erbrechen, zur Anregung der Magentätigkeit. Hier: Verordnung als Co-Medikation zur Migränetherapie mit Schmerzmitteln in der Selbstmedikation. Beschleunigung der Magenentleerung und damit Beschleunigung des Wirkeintritts der Analgetika. Auch gegen den Migränekopfschmerz begleitende Übelkeit und Erbrechen. Verbesserung der Einnahme von 10 mg Metoclopramid (je nach Generikum 30–40 Tropfen abhängig von Konzentration und Tropfengröße) bei Beginn des Migränekopfschmerzes 10–15 Minuten vor der Einnahme des Analgetikums bzw. Migränetherapeutikums.

Concor® COR 2,5 (Bisoprolol). Betablocker zur Herzentlastung bei chronischer Herzinsuffizienz. Hier: Einsatz zur Migräneprophylaxe. Keine Zulassung für die Indikation Migräneprophylaxe: Off-Label-Use! Therapieempfehlung jedoch leitliniengerecht. Initialdosierung 1 x täglich 1,25–2,5 mg, Steigerung auf 5–10 mg/d möglich. Bei diesen niedrigen Dosierungen gute Verträglichkeit.

Kommentar. Kombination zur Migränetherapie. Evtl. Rücksprache mit dem Arzt, ob Off-Label-Use erwünscht und beabsichtigt ist. Wenn nicht: Neue Verordnung z. B. über Beloc-Zok® oder Dociton® oder Prophylux® (Propranolol).

Vorsicht bei der Selbstmedikation

- Bei der Behandlung mit anderen Arzneimitteln in der Selbstmedikation oder nach ärztlicher Verordnung sind mögliche Wechselwirkungen zu beachten.
- Bei der Selbstmedikation mit Schmerzmitteln auf ausreichende Dosierung achten. Empfohlene Dosierung: 1000 mg ASS, 1000 mg Paracetamol oder 400 mg Ibuprofen. Dauergebrauch vermeiden: Gefahr des analgetikabedingten Kopfschmerzes. Bei Kopfschmerzen häufiger als zehnmal im Monat ist die ärztliche Behandlung eines chronischen Kopfschmerzes erforderlich.

Zusatzempfehlungen

- Migräneprophylaxe auch in der Selbstmedikation möglich mit Magnesium (z. B. Magnesium-Diasporal®, 2 x 300 mg mg/d).
- Auftragen von Minzöl auf Schläfen oder Stirn (z. B. JHP® Rödler).
- Auslöser (Veränderungen des Schlaf-Wachrhythmus, Nahrungs- und Genussmittel) möglichst meiden.
- Stress reduzieren, Entspannungsmethoden lernen (Autogenes Training, Yoga).
- Evtl. pflanzliche Beruhigungsmittel, z. B. Baldrian, Melissenblätter, Lavendelöl.
- Konsum von alkoholhaltigen Getränken einschränken. Verstärkte sedierende Wirkung von MCP, Beeinträchtigung der Gefäßweite: Auslösen von Kopfschmerzen.

Gebühr frei | Vereinigte IKK 00020

Geb.-pfl.

noctu

Sonstige

Unfall

Arbeitsunfall

Name, Vorname des Versicherten

Z.
Walter
Leipziger Str. 123
40000 Musterdorf

geb. am 09.04.48

Kassen-Nr.	Versicherten-Nr.	Status
3500693	01234567	5000 1

Betriebsstätten-Nr.	Arzt-Nr.	Datum
1234567	1234567	31.03.08

6 7 8 9

Zuzahlung | Gesamt-Brutto

Arzneimittel-/Hilfsmittel-Nr.	Faktor	Taxe
1. Verordnung		
2. Verordnung		
3. Verordnung		

Rp. (Bitte Leerräume durchstreichen)

aut idem — Metformin Hexal 1000 mg N2

aut idem — Actos 45 mg N2

aut idem

6664

Bei Arbeitsunfall auszufüllen!

Abgabedatum in der Apotheke

Unfalltag	Unfallbetrieb oder Arbeitgebernummer

Vertragsarztstempel

1234567
Dr. med. Christoph Aller
Facharzt für Allgemeinmedizin
Hauptstr. 3
Musterstadt
Tel: 0100/10020

Unterschrift des Arztes

Muster 16 (7.2008)

1234567Y

Kassenrezept eines Allgemeinarztes für einen 59-jährigen Patienten

Formale Kontrolle	Ergebnis
Krankenkasse: Name, Kassennummer	vollständig
Patientendaten: Name, Anschrift, Geburtsdatum, Vers.-Nr., Status	vollständig
Arztdaten: Stempel, Unterschrift, Betriebsstätten-, Kassenarzt-Nr.	vollständig
Ausstellungsdatum: Gültigkeit vier Wochen nach Ausstellung?	ja
Aut-idem-Kreuze	nein
Befreiung	nein

Was muss abgegeben und beachtet werden?

Metformin Hexal® 1000 mg, 120 FTA, N2. Rabattverträge beachten!

Actos® 45 mg, 98 Tabl., N2.

Fragen zum Einstieg ins Beratungsgespräch

Wie und wann nehmen Sie die Blutzucker-Tabletten ein? Wie kommen Sie mit Ihrer Therapie zurecht? Wie sind Ihre Blutzuckerwerte?

Patientenberatung zur Verordnung

Metformin Hexal® 1000 (Metformin). Biguanid zur Blutzuckereinstellung bei Typ-II-Diabetikern. Verringerung der Glucoseneubildung in der Leber und Verbesserung der Glucoseverwertung in den peripheren Zellen. Einzel- oder Kombinationstherapie mit anderen Antidiabetika oder Insulin. Regelmäßige Einnahme nach ärztlicher Verordnung, meist 3 x täglich 1000 mg zu den Mahlzeiten. Erhöhtes Risiko für Lactazidose (typische Symtome: Übelkeit, Bauchschmerzen, Hyperventilation, schließlich Benommenheit) bei eingeschränkter Nierenfunktion.

Actos® 45 mg (Pioglitazon). Insulinsensitizer zur Blutzuckereinstellung und Verringerung der Insulinresistenz. Vollständige Wirkung nach mehreren Wochen der regelmäßigen Einnahme. Einzel- oder Kombinationstherapie bei Patienten, die mit anderen Antididabetika unzureichend eingestellt sind. Dosierung: 1 x 45 mg. NW Gewichtszunahme, Sehstörungen, Infekte der oberen Atemwege; in der Kombination mit Metformin Anämie, Sehstörungen, Kopf- und Gelenkschmerzen.

Kommentar. Kombinationstherapie zur Behandlung des Typ-II-Diabetes. Anwendung von Metformin: Kontraindikation bei Patienten mit Nierenfunktionsstörungen, regelmäßige Überprüfung des Serumkreatininspiegels erforderlich. Bei Beschwerden und Unverträglichkeiten zwingend Rücksprache mit dem Arzt.

Vorsicht bei der Selbstmedikation

- Bei der Behandlung mit anderen Arzneimitteln in der Selbstmedikation oder nach ärztlicher Verordnung sind mögliche Wechselwirkungen zu beachten.
- Bei der Behandlung mit NSAR (auch in der Selbstmedikation) erfolgt eine Einschränkung der Nierenfunktion: Möglichst niedrige Dosierung, Paracetamol bevorzugen, Kontrolle der Serumkreatininspiegel durch den Arzt. Bei eingeschränkter Nierenfunktion: Absetzen von Metformin durch den Arzt.
- Bei Selbstbehandlung von Magen-Darm-Beschwerden (Übelkeit, Bauchschmerzen) und Muskelschmerzen an Lactazidose als NW des Metformins denken. Evtl. Selbstbehandlung ablehnen, Rücksprache mit dem Arzt.
- Arzneisäfte enthalten meist blutzuckerwirksame Zucker, Tropfen meist Alkohol.

Zusatzempfehlungen

- Regelmäßige Blutzuckermessungen mit eigenem Messgerät.
- Diät einhalten, Körpergewicht normalisieren.
- Körperliche Überanstrengung meiden (Gefahr der Unterzuckerung, Hypoglykämie).
- Bei Unterzuckerung: Traubenzucker zuführen.
- Auf alkoholhaltige Getränke möglichst verzichten. Alkohol verschlechtert die Nierenfunktion und beeinflusst den Blutzuckerspiegel.
- Regelmäßige Kontrolle der Augen durch den Augenarzt.
- Professionelle Fußpflege zur Vermeidung von Verletzungen und Folgeerkrankungen wie den „diabetischen Fuß".

Gebühr frei: X	KN Knappschaft 18701
Geb.-pfl.	Name, Vorname des Versicherten: H. Hanna, Kreuzstr. 33, 40000 Musterdorf — geb. am 25.09.34
noctu	
Sonstige	
Unfall	Kassen-Nr. 3505006 — Versicherten-Nr. 01234567 — Status 5000 1
Arbeitsunfall	Betriebsstätten-Nr. 1234567 — Arzt-Nr. 1234567 — Datum 07.04.08

6 7 8 9

Zuzahlung | Gesamt-Brutto

Arzneimittel-/Hilfsmittel-Nr.	Faktor	Taxe
1. Verordnung		
2. Verordnung		
3. Verordnung		

Rp. (Bitte Leerräume durchstreichen)

aut idem — Insulin Lantus Optiset 6 x 3

aut idem — Microlet 100 St.

aut idem

6664

Vertragsarztstempel

1234567
Dr. med. Christoph Aller
Facharzt für Allgemeinmedizin
Hauptstr. 3
Musterstadt
Tel: 0100/10020

Abgabedatum in der Apotheke

Unterschrift des Arztes
Muster 16 (7.2008)

Bei Arbeitsunfall auszufüllen!

Unfalltag	Unfallbetrieb oder Arbeitgebernummer

1234567Y

Kassenrezept eines Allgemeinarztes für eine 73-jährige Patientin

Formale Kontrolle	Ergebnis
Krankenkasse: Name, Kassennummer	vollständig
Patientendaten: Name, Anschrift, Geburtsdatum, Vers.-Nr., Status	vollständig
Arztdaten: Stempel, Unterschrift, Betriebsstätten-, Kassenarzt-Nr.	vollständig
Ausstellungsdatum: Gültigkeit vier Wochen nach Ausstellung?	ja
Aut-idem-Kreuze	nein
Befreiung	ja

Was muss abgegeben und beachtet werden?

Lantus Optiset®, 6 x 3 ml Fertigpens, N2. Insulin. Lagerung im Kühlschrank.

Microlet® Lanzetten 100 St.: Lanzetten für die Microlet® Sechhilfe Hilfsmittel zum Verbrauch, 10 % Zuzahlung.

Gleichzeitige Verordnung von Arzneimitten und Hilfsmitteln auf einem Rezept ist nicht erlaubt. Hilfsmittel streichen, Arzneimittel beliefern.

Fragen zum Einstieg ins Beratungsgespräch

Bekommen Sie dieses Insulin in dieser Form zum ersten Mal oder kennen Sie es bereits? Wie kommen Sie mit Ihrer Therapie zurecht? Wie sind Ihre Blutzuckerwerte?

Patientenberatung zur Verordnung

Lantus Optiset® (Insulin glargin). Insulinanalogon mit Langzeitwirkung über 24 Std., Wirkeintritt nach 1,5–3 Std., Anwendung als Basalinsulin. Anwendung meist 1 x täglich als s.c.-Injektion, unter aseptischen Bedingungen. Im vom Arzt festgelegten Hautbereich anwenden, Verzögerungsinsulin meist in den Oberschenkel, täglich wechselnde Injektionsstellen. Injektionsnadeln nur einmal verwenden. Im Gebrauch befindlichen Fertigpen bei Raumtemperatur aufbewahren, Vorräte im Kühlschrank lagern.

Microlet® Lanzetten. Lanzetten zur Verwendung mit Hilfe der Microlet® Stechhilfe zur Erleichterung der Blutentnahme zur Blutzuckermessung.

Kommentar. Hilfsmittel für insulinpflichtige Diabetiker: Insulinpen bzw. Insulin in Fertigpens, Injektionsnadeln passend zum verwendeten Pen, Blutzuckermessgerät, dazu passende Teststreifen bzw. Sensoren, Stechhilfe zur Blutentnahme aus der Fingerbeere, Lanzetten für Stechhilfe.

Vorsicht bei der Selbstmedikation

- Bei der Behandlung mit anderen Arzneimitteln in der Selbstmedikation oder nach ärztlicher Verordnung sind mögliche Wechselwirkungen zu beachten.
- Bei der Behandlung von Schmerzen ASS möglichst nur niedrig dosieren oder ganz vermeiden. ASS steigert bei Dosen über 1,5 g/Tag die Insulinwirkung. Gefahr der Hypoglykämie.
- Arzneisäfte enthalten meist blutzuckerwirksame Zucker, Tropfen meist Alkohol.

Zusatzempfehlungen

- Regelmäßige Blutzuckermessungen mit eigenem Messgerät.
- Gesunde Ernährung zuführen, Körpergewicht normalisieren.
- Körperliche Überanstrengung meiden (Gefahr der Unterzuckerung, Hypoglykämie).
- Bei Unterzuckerung: Traubenzucker zuführen.
- Auf alkoholhaltige Getränke möglichst verzichten. Alkohol verschlechtert die Nierenfunktion und verstärkt die Insulinwirkung. Gefahr der Hypoglykämie.
- Regelmäßige Kontrolle der Augen durch den Augenarzt.
- Professionelle Fußpflege zur Vermeidung von Verletzungen und Folgeerkrankungen wie den „diabetischen Fuß".

Gebühr frei

Geb.-pfl.

noctu

Sonstige

Unfall

Arbeitsunfall

IKK Brandenburg u. Berlin C0072

Name, Vorname des Versicherten

M.
Brunhilde
Luisenstr. 66
10000 Musterlin

geb. am
27.03.36

Kassen-Nr.	Versicherten-Nr.	Status
9500297	01234567	5123 M

Betriebsstätten-Nr.	Arzt-Nr.	Datum
1234567	1234567	23.04.08

6	7	8	9		

Zuzahlung | Gesamt-Brutto

Arzneimittel-/Hilfsmittel-Nr.	Faktor	Taxe
1. Verordnung		
2. Verordnung		
3. Verordnung		

Rp. (Bitte Leerräume durchstreichen)

Vertragsarztstempel

X aut idem

MCP Hexal
Tropfen 30.0 ml bei Bedarf

X aut idem

Jurnista 4 mg
Retard-Tabletten No. 100 N3 nach Plan

aut idem

1234567
Dr. med. Wilhelm Ost
Facharzt für Orthopädie
Bergstraße 1
Musterstadt
Tel: 0100/10070

6664

Bei Arbeitsunfall auszufüllen!

Abgabedatum in der Apotheke

Unterschrift des Arztes
Muster 16 (7.2008)

Unfalltag	Unfallbetrieb oder Arbeitgebernummer

1234567Y

Kassenrezept eines Orthopäden für eine 72-jährige Patientin

Formale Kontrolle	Ergebnis
Krankenkasse: Name, Kassennummer	vollständig
Patientendaten: Name, Anschrift, Geburtsdatum, Vers.-Nr., Status	vollständig
Arztdaten: Stempel, Unterschrift, Betriebsstätten-, Kassenarzt-Nr.	vollständig
Ausstellungsdatum: Gültigkeit vier Wochen nach Ausstellung?	ja
Aut-idem-Kreuze	ja
Befreiung	nein

Was muss abgegeben und beachtet werden?

MCP Hexal® Tropfen, 30 ml, N1. Die vom Arzt angegebene Dosierung auf die FAM-Packung übertragen.

Jurnista® 4 mg, 100 RET, N3. Betäubungsmittel! Diese Verordnung kann nur mit MCP beliefert werden. Zur Belieferung von Jurnista® muss ein BtM-Rezept vorliegen oder eine „Notfall-Verschreibung" des Arztes (§ 8 Abs. 6 BtMVV).

Achtung. Sofortige Rücksprache mit dem Arzt erforderlich!

Fragen zum Einstieg ins Beratungsgespräch

Sie kennen Ihr Schmerzmittel schon länger? Wie dringend brauchen Sie diese neue Packung, die Ihnen der Arzt heute aufschreiben wollte?

Patientenberatung zur Verordnung

MCP Hexal® (Metoclopramid). Zentralwirksames Prokinetikum gegen Übelkeit und Erbrechen. Einnahme nach Bedarf bis zu 3 x täglich 30 Tropfen vor den Mahlzeiten. Einsatz gegen die NW des Opioid-Analgetikums.

Jurnista® 4 mg (Hydromoprphon). Starkes Opioid-Analgetikum zur Behandlung von starken Schmerzen zur Basisbehandlung. Häufige NW sind Kopfschmerzen, Müdigkeit, Übelkeit, Verstopfung.

Kommentar. Kombinationstherapie zur Behandlung starker Schmerzen im Rahmen einer kontrollierten Schmerztherapie.

Vorsicht bei der Selbstmedikation

- Bei der Behandlung mit anderen Arzneimitteln in der Selbstmedikation oder nach ärztlicher Verordnung sind mögliche Wechselwirkungen zu beachten.
- Bei starker Müdigkeit, Erbrechen, Übelkeit keine Selbstmedikation, Rücksprache mit dem Arzt (evtl. Überdosierung).

Zusatzempfehlungen

- Bei Verstopfung regelmäßige Einnahme von Quellstoffen (Plantago ovata, Macrogole) empfehlen. Lactulose führt häufig zu starkem Meteorismus.
- Auf Alkohol verzichten: Verstärkung der sedierenden Wirkung der Opioide.

Gebühr frei (X)	0 AOK Westfalen-Lippe 18111
Geb.-pfl.	Name, Vorname des Versicherten: P. Günter, Gartenstr. 40, 40000 Musterdorf — geb. am 16.03.20
noctu	
Sonstige	
Unfall	Kassen-Nr.: 3411401 · Versicherten-Nr.: 01234567 · Status: 5220 M
Arbeitsunfall	Betriebsstätten-Nr.: 1234567 · Arzt-Nr.: 1234567 · Datum: 08.04.08

6	7	8	9		

Zuzahlung | Gesamt-Brutto

Arzneimittel-/Hilfsmittel-Nr.	Faktor	Taxe
1. Verordnung		
2. Verordnung		
3. Verordnung		

Rp. (Bitte Leerräume durchstreichen)

aut idem — Insulin Actraphane 30 Innolet 3mlx10 100 I.E./ml

X aut idem — Siofor 1000 FTA 120 St N2

aut idem

Vertragsarztstempel

1234567
Dr. med. Christoph Aller
Facharzt für Allgemeinmedizin
Hauptstr. 3
Musterstadt
Tel: 0100/10020

Unterschrift des Arztes
Muster 16 (7.2008)

6664

Abgabedatum in der Apotheke

Bei Arbeitsunfall auszufüllen!

Unfalltag	Unfallbetrieb oder Arbeitgebernummer

1234567Y

Kassenrezept eines Allgemeinarztes für einen 88-jährigen Patienten

Formale Kontrolle	Ergebnis
Krankenkasse: Name, Kassennummer	vollständig
Patientendaten: Name, Anschrift, Geburtsdatum, Vers.-Nr., Status	vollständig
Arztdaten: Stempel, Unterschrift, Betriebsstätten-, Kassenarzt-Nr.	vollständig
Ausstellungsdatum: Gültigkeit vier Wochen nach Ausstellung?	ja
Aut-idem-Kreuze	ja/nein
Befreiung	ja

Was muss abgegeben und beachtet werden?

Actraphane 30 InnoLet® Fertigspritze, 10 x 3 ml, N2. Lagerung im Kühlschrank.

Siofor® 1000, 120 FTA, N2.

Fragen zum Einstieg ins Beratungsgespräch

Wie und wann spritzen Sie das Insulin? Wie nehmen Sie die Siofor-Tabletten ein? Wie sind Ihre Blutzuckerwerte unter dieser Therapie?

Das Alter gibt einen Hinweis auf mögliche Hörprobleme des Patienten. Sprechen Sie deutlich.

Patientenberatung zur Verordnung

Actraphane 30 InnoLet® (30 % gelöstes Insulin/70 % Isophan-Insulin). Mischung aus schnellwirksamem und verzögert wirksamem Insulin. Anwendung zur konventionellen Insulintherapie (CI). Vom Arzt festgesetzte Dosierung (nach Rücksprache morgens 25 I.E., abends 15 I.E.), Spritzzeit und Spritzareal, regelmäßige Mahlzeiten erforderlich. Empfohlenen Spritz-Ess-Abstand einhalten (30 Minuten). In Gebrauch befindlicher Pen bei Zimmertemperatur, Vorräte im Kühlschrank aufbewahren. Bei Unterzuckerung (Symptome: Schwitzen, Zittern, Unruhe) Traubenzucker essen.

Siofor® 1000 (Metformin). Biguanid zur Blutzuckereinstellung bei Typ-II-Diabetikern. Kombinationstherapie mit Insulin möglich. Regelmäßige Einnahme nach ärztlicher Verordnung, meist 3 x täglich 1000 mg zu den Mahlzeiten. Erhöhtes Risiko für Lactazidose bei älteren Patienten wegen eingeschränkter Nierenfunktion.

Kommentar. Bei Beschwerden und Unverträglichkeiten zwingend Rücksprache mit dem Arzt (Lactazidose).

Vorsicht bei der Selbstmedikation

- Bei der Behandlung mit anderen Arzneimitteln in der Selbstmedikation oder nach ärztlicher Verordnung sind mögliche Wechselwirkungen zu beachten.
- Bei der Behandlung mit NSAR (auch in der Selbstmedikation) erfolgt eine Einschränkung der Nierenfunktion, ASS verstärkt die Insulinwirkung (Bei Dosierungen > 1,5 g/Tag): Möglichst niedrige Dosierung, Paracetamol bevorzugen, Kontrolle der Serumkreatininspiegel durch den Arzt.
- Bei Selbstbehandlung von Magen-Darm-Beschwerden (Übelkeit, Bauchschmerzen) und Muskelschmerzen an Lactazidose als NW des Metformins denken. Evtl. Selbstbehandlung ablehnen, Rücksprache mit dem Arzt.

Zusatzempfehlungen

- Regelmäßige Blutzuckermessungen durchführen.
- Diät einhalten, Körpergewicht normalisieren.
- Körperliche Überanstrengung meiden (Gefahr der Unterzuckerung, Hypoglykämie).
- Bei Unterzuckerung: Traubenzucker zuführen.
- Auf alkoholhaltige Getränke möglichst verzichten. Alkohol verschlechtert die Nierenfunktion und verstärkt die Insulinwirkung.
- Regelmäßige Kontrolle der Augen durch den Augenarzt.
- Professionelle Fußpflege zur Vermeidung von Verletzungen und Folgeerkrankungen wie den „diabetischen Fuß“.

Dr. med. dent. Klaus Schmelz
Zahnarzt

Peinstr. 14, Musterstadt

Tel: 0100/10010

Rp. den

21.05.2008

Amoxi 1000 20 Tabl.

Novalgin Tropfen N1

Für

Dagmar K.

Quellenburgstr. 60

40000 Musterdorf

Privatrezept eines Zahnarztes für eine Patientin

Formale Kontrolle	Ergebnis
Krankenkasse: Name, Kassennummer	Privatrezept
Patientendaten: Name, Anschrift, Geburtsdatum	unvollständig
Arztdaten: Adresse, Unterschrift	vollständig
Ausstellungsdatum: Gültigkeit **drei Monate** nach Ausstellung?	ja

Was muss abgegeben und beachtet werden?

Amoxi 1000 mg 20 Tabl. Wirkstoffverordnung Amoxicilin, Abgabe von schnell verfügbaren Präparaten (Lager) möglich. Meist eilige Belieferung medizinisch erforderlich.

Novalgin® Tropfen, 20 ml, N1.

Achtung. Auf dem Rezept das Geburtsdatum der Patientin ergänzen.

Fragen zum Einstieg ins Beratungsgespräch

Was hat Ihnen der Arzt zur Dosierung des Antibiotikums gesagt? Sollen Sie die Schmerztropfen nach Bedarf oder regelmäßig einnehmen?

Patientenberatung zur Verordnung

Amoxi 1000 (Amoxicillin). Antibiotikum gegen Infektion im Mund- oder Kieferbereich oder zur Infektionsprophylaxe. Regelmäßige Einnahme von 3 x täglich 1 Tabl., möglichst alle 8 Std. für 7 Tage bis zum Ende der Packung. NW: leichte Durchfälle sind Zeichen der Wirkung, bei starken Durchfällen Therapie abbrechen und Arzt aufsuchen. Bei allergischen Reaktionen (Hautrötungen, Nesselsucht, gefolgt von Fieber und Atemnot) sofort Arzt aufsuchen und Therapie abbrechen. Fleckiger, masernähnlicher Ausschlag (Amoxicillin-Exanthem) tritt häufig auf (bei 5–20 % der Patienten) und ist unproblematisch. Die Wirkung von hormonellen Kontrazeptiva, also „der Pille" aber auch Nuvaring®, Implanon®, wird abgeschwächt, in diesem Zyklus zusätzliche Verhütungsmethoden anwenden.

Novalgin® (Metamizol). Mittelstark wirkendes Analgetikum gegen mittelstarke (krampfartige) Schmerzen, Fieber und/oder Entzündungen. Anwendung nach ärztlicher Verordnung. Wenn vom Arzt nicht anders verordnet bis zu dreimal täglich 20–40 Tropfen (500–1000 mg) mit einem Glas Wasser einnehmen. Eine Rotfärbung des Urins ist möglich. Während der Einnahme Alkohol meiden (Alkoholintoleranz).

Kommentar. Gemeinsame Indikation: Behandlung nach Wurzelbehandlung eines Zahns.

Vorsicht bei der Selbstmedikation

- Keine Mundspülungen mit Hausmitteln ohne Empfehlung des Zahnarztes. Störung der Wundheilung.
- Bei starken Durchfällen auch im Anschluss einer antibiotischen Therapie Arztbesuch empfehlen, kein Lopedium einsetzen (Möglichkeit der pseudomembranösen Kolitis).
- Bei Hauterscheinungen an allergische Reaktion auf Penicillin denken.
- Bei entzündlichen Schleimhautveränderungen im Mund- und Halsbereich, Halsschmerzen zur Sicherheit zum Arzt gehen (Möglichkeit der Agranulozytose).
- Bei gleichzeitiger Behandlung von Erkältungssymptomen: auf Acetylcystein (ACC) zum Schleimlösen möglichst verzichten (mangelnde Wirksamkeit von Amoxicillin unter ACC) oder zwei Stunden Einnahmeabstand einhalten.

Zusatzempfehlungen

- Bei anhaltender Betäubung im Mundbereich nicht essen – Verletzungsgefahr.
- In den ersten Stunden nach einer Operation im Mundbereich nicht rauchen, kein Kaffee, kein Alkohol. Einfluss auf die Gefäßweite und damit auf die Wundheilung.
- Hilfsmittel zur Reinigung der Zähne und Zahnzwischenräume zur Vorbeugung vor Karies.
- Abschwächung der Wirksamkeit von hormonellen Kontrazeptiva durch Veränderung der Darmflora (zusätzliche mechanische Verhütungsmethoden einsetzen) oder Hormonersatzpräparate.

Ohne Versicherungsnachweis

Name, Vorname des Versicherten

R.
Stephanie
Schulstr. 27
40000 Musterdorf

geb. am 05.12.76

Gesamt-Brutto

Arzneimittel-/Hilfsmittel-/Heilmittel-Nr. | Faktor | Taxe

Unfall

Versicherungsnummer | Personennummer

Karte gültig bis | Datum 04.09.08

Rp. (Bitte Leerräume durchstreichen)

X aut idem

NuvaRing
Vaginalring No. 3

aut idem

aut idem

PKVH

1234567
Prof. Dr. med. Michael Bahr
Gynäkologie und Geburtshilfe
Hauptstr. 9
Musterstadt
Tel: 0100/10060

Unterschrift des Arztes

Privatrezept eines Frauenarztes für eine 31-jährige Patientin

Formale Kontrolle	Ergebnis
Krankenkasse: Name, Kassennummer	Privatrezept
Patientendaten: Name, Anschrift, Geburtsdatum	vollständig
Arztdaten: Stempel, Unterschrift, Kassenarzt-Nr.	vollständig
Ausstellungsdatum: Gültigkeit **drei Monate** nach Ausstellung?	ja
Aut-idem-Kreuze	ja
Befreiung	nein

Was muss abgegeben und beachtet werden?

NuvaRing®, 3 Vaginalringe, N2.

Lagerung im Kühlschrank. Abgabedatum und Haltbarkeitsdatum bei Raumtemperatur (Abgabedatum + vier Monate) auf der Packung vermerken.

Fragen zum Einstieg ins Beratungsgespräch

Bekommen Sie NuvaRing® zum ersten Mal?

Patientenberatung zur Verordnung

NuvaRing® (Etonogestrel + Ethinylestradiol). Vaginalring zur Kontrazeption. Am 1. Blutungstag wird der Ring von der Anwenderin tief in die Scheide eingeführt. Nach 21 Tagen wird er entfernt. Nach 7 Tagen Pause wird der nächste Ring eingelegt.

Vorsicht bei der Selbstmedikation

- Johanniskrautpräparate (Hyperforat) beschleunigen den Abbau von Sexualhormonen. Wirksamkeit der Empfängnisverhütung nicht mehr gewährleistet. Einnahme von Johanniskraut vermeiden.
- Bei Auftreten von Durchfällen (Infektion, NW von Antibiotika) kann die Wirksamkeit von hormonellen Kontrazeptiva durch Veränderung der Darmflora und Verhinderung des enterohepatischen Kreislaufs beeinträchtigt sein. Innerhalb des betroffenen Zyklus zusätzliche Verhütungsmethoden verwenden (z. B. Kondome).

Zusatzempfehlungen

- Auf Rauchen verzichten. Rauchen verstärkt das Thromboserisiko der Hormone.

Name, Vorname des Versicherten

S.
Horst
Rosenberg 26
40000 Musterdorf

geb. am
26.10.42

Datum
17.04.08

Gesamt-Brutto

Arzneimittel-/Hilfsmittel-/Heilmittel-Nr.	Faktor	Taxe

Rp. (Bitte Leerräume durchstreichen)

Fungizid Ratiopharm CRE 20

1234567
Dr. Erich Mantel
Facharzt für Dermatologie
Hauptstr. 1
Musterstadt
Tel: 0100/10500

Dieses Rezept können Sie nicht zur Erstattung bei Ihrer gesetzlichen Krankenkasse einreichen.

Unterschrift des Arztes

Grünes Rezept eines Hautarztes für einen 65-jährigen Patienten

Formale Kontrolle	Ergebnis
Krankenkasse: Name, Kassennummer	Bei grünen Rezepten und der Verordnung von apothekenpflichtigen Arzneimitteln keine formale Kontrolle notwendig
Patientendaten: Name, Anschrift, Geburtsdatum, Vers.-Nr., Status	
Arztdaten: Stempel, Unterschrift, Betriebsstätten- u. Kassenarzt-Nr.	
Ausstellungsdatum: Gültigkeit vier Wochen nach Ausstellung?	
Aut-idem-Kreuze	
Befreiung	

Was muss abgegeben und beachtet werden?

Fungizid ratiopharm® Creme, 20 g. Apothekenpflichtiges Arzneimittel. Der Patient trägt die Kosten selbst.

Fragen zum Einstieg ins Beratungsgespräch

Was hat Ihnen der Arzt zur Anwendung dieser Creme gesagt? Kennen Sie dieses Mittel schon?

Patientenberatung zur Verordnung

Fungizid ratiopharm® (Clotrimazol). Antimykotikum zur Behandlung von Pilzinfektionen durch Dermatophyten, Hefen oder Schimmelpilze der Haut oder Schleimhaut. Anwendung häufig z. B. bei Fußpilz oder Mykosen in Hautfalten (z. B. in der Leiste). Anwendung: 2–3 x täglich die betroffenen Hautstellen dünn bestreichen, Anwendung mindestens vier Wochen, mindestens zwei Wochen über die Beschwerden hinweg.

Kommentar. Ausreichende Diskretion einhalten bei der Nachfrage nach der zu behandelnden Körperstelle. Anwendung auch im Anogenitalbereich möglich.

Vorsicht bei der Selbstmedikation

- Bei Wunsch nach „Entsäuerungstherapie" oder basischen Badezusätzen abraten. Durch eine Anhebung des pH-Werts Schwächung des Säureschutzmantels.

Zusatzempfehlungen

- Angemessene Hygiene: pH-neutrale Waschsyndets verwenden (zum Erhalt des Säureschutzmantels), Haut danach gut abtrocknen. Empfehlung bei Fußpilz: Badeschuhe tragen, nicht barfuß laufen; täglich Socken wechseln und Socken auskochen; täglich Schuhe wechseln und gut auslüften; schonende Nagelpflege ohne Verletzung des Nagelbetts, evtl. professionelle Pediküre.

Name, Vorname des Versicherten

S.
Britta
Amselweg 45
40000 Musterdorf

geb. am
13.03.55

Gesamt-Brutto

Arzneimittel-/Hilfsmittel-/Heilmittel-Nr. | Faktor | Taxe

Datum
09.04.08

Rp. (Bitte Leerräume durchstreichen)

Ursof. flur Brons. Tabl 20 St N1
2x 1

1234567
Dr. Werner Bach
Facharzt für Urologie
Wasserstr. 13
Musterstadt
Tel: 0100/10030

Dieses Rezept können Sie nicht zur Erstattung bei Ihrer gesetzlichen Krankenkasse einreichen.

Unterschrift des Arztes

Grünes Rezept eines Urologen für eine 53-jährige Patientin

Formale Kontrolle	Ergebnis
Krankenkasse: Name, Kassennummer	Bei grünen Rezepten und der Verordnung von apothekenpflichtigen Arzneimitteln ist keine formale Kontrolle notwendig.
Patientendaten: Name, Anschrift, Geburtsdatum, Vers.-Nr., Status	
Arztdaten: Stempel, Unterschrift, Betriebsstätten- u. Kassenarzt-Nr.	
Ausstellungsdatum: Gültigkeit vier Wochen nach Ausstellung?	
Aut-idem-Kreuze	
Befreiung	

Was muss abgegeben und beachtet werden?

Urol® flux, N1, 20 Brausetabletten. Apothekenpflichtiges Arzneimittel. Patient trägt die Kosten selbst. Die vom Arzt angegebene Dosierung auf die FAM-Packung übertragen.

Fragen zum Einstieg ins Beratungsgespräch

Was hat Ihnen der Arzt zur Anwendung dieser Brausetabletten gesagt? Kennen Sie dieses Mittel schon?

Patientenberatung zur Verordnung

Urol® flux (Extrakt aus Echtem Goldrutenkraut). Pflanzliches Arzneimittel zur Unterstützung der Durchspülungstherapie der Harnwege, meist bei Symptomen der Reizblase ohne nachweisbar erhöhte Keimbelastung der Blase. Standarddosierung: Wenn vom Arzt nicht anders empfohlen 3 x täglich eine Brausetablette in einem großen Glas Leitungswasser (200 ml) auflösen und trinken. Ärztliche Empfehlung abweichend: 2 x täglich eine Brausetablette. 20 Brausetabletten reichen dann für zehn Tage, bis zum Ende aufbrauchen. Zusätzlich reichlich trinken, 2 Liter Flüssigkeitszufuhr sollten erreicht werden.

Kommentar. Die von der Standarddosierung abweichende Dosierungsempfehlung des Arztes ist akzeptabel, keine Intervention notwendig.

Vorsicht bei der Selbstmedikation

- In der Selbstmedikation Wunsch nach Basica® (Mineralstoffpulver zur „Entsäuerung"): Ein basischer Harn-pH-Wert begünstigt das Keimwachstum in der Blase.
- Beim Wunsch nach Verhütungsmitteln mit spermiziden Wirkstoffen darauf hinweisen, dass diese Gele bzw. Suppositorien die Scheidenflora beeinträchtigen und eine Blaseninfektion begünstigen. Alternative Kontrazeptiva empfehlen (evtl. Arzt).

Zusatzempfehlungen

- Rezidivprophylaxe durch Ansäuerung des Harn-pHs mit Hilfe von Methionin (Acimethin®) oder durch Einnahme von Preiselbeer- bzw. Cranberrysaft bzw. Kapseln. Bei mangelnder Wirksamkeit evtl. antibiotische Rezidivprophylaxe durch den Arzt.
- Lokale Wärme (Wärmflasche oder Heizkissen) erhöht die lokale Abwehr und lindert krampfartige Schmerzen. Zusätzlich evtl. Krampflöser (z. B. Butylscopolaminiumbromid).
- Blasen- und Nierentees zur Durchspülungstherapie.
- Geeignete Intimhygiene zum Erhalt des physiologischen Flora (z. B. Vagisan®), Stärkung der Vaginalflora (z. B. Vagiflor®).
- Verhaltenstipps: Ausreichende Trinkmenge, regelmäßige vollständige Blasenentleerung, zur Verhütung spermizide Gele und Suppositorien meiden.

Gebühr frei X | Taunus BKK 00020

Geb.-pfl.

noctu

Sonstige

Unfall

Arbeits-unfall

Name, Vorname des Versicherten

W.

Helga

Bergmannsweg 32

40000 Musterdorf

geb. am 06.11.30

Kassen-Nr.	Versicherten-Nr.	Status
5830016	01234567	5000 M

Betriebsstätten-Nr.	Arzt-Nr.	Datum
1234567	1234567	15.10.08

BVG | Hilfsmittel | Impfstoff | Spr.-St. Bedarf | Begr.-Pflicht: 6 7 8 9

Zuzahlung | Gesamt-Brutto

Arzneimittel-/Hilfsmittel-Nr.	Faktor	Taxe
1. Verordnung		
2. Verordnung		
3. Verordnung		

Rp. (Bitte Leerräume durchstreichen)

aut idem X

Tebonin spezial 80 mg
Filmtabletten No. CXX N3

aut idem

aut idem

6664

Vertragsarztstempel

1234567
Dr. Christa Klar
Fachärztin für Neurologie
Hauptstr. 6
Musterstadt
Tel: 0100/10080

Abgabedatum in der Apotheke

Unterschrift des Arztes
Muster 16 (7.2008)

Bei Arbeitsunfall auszufüllen!

Unfalltag	Unfallbetrieb oder Arbeitgebernummer

1234567Y

Kassenrezept einer Neurologin für eine 78-jährige Patientin

Formale Kontrolle	Ergebnis
Krankenkasse: Name, Kassennummer	vollständig
Patientendaten: Name, Anschrift, Geburtsdatum, Vers.-Nr., Status	vollständig
Arztdaten: Stempel, Unterschrift, Betriebsstätten-, Kassenarzt-Nr.	vollständig
Ausstellungsdatum: Gültigkeit vier Wochen nach Ausstellung?	ja
Aut-idem-Kreuze	ja
Befreiung	ja

Was muss abgegeben und beachtet werden?

Tebonin® spezial 80 mg, 120 Filmtabl., N3. Apothekenpflichtiges Arzneimittel mit bedingter Erstattung (Indikation leichte bis mittelschwere Demenz). Zuzahlung über Festbetrag.

Fragen zum Einstieg ins Beratungsgespräch

Kennen Sie Ihre Tabletten bereits oder bekommen Sie sie zum ersten Mal?

Die Verordnung von Antidementiva gibt einen Hinweis auf mögliche Verständnisprobleme der Patientin. Achten Sie vor allem in diesen Fällen darauf, sich Rückmeldung darüber geben zu lassen, ob der Patient bzw. seine Betreuungsperson Sie versteht.

Patientenberatung zur Verordnung

Tebonin® spezial 80 mg (Ginkgo-biloba-Extrakt). Antidementivum zur Behandlung von Patienten mit hirnorganisch-bedingten Leistungsstörungen, bei leichter bis mittelschwerer Demenz. Regelmäßige Einnahme je nach Verordnung des Arztes, üblicherweise von 1–3 x täglich 80 mg.

Kommentar. Berücksichtigen Sie bei der Beratung den geistigen Zustand der Patientin. Beziehen Sie die Patientin ins Gespräch ein, aber überfordern Sie sie nicht.

Vorsicht bei der Selbstmedikation

- Bei der Behandlung mit anderen Arzneimitteln in der Selbstmedikation oder nach ärztlicher Verordnung sind mögliche Wechselwirkungen zu beachten.
- In der Kombination mit ASS (auch 100 mg) verstärkte Blutungsneigung. ASS 100 mg nur nach ärztlicher Verordnung, nicht in der Selbstmedikation.

Zusatzempfehlungen

- Auf ausreichende Flüssigkeitszufuhr achten!
- Körperliches und geistiges Training zur Unterstützung der antidementiven Therapie: Wandern, Fahrradfahren, Kreuzworträtsel, Gespräche.

X Gebühr frei

Geb.-pfl.

noctu

Sonstige

Unfall

Arbeitsunfall

AOK

Name, Vorname des Versicherten

L.
Anneliese
Jungfernstieg 295
10000 Musterlin

geb. am
28.09.22

Kassen-Nr.	Versicherten-Nr.	Status

Betriebsstätten-Nr.	Arzt-Nr.	Datum
		07.04.08

6	7	8	9		

Zuzahlung

Gesamt-Brutto

Arzneimittel-/Hilfsmittel-Nr.	Faktor	Taxe
1. Verordnung		
2. Verordnung		
3. Verordnung		

Rp. (Bitte Leerräume durchstreichen)

X aut idem

Allo 300 v ct Tabs C

aut idem

Antra Spray 1 OP

aut idem

6664

Vertragsarztstempel

1234567
Dr. med. Frank Innerster
Facharzt für Innere Medizin
Hauptstr. 7
Musterstadt
Tel: 0100/10040

Unterschrift des Arztes

Muster 16 (7.2008)

Abgabedatum in der Apotheke

Bei Arbeitsunfall auszufüllen!

Unfalltag	Unfallbetrieb oder Arbeitgebernummer

1234567Y

Kassenrezept eines Internisten für eine 85-jährige Patientin

Formale Kontrolle	Ergebnis
Krankenkasse: Name, Kassennummer	unvollständig
Patientendaten: Name, Anschrift, Geburtsdatum, Vers.-Nr., Status	ausreichend
Arztdaten: Stempel, Unterschrift, Betriebsstätten-, Kassenarzt-Nr.	unvollständig
Ausstellungsdatum: Gültigkeit vier Wochen nach Ausstellung?	ja
Aut-idem-Kreuze	ja/nein
Befreiung	ja

Was muss abgegeben und beachtet werden?

Allo-ct® 300 mg, 100 Tabl., N3.

Nitro® Spray N1. Unklare Verordnung. Möglich sind Corangin® Nitrospray, Nitrolingual® Akut Spray oder Nitrolingual® Pumpspray. Nach Rücksprache Nitrolingual® akut Spray. Rabattverträge beachten!

Die Arztnummer ist im Stempel vorhanden und kann handschriftl. ergänzt werden. Um Retaxationen zu vermeiden kann die Versicherten-Nr. ergänzt werden. Die Betriebsstätten-Nr. und die Kassen-Nr. beim Arzt

Fragen zum Einstieg ins Beratungsgespräch

Bei welcher AOK sind Sie versichert? (Bei der ortsansässigen AOK?) Ist ein Mittel davon neu für Sie? Wie kommen Sie damit zurecht?

Das Alter der Patientin gibt einen Hinweis auf Hör- und Verständnisprobleme. Sprechen Sie deutlich. Halten Sie Blickkontakt, um Rückmeldung zu erhalten, ob die Patientin Sie versteht.

Patientenberatung zur Verordnung

Allo 300 v ct® (Allopurinol 300 mg). Mittel zur Hemmung der Harnsäureproduktion, Senkung des Harnsäurespiegels. Dosierung nach ärztlicher Verordnung, regelmäßige Einnahme meist 1 x 1 Tabl. zu einer Mahlzeit, ausreichend trinken. In der Einstellungsphase: Gichtanfälle möglich durch Auflösen von Harnsäureablagerungen; Magen-Darm-Beschwerden, bei Schwindel Fahrtauglichkeit eingeschränkt. Bei Auftreten von Hautreaktionen (Hautjucken) absetzen und Arzt aufsuchen.

Nitrolingual® Akut Spray (Glyceroltrinitrat). Kurzwirksames Nitrat (NO-Donator) zur Gefäßerweiterung und Kupierung oder Prophylaxe eines Angina-pectoris-Anfalls. Bei Anfall und vor Belastung 1 oder 2 Sprühstöße im Abstand von 30 Sek. Bei angehaltenem Atem in die Mundhöhle sprühen, nicht inhalieren. Bei Nichtansprechen innerhalb von 10 Minuten (und systolischem Blutdruck >100 mmHg) Anwendung wiederholen. Bei Nichtansprechen danach Notarzt rufen. Wirkungseintritt erfolgt normal nach wenigen Minuten. NW: Nitratkopfschmerz, Flush, orthostatischer Blutdruckabfall mit Benommenheit und Reflextachykardie. Einschränkung des Reaktionsvermögens.

Vorsicht bei der Selbstmedikation

- Bei der Selbstbehandlung von Hautjucken an NW von Allopurinol denken: Absetzen des Allopurinols, Arzt aufsuchen.

Zusatzempfehlungen

- Zur Normalisierung des Harnsäurespiegels Innereien, Hülsenfrüchte, geräucherten Fisch und gebratenes Fleisch meiden, maximal 150 g (gekochtes) Fleisch pro Tag.
- Alkoholhaltige Getränke einschränken, möglichst ganz vermeiden. Alkohol erhöht den Harnsäurewert und beeinflusst die Gefäßweite.
- Nitrolingual Spray immer mit sich führen.
- Basistherapie zur koronaren Herzkrankheit konsequent durchführen.

Gebühr frei X	AOK Thüringen 89101
Geb.-pfl.	Name, Vorname des Versicherten K. Rudolf Berliner Str. 67 00000 Klein-Mustritz geb. am 14.06.33
noctu	
Sonstige	
Unfall	Kassen-Nr. 5998018 · Versicherten-Nr. 012345678000 · Status 5000 1
Arbeits-unfall	Betriebsstätten-Nr. 1234567 · Arzt-Nr. 1234567 · Datum 07.04.07

6 7 8 9

Zuzahlung

Gesamt-Brutto

Arzneimittel-/Hilfsmittel-Nr.	Faktor	Taxe
1. Verordnung		
2. Verordnung		
3. Verordnung		

Rp. (Bitte Leerräume durchstreichen)

aut idem Falthrom Nr C

aut idem TORASEMID DURA 10 MG TAB 100 ST N3

aut idem

6664

Abgabedatum in der Apotheke

Vertragsarztstempel

1234567
Dr. med. Christoph Aller
Facharzt für Allgemeinmedizin
Hauptstr. 3
Musterstadt
Tel: 0100/10020

Unterschrift des Arztes

Muster 16 (7.2008)

Bei Arbeitsunfall auszufüllen!

Unfalltag	Unfallbetrieb oder Arbeitgebernummer

1234567Y

Kassenrezept eines Allgemeinarztes für einen 74-jährigen Patienten

Formale Kontrolle	Ergebnis
Krankenkasse: Name, Kassennummer	vollständig
Patientendaten: Name, Anschrift, Geburtsdatum, Vers.-Nr., Status	vollständig
Arztdaten: Stempel, Unterschrift, Betriebsstätten-, Kassenarzt-Nr.	vollständig
Ausstellungsdatum: Gültigkeit vier Wochen nach Ausstellung?	nein
Aut-idem-Kreuze	nein
Befreiung	ja

Was muss abgegeben und beachtet werden?

Falithrom®, 100 Tabl., N3. Rabattverträge beachten! Austausch von Phenprocoumon-Präparaten problematisch wegen des Risikos schwankender Wirkspiegel bei geringer therapeutischer Breite.

Torasemid Dura® 10 mg, 100 Tabl., N3. Rabattverträge beachten!

Achtung. Das Rezept vom Vorjahr darf nicht beliefert werden. Rücksprache mit dem Arzt über Ausstellung eines aktuellen Rezepts. Bei dringendem Bedarf evtl. Vorabbelieferung nach telefonischer Bestätigung durch den Arzt.

Fragen zum Einstieg ins Beratungsgespräch

Ist ein Mittel davon neu für Sie? Wie kommen Sie damit zurecht?

Patientenberatung zur Verordnung

Falithrom® (Phenprocoumon 3 mg). Vitamin-K-Antagonist, Antikoagulans zur Behandlung und Prophylaxe von Thrombosen und Embolien, nach Herzinfarkt. Dosierung nach ärztlicher Verordnung (gemäß Quick-Wert/INR). Tagesdosis abends einnehmen. Nicht ohne ärztlichen Rat absetzen. NW: erhöhte Blutungsneigung, Zahnfleischbluten, Nasenbluten, Hämatome nach Verletzungen, Hepatitis.

Torasemid Dura® 10 mg (Torasemid). Schleifendiuretikum zur Erleichterung der Herzarbeit (Vorlastsenkung). Möglichst nicht am Abend einnehmen, um Nachtruhe nicht zu stören. NW: Kopfschmerzen, Schwindel, Wadenkrämpfe, Muskelverspannung durch Magnesiumverlust. Einschränkung des Reaktionsvermögens.

Kommentar. Regelmäßige Therapiekontrollen der Blutgerinnung bei Phenprocoumon-Patienten notwendig.

Vorsicht bei der Selbstmedikation

- Bei der Behandlung von Schmerzen bzw. Kopfschmerzen auf ASS und NSAR verzichten (Erhöhung der Blutungsneigung!). Paracetamol bevorzugen.
- Johanniskraut ist in der Kombination mit Phenprocoumon kontraindiziert! Johanniskraut schwächt die Wirkung von Phenprocoumon ab: erhöhtes Embolierisoko!
- Ginkgo erhöht in der Kombination mit Phenprocoumon die Blutungsneigung.
- Bei dem Wunsch nach Mitteln gegen Muskelschwäche und Parästhesien an Hyperkaliämie denken.
- Keine Kaliumpräparate in der Selbstmedikation. Achtung bei Mineralstoffkombinationen und kaliumreichen Kochsalzaustauschprodukten.
- Bei Diarrhö und Erbrechen: Gefahr der Hypokaliämie infolge Flüssigkeitsverlusts. Ausreichende Flüssigkeits- und Natrium-/Magnesiumsubstitution.
- Regelmäßige Einnahme von Laxanzien steigert Hypokaliämie!

Zusatzempfehlungen

- Ausweis über Antikoagulanzientherapie mit sich führen. Jeder Arzt muss über die Einnahme von Phenprocoumon informiert werden, um WW und NW zu vermeiden.
- Regelmäßige Quickwert/INR-Wertbestimmungen durchführen zur Therapieanpassung.
- Alkoholhaltige Getränke einschränken. Akute Alkoholaufnahme verstärkt Antikoagulation (erhöhte Blutungsneigung), chronische schwächt die Wirkung ab.
- Rechtzeitig vor Operationen auf Heparin umzustellen.
- Auf kaliumreiche Ernährung achten.

Gebühr frei	BKK Gesundheit/West 00060
Geb.-pfl. X	Name, Vorname des Versicherten
noctu	T. Gisela Holzmarktstr. 50 70000 Mustringen — geb. am 07.05.28
Sonstige	
Unfall	Kassen-Nr. 7829712 — Versicherten-Nr. 012345678000 — Status 5000 1
Arbeitsunfall	Betriebsstätten-Nr. 1234567 — Arzt-Nr. 1234567 — Datum 09.09.08

BVG	Hilfsmittel	Impfstoff	Sprech.-stunden-Bedarf	Begr.-Pflicht	Apotheken-Nummer / IK
6	7	8	9		

Zuzahlung | Gesamt-Brutto

Arzneimittel-/Hilfsmittel-Nr.	Faktor	Taxe
1. Verordnung		
2. Verordnung		
3. Verordnung		

Rp. (Bitte Leerräume durchstreichen)

X aut idem — ALLOPURINOL HEXAL 300 TAB N3

X aut idem — Marcumar Tabl. C

X aut idem — Sotalex mite 100 St.

6664

Abgabedatum in der Apotheke

Vertragsarztstempel

1234567
Dr. med. Frank Innerster
Facharzt für Innere Medizin
Hauptstr. 7
Musterstadt
Tel: 0100/10040

Unterschrift des Arztes
Muster 16 (7.2008)

Bei Arbeitsunfall auszufüllen!

Unfalltag	Unfallbetrieb oder Arbeitgebernummer

1234567Y

Kassenrezept eines Internisten für eine 80-jährige Patientin

Formale Kontrolle	Ergebnis
Krankenkasse: Name, Kassennummer	vollständig
Patientendaten: Name, Anschrift, Geburtsdatum, Vers.-Nr., Status	vollständig
Arztdaten: Stempel, Unterschrift, Betriebsstätten-, Kassenarzt-Nr.	vollständig
Ausstellungsdatum: Gültigkeit vier Wochen nach Ausstellung?	ja
Aut-idem-Kreuze	ja
Befreiung	unklar

Was muss abgegeben und beachtet werden?

Allopurinol Hexal® 300, 100 Tabl. N3.

Marcumar®, 100 Tabl., N3.

Sotalex® 80 mg mite, 100 Tabl., N3.

Mit der Patientin abklären, ob eine Zuzahlungsbegfreiung vorliegt.

Fragen zum Einstieg ins Beratungsgespräch

Ist ein Mittel davon neu für Sie? Wie kommen Sie damit zurecht?

Patientenberatung zur Verordnung

Allopurinol Hexal® 300 (Allopurinol 300 mg). Mittel zur Hemmung der Harnsäureproduktion, Senkung des Harnsäurespiegels. Dosierung nach ärztlicher Verordnung, regelmäßige Einnahme meist 1 x 1 Tabl. zu einer Mahlzeit, ausreichend trinken. In der Einstellungsphase: Gichtanfälle möglich durch Auflösen von Harnsäureablagerungen; Magen-Darm-Beschwerden, bei Schwindel Fahrtauglichkeit eingeschränkt. Bei Hautreaktionen (Hautjucken) absetzen und Arzt aufsuchen.

Marcumar® (Phenprocoumon 3 mg). Vitamin-K-Antagonist, Antikoagulans zur Behandlung und Prophylaxe von Thrombosen und Embolien, nach Herzinfarkt. Dosierung nach ärztlicher Verordnung (gemäß Quick-Wert/INR). Tagesdosis abends einnehmen. Nicht ohne ärztlichen Rat absetzen. NW: erhöhte Blutungsneigung, Zahnfleischbluten, Nasenbluten, Hämatome nach Verletzungen, Hepatitis.

Sotalex® 80 mg mite (Sotalol). Betablocker zur Therapie von Sinustachykardien, supraventrkulären paroxysmalen Tachykardien und ventrikulären Extrasystolen. Regelmäßige Einnahme erforderlich, nach ärztlicher Verordnung, meist 2–3 x tägl. 80 mg, 30 Min vor einer Mahlzeit. Nicht ohne ärztlichen Rat absetzen. NW vor allem in der Einstellungsphase: Müdigkeit, Schwindel, Kopfschmerzen. Einschränkung der Reaktionsfähigkeit!

Kommentar. Regelmäßige Therapiekontrollen der Blutgerinnung bei Phenprocoumon-Patienten notwendig (WW Phenprocoumon mit Allopurinol, erhöhtes Blutungsrisiko).

Vorsicht bei der Selbstmedikation

- Bei der Behandlung von Schmerzen bzw. Kopfschmerzen auf ASS und NSAR (Diclofenac, Naproxen, Ibuprofen) verzichten (Erhöhung der Blutungsneigung!). Paracetamol bevorzugen.
- Johanniskraut ist in der Kombination mit Phenprocoumon kontraindiziert! Johanniskraut schwächt die Wirkung von Phenprocoumon ab: erhöhtes Embolierisiko!
- Ginkgo-Präparate erhöhen in der Kombination mit Phenprocoumon die Blutungsneigung.
- Bei der Anwendung von Antihistaminika WW mit Sotalol beachten.

Zusatzempfehlungen

- Ausweis über Antikoagulanzientherapie mit sich führen. Jeder Arzt muss über die Einnahme von Marcumar® (Phenprocoumon) informiert werden, um zahlreiche WW und NW zu vermeiden.
- Regelmäßige Quickwert/INR-Wertbestimmungen durchführen zur Therapieanpassung.
- Vitamin-K-haltige Nahrung nur in Maßen essen (Sauerkraut, Rot-, Weiß-, Blumenkohl, Broccoli, Spinat, Kalbsleber, Weizenkeime).
- Zur Normalisierung des Harnsäurespiegels Innereien, Hülsenfrüchte, geräucherten Fisch und gebratenes Fleisch meiden, maximal 150 g (gekochtes) Fleisch pro Tag.
- Alkoholhaltige Getränke einschränken. Akute Alkoholaufnahme verstärkt Antikoagulation durch Phenprocoumon (erhöhte Blutungsneigung), chronische Alkoholaufnahme schwächt die Wirkung ab. Alkohol erhöht den Harnsäurewert und verstärkt die NW von Sotalol.
- Rechtzeitig vor Operationen ist daran zu denken, von Phenprocoumon auf Heparin zur Verringerung der Blutgerinnungsneigung umzustellen.

Gebühr frei	Techniker Krankenkasse 55605
X Geb.-pfl.	Name, Vorname des Versicherten
noctu	S. Anton Vorhofstr. 9 70000Mustringen geb. am 21.02.45
Sonstige	
Unfall	Kassen-Nr. 7377501 | Versicherten-Nr. 012345678000 | Status 1 1
Arbeits-unfall	Betriebsstätten-Nr. 1234567 | Arzt-Nr. 1234567 | Datum 24.04.08

6 7 8 9

Zuzahlung	Gesamt-Brutto

Arzneimittel-/Hilfsmittel-Nr.	Faktor	Taxe
1. Verordnung		
2. Verordnung		
3. Verordnung		

Rp. (Bitte Leerräume durchstreichen)

X aut idem — Tambocor Kohl-Pharma Tabletten No. 100 N3

X aut idem — Bisoprolol-ratiopharm 5 Filmtabletten No. 100 N3

X aut idem — Simvabeta 40 mg Filmtabletten No. 100 N3

6664

Abgabedatum in der Apotheke

Vertragsarztstempel

1234567
Dr. med. Frank Innerster
Facharzt für Innere Medizin
Hauptstr. 7
Musterstadt
Tel: 0100/10040

Unterschrift des Arztes

Muster 16 (7.2008)

Bei Arbeitsunfall auszufüllen!

Unfalltag	Unfallbetrieb oder Arbeitgebernummer

1234567Y

Kassenrezept eines Internisten für einen 63-jährigen Patienten

Formale Kontrolle	Ergebnis
Krankenkasse: Name, Kassennummer	vollständig
Patientendaten: Name, Anschrift, Geburtsdatum, Vers.-Nr., Status	vollständig
Arztdaten: Stempel, Unterschrift, Betriebsstätten-, Kassenarzt-Nr.	vollständig
Ausstellungsdatum: Gültigkeit vier Wochen nach Ausstellung?	ja
Aut-idem-Kreuze	ja
Befreiung	unklar

Was muss abgegeben und beachtet werden?

Tambocor®, 100 Tabl., N3. Importverordnung.

Bisoprolol ratiopharm® 5, 100 Filmtabl., N3.

Simvabeta® 40, 100 Filmtabl. N3.

Mit der Patientin abklären, ob eine Zuzahlungsbegfreiung vorliegt.

Fragen zum Einstieg ins Beratungsgespräch

Ist ein Mittel davon neu für Sie? Wann nehmen Sie die Mittel im Laufe des Tages ein? Wie kommen Sie damit zurecht?

Patientenberatung zur Verordnung

Tambocor® (Flecainid 100 mg). Klasse-Ic-Antiarrhythmikum zur Behandlung von supraventrikulären Tachyarrhythmien. Dosierung nach ärztlicher Verordnung, üblich 2 x täglich 1–2 Tabl. zu einer Mahlzeit. Einschränkung des Reaktionsvermögens. Weitere NW: Schwindel, Kopfschmerzen, visuelle Störungen.

Bisoprolol ratiopharm® (Bisoprolol 5 mg). Betablocker zur Behandlung der essenziellen Hypertonie, bradykarde NW zur Unterstützung der Behandlung der Tachykardie. Dosierung nach ärztlicher Verordnung, üblich 1 x 1 Tabl. morgens. Regelmäßige Einnahme erforderlich, nicht ohne ärztlichen Rat absetzen. NW vor allem in der Einstellungsphase: Müdigkeit, Schwindel, Kopfschmerzen. Einschränkung der Reaktionsfähigkeit! WW: Verstärkte kardiodepressive Wirkung mit Flecainid.

Simvabeta® 40 (Simvastatin). CSE-Hemmer zur Senkung des Cholesterol-Blutspiegels. Langfristige Einnahme einmal täglich abends. Das Trinken von Grapefruitsaft vermeiden. Bei Muskelschmerzen und Muskelschwäche Arzt aufsuchen. NW: gelegentlich Magen-Darm-Beschwerden, Kopfschmerzen. Erhöhung des Myopathierisikos z. B. durch Makrolid-Antibiotika, Antimykotika vom Azol-Typ, Fibrate und Nicotinsäurederivate, HIV-Proteaseinhibitoren und Ciclosporin – Kombination meiden!

Kommentar. Regelmäßige Therapiekontrollen bei der Behandlung von Herzrhythmusstörungen notwendig.

Vorsicht bei der Selbstmedikation

- Bei der Behandlung mit anderen Arzneimitteln in der Selbstmedikation oder nach ärztlicher Verordnung sind mögliche Wechselwirkungen zu beachten.
- Bei der Selbstmedikation von Schwindel: Ursache evtl. NW durch Spiegelschwankungen von Flecainid bzw. Bisoprolol. Kontrolle und Abklärung durch den Arzt.
- Bei Auftreten von Muskelschmerzen oder Muskelschwäche Simvastatin absetzen und Arzt aufsuchen (Myopathie durch Statine).

Zusatzempfehlungen

- Auf Grapefruitsaft verzichten (Änderung der Metabolisierung von Simvastatin).
- Cholesterinarme Diät einhalten.
- Alkoholhaltige Getränke einschränken. Alkohol verstärkt NW der Antiarrhythmika.
- Bei einer Neuverordnung Arzt über Medikation in Kenntnis setzen (vielfältige WW).
- Zahnarzt auf Medikation hinweisen (Verstärkung der lokalanästhesierenden Wirkung durch Flecainid).

Gebühr frei X | Techniker Krankenkasse 19605

6 7 8 9

Geb.-pfl.

noctu

Sonstige

Unfall

Arbeits-unfall

Name, Vorname des Versicherten

B.
Heinrich
Rosenbergstr. 3
40000 Musterdorf

geb. am 05.11.36

Kassen-Nr.	Versicherten-Nr.	Status
3477503	012345678000	5 1

Betriebsstätten-Nr.	Arzt-Nr.	Datum
1234567	1234567	13.10.08

Zuzahlung

Gesamt-Brutto

Arzneimittel-/Hilfsmittel-Nr.	Faktor	Taxe
1. Verordnung		
2. Verordnung		
3. Verordnung		

Rp. (Bitte Leerräume durchstreichen)

Vertragsarztstempel

X aut idem — Sortis 20 mg FTA 30

aut idem — Propafenon ratiopharm 150 FTA 100

aut idem — Verapamil ratio 120 mg FTA 100

1234567
Dr. med. Frank Innerster
Facharzt für Innere Medizin
Hauptstr. 7
Musterstadt
Tel: 0100/10040

6664

Bei Arbeitsunfall auszufüllen!

Abgabedatum in der Apotheke

Unterschrift des Arztes

Muster 16 (7.2008)

Unfalltag	Unfallbetrieb oder Arbeitgebernummer

1234567Y

Kassenrezept eines Internisten für einen 71-jährigen Patienten

Formale Kontrolle	Ergebnis
Krankenkasse: Name, Kassennummer	vollständig
Patientendaten: Name, Anschrift, Geburtsdatum, Vers.-Nr., Status	vollständig
Arztdaten: Stempel, Unterschrift, Betriebsstätten-, Kassenarzt-Nr.	vollständig
Ausstellungsdatum: Gültigkeit vier Wochen nach Ausstellung?	ja
Aut-idem-Kreuze	ja/nein
Befreiung	ja

Was muss abgegeben und beachtet werden?

Scrtis® 20 mg, 20 Filmtabl., N1. Trotz Befreiung Differenzzahlung zwischen Festbetrag und Arzneimittelpreis.

Propafenon ratiopharm® 150, 100 Filmtabl., N3. Rabattverträge beachten!

Verapamil ratiopharm® 120 mg, 100 Filmtabl., N3. Rabattverträge beachten!

Fragen zum Einstieg ins Beratungsgespräch

Ist ein Mittel davon neu für Sie? Wann nehmen Sie die Mittel im Laufe des Tages ein? Wie kommen Sie damit zurecht?

Patientenberatung zur Verordnung

Sortis® 20 mg (Atorvastatin). CSE-Hemmer zur Senkung des Cholesterol-Blutspiegels. Langfristige Einnahme einmal täglich. Bei Muskelschmerzen, -krämpfen und Muskelschwäche Arzt aufsuchen. NW: gelegentlich Magen-Darm-Beschwerden, Schlafstörungen. Erhöhung des Myopathierisikos z. B. durch Makrolid-Antibiotika und Antimykotika vom Azol-Typ – Kombination meiden.

Propafenon ratiopharm® 150 mg (Propafenon). Klasse-Ic-Antiarrhythmikum zur Behandlung von supraventrikulären Tachyarrhythmien. Dosierung nach ärztlicher Verordnung, üblich 3 x täglich 150–300 mg zu einer Mahlzeit. Einschränkung des Reaktionsvermögens! Wirkspiegelschwankungen führen zu weiteren NW: Magen-Darm-Beschwerden, Mundtrockenheit, Geschmacksstörungen, Schwindel.

Verapamil ratiopharm® 120 mg (Verapamil). Calciumantagonist, als Klasse-IV-Antiarrhythmikum zur Behandlung von supraventrikulären Arrhythmien. Regelmäßige Einnahme, bis zu 3 x 1 Tabl. Nicht ohne ärztlichen Rat absetzen. NW: häufig Obstipation, gelegentlich Flush-Symptomatik.

Kommentar. Austausch von Atorvastatin durch Simvastatin (aus Kostengründen) nicht empfehlenswert. Erhöhtes Myopathierisiko unter Kombination von Simvastatin + Verapamil. Mögliche Alternative ist z. B. Pravastatin.

Vorsicht bei der Selbstmedikation

- Bei der Behandlung mit anderen Arzneimitteln in der Selbstmedikation oder nach ärztlicher Verordnung sind mögliche Wechselwirkungen zu beachten.
- Bei der Selbstmedikation von Schwindel: Ursache evtl. NW durch Spiegelschwankungen von Propafenon bzw. Verapamil. Kontrolle und Abklärung durch den Arzt.
- Bei Auftreten von Muskelschmerzen oder Muskelschwäche Sortis absetzen und Arzt aufsuchen (Myopathie durch Statine).

Zusatzempfehlungen

- Auf Grapefruitsaft verzichten (Änderung der Metabolisierung von Atorvastatin).
- Cholesterinarme Diät einhalten.
- Alkoholhaltige Getränke einschränken. Alkohol verstärkt die Verapamil-Wirkung.
- Zur Behandlung der NW Obstipation Lactulose oder Quellstoffe (Macrogole, Plantago-ovata-Samen) einsetzen.
- Bei einer Neuverordnung Arzt über Medikation in Kenntnis setzen (vielfältige WW, z. B. verstärkte Blutdrucksenkung in Kombination mit Antihypertonika, mit Betablockern Risiko der Cardiodepression).
- Zahnarzt auf Medikation hinweisen (Verstärkung der lokalanästhesierenden Wirkung durch Propafenon, Wirkverstärkung von Inhalationsanästhetika durch Verapamil).

Gebühr frei	AOK Baden-Würtemberg	61125
X Geb.-pfl.	**Name, Vorname des Versicherten**	
noctu	B. Anna Schützenstr. 184 70000 Mustringen	geb. am 12.01.42
Sonstige		

Kassen-Nr.	Versicherten-Nr.	Status
8018121	01234567	5000 1
Betriebsstätten-Nr.	**Arzt-Nr.**	**Datum**
1234567	1234567	02.09.08

Unfall

Arbeitsunfall

6	7	8	9		

Zuzahlung | Gesamt-Brutto

Arzneimittel-/Hilfsmittel-Nr.	Faktor	Taxe
1. Verordnung		
2. Verordnung		
3. Verordnung		

Rp. (Bitte Leerräume durchstreichen)

Vertragsarztstempel

aut idem — Xalacom AT N3

aut idem — Bronchospray novo N1

aut idem

1234567
Klaus Quik
Praktischer Arzt
Hauptstr. 66
Musterstadt
Tel: 0100/10600

Unterschrift des Arztes
Muster 16 (7.2008)

Abgabedatum in der Apotheke

Bei Arbeitsunfall auszufüllen!

Unfalltag	Unfallbetrieb oder Arbeitgebernummer

1234567Y

Kassenrezept eines Augenarztes für eine 66-jährige Patientin

Formale Kontrolle	Ergebnis
Krankenkasse: Name, Kassennummer	vollständig
Patientendaten: Name, Anschrift, Geburtsdatum, Vers.-Nr., Status	vollständig
Arztdaten: Stempel, Unterschrift, Betriebsstätten-, Kassenarzt-Nr.	vollständig
Ausstellungsdatum: Gültigkeit vier Wochen nach Ausstellung?	ja
Aut-idem-Kreuze	nein
Befreiung	nein

Was muss abgegeben und beachtet werden?

Xalacom® Augentropfen. N3 nicht im Handel. N2: 6 x 2,5 ml oder N1: 1 x 2,5 oder 3 x 2,5 ml. Eventuell Rücksprache mit dem Patienten und dem Arzt, welche Größe gewünscht ist.

Bronchospray® novo Dosieraerosol, N1. Rabattverträge beachten.

Fragen zum Einstieg ins Beratungsgespräch

Ist eines der beiden Mittel neu für Sie? Haben Sie häufig Atemnot bzw. Asthma-Beschwerden? Sind Sie mit den Augentropfen auch in augenärztlicher Behandlung? Für wie lange sollen die Augentropfen reichen?

Patientenberatung zur Verordnung

Xalacom® (Latanoprost + Timolol). Augentropfen zur Behandlung eines erhöhten Augeninnendrucks bei Offenwinkelglaukom. Ergänzende Wirkprinzipien: Verringerung der Kammerwasserproduktion durch Betablocker und Verbesserung des Abflusses durch Prostaglandinderivat. Allgemeiner Hinweis zur Anwendung von Augentropfen: Tropfen möglichst in den äußeren Augenwinkel, nach dem Tropfen Augen für wenige Minuten schließen, evtl. leichten Druck auf den Tränenkanal ausüben, um den Abtransport des Wirkstoffs zu verlangsamen. Dosierung nach Anweisung des Arztes, üblicherweise: 1 x tägl. 1 Tropfen beidseits. Anwendung abends. NW: Zunahme des braunen Pigmentanteils der Iris, langsam zunehmende Irisverfärbung bei gemischter Augenfarbe, systemische NW von Betablockern möglich (Bradykardie, Bronchospasmen). Angebrochene Einzelpackung maximal vier Wochen verwendbar.

Bronchospray® novo (Salbutamol). Dosieraerosol zur pulmonalen Anwendung eines β_1-Mimetikums zur Behandlung von Bronchospasmen bei Asthma bronchiale oder anderen obstruktiven Lungenerkrankungen. Anwendung zur Behandlung der akuten Atemnot: bei Bedarf 1–2 Hübe, max. 4 x 2 Hübe pro Tag. Bedarfsmedikament. Bei häufigem Gebrauch Neueinstellung der Basismedikation notwendig.

Kommentar. KI obstruktive Atemwegserkrankungen für die Anwendung von Betablockern. Rücksprache mit dem behandelnden Hausarzt und Augenarzt.

Vorsicht bei der Selbstmedikation

- Bei Behandlung von niedrigem Blutdruck (Schwindel, Orthostaseprobleme) Rücksprache mit dem behandelnden Augenarzt.

Zusatzempfehlungen

- Unter der Therapie von Xalacom® keine Kontaktlinsen tragen.

Gebühr frei	BKK Essanelle 70438
Geb.-pfl.	Name, Vorname des Versicherten: W. Edith, Fänkenstr. 27, 40000 Musterdorf — geb. am 30.07.39
noctu	
Sonstige	
Unfall	Kassen-Nr. 4239915 — Versicherten-Nr. 01234567 — Status 5000 1
Arbeitsunfall	Betriebsstätten-Nr. 1234567 — Arzt-Nr. 1234567 — Datum 04.04.08

6 7 8 9

Zuzahlung | Gesamt-Brutto

Arzneimittel-/Hilfsmittel-Nr.	Faktor	Taxe
1. Verordnung		
2. Verordnung		
3. Verordnung		

Vertragsarztstempel

Rp. (Bitte Leerräume durchstreichen)

aut idem — Euglucon Tbl. N2

aut idem — One Touch Ultra Teststr CC

aut idem

6664

1234567
Dr. med. Christoph Aller
Facharzt für Allgemeinmedizin
Hauptstr. 3
Musterstadt
Tel: 0100/10020

Unterschrift des Arztes
Muster 16 (7.2008)

Abgabedatum in der Apotheke

Bei Arbeitsunfall auszufüllen!

Unfalltag	Unfallbetrieb oder Arbeitgebernummer

1234567Y

Kassenrezept eines Allgemeinarztes für eine 68-jährige Patientin

Formale Kontrolle	Ergebnis
Krankenkasse: Name, Kassennummer	vollständig
Patientendaten: Name, Anschrift, Geburtsdatum, Vers.-Nr., Status	vollständig
Arztdaten: Stempel, Unterschrift, Betriebsstätten-, Kassenarzt-Nr.	vollständig
Ausstellungsdatum: Gültigkeit vier Wochen nach Ausstellung?	ja
Aut-idem-Kreuze	nein
Befreiung	nein

Was muss abgegeben und beachtet werden?

Euglucon® 120 Tabl., N2. Rabattverträge beachten!

One Touch Ultra® Sensoren, 200 St. Sensoren zur Blutzuckermessung. Von der Zuzahlung befreit.

Gleichzeitige Verordnung von Arzneimitten und Teststreifen auf einem Rezept ist nicht erlaubt.

Gebühr frei

~~Geb.-pfl.~~ X

noctu

Sonstige

Unfall

Arbeits-unfall

Barmer

Name, Vorname des Versicherten

B.
Angelika
Blümchenweg 7a
60000 Musterhausen

geb. am 31.06.57

Kassen-Nr.	Versicherten-Nr.	Status
5180009	123456700	

Betriebsstätten-Nr.	Arzt-Nr.	Datum
1234567	1234567	28.08.2008

6	7	8	9		

Zuzahlung	Gesamt-Brutto

Arzneimittel-/Hilfsmittel-Nr.	Faktor	Taxe
1. Verordnung		
2. Verordnung		
3. Verordnung		

Rp. (Bitte Leerräume durchstreichen)

aut idem

aut idem

aut idem

Opipramol beta 50 mg FTA 50 St
PZN 4483685
zN: 2

Vertragsarztstempel

1234567
Dr. med. B. Rede
Fachärztin für Allgemeinmedi-
zin, Psychotherapie
Beispielstr. 5
Musterhausen
Tel: 0200/10600

Unterschrift des Arztes
Muster 16 (7.2008)

6664

Abgabedatum in der Apotheke

Bei Arbeitsunfall auszufüllen!

Unfalltag	Unfallbetrieb oder Arbeitgebernummer

1234567Y

Kassenrezept einer Allgemeinärztin/Psychotherapeutin für eine 51-jährige Patientin

Formale Kontrolle	Ergebnis
Krankenkasse: Name, Kassennummer	vollständig
Patientendaten: Name, Anschrift, Geburtsdatum, Vers.-Nr., Status	ausreichend
Arztdaten: Stempel, Unterschrift, Betriebsstätten- u. Kassenarzt-Nr.	vollständig
Ausstellungsdatum: Gültigkeit vier Wochen nach Ausstellung?	ja
Aut-idem-Kreuze	nein
Befreiung	nein

Was muss abgegeben und beachtet werden?

Opipramol beta® 50 mg, 50 Tabl., N2. Rabattverträge beachten! Die vom Arzt angegebene Dosierung auf die FAM-Packung übertragen.

Der Status muss nicht nachgetragen werden.

Fragen zum Einstieg ins Beratungsgespräch

Bekommen Sie das Medikament zum ersten Mal? Bei 50 Tabletten mit dieser Dosierung reicht das Mittel 25 Tage. Was hat Ihnen der Arzt zu den Tabletten gesagt?

Patientenberatung zur Verordnung

Opipramol 50 mg. Trizyklisches Antidepressivum, sedierend, schlaffördernd, angstlösend und stimmungsaufhellend. Die volle antidepressive Wirkung setzt nach ca. zwei Wochen ein, die anxiolytische Wirkung früher. Die Hauptdosis sollte abends gegeben werden, das ist hier auch so verordnet. Ob die Patientin später zusätzlich morgens und/oder auch mittags eine Dosis einnehmen soll, wird der Verlauf zeigen. Die durchschnittliche Behandlungsdauer beträgt 1–2 Monate. Mögliche NW: Müdigkeit, Mundtrockenheit, verstopfte Nase. Die typischen anticholinergen NW bessern sich oft im Verlauf der Therapie. Blutdruckabfall.

Kommentar. Die Patientin bekommt die Tabletten zum ersten Mal aufgrund einer Angststörung verordnet.

Vorsicht bei der Selbstmedikation

- Bei der Behandlung mit anderen Arzneimitteln in der Selbstmedikation oder nach ärztlicher Verordnung sind mögliche Wechselwirkungen zu beachten.
- Es ist nicht sinnvoll, dass sich die Patientin noch mit anderen Schlafmitteln eindeckt. Zwischen H_1-Blockern wie Diphenhydramin und Opipramol besteht das Risiko von verstärkten ventrikulären Tachykardien.
- Alkohol soll möglichst vermieden werden (Verstärkung der sedierenden Wirkung, Sturzgefahr).

Zusatzempfehlungen

- Linderung der anfänglichen Nebenwirkungen des Opipramols. Bei Mundtrockenheit: Emser® Salz-Pastillen, Panthenol-Tabletten (Panthenol-Jenapharm®) lutschen. Gegen den eventuell niedrigen Blutdruck zu Beginn der Therapie kann Korodin® kurzfristig helfen.
- Psychotherapeutische Maßnahmen und Entspannungsmethoden sind hier sicher über einen langen Zeitraum sinnvoll.
- Beachtung weiterer WW: Mit Alkohol, Sympathomimetika und anderen Anticholinergika Wirkungsverstärkung möglich. Bei vorheriger Einnahme von MAO-Hemmern muss eine Karenzzeit von zwei Wochen eingehalten werden, sonst Gefahr eines Serotonin-Syndroms (Verwirrtheit, Schwitzen, Übelkeit, Blutdruckabfall…).

X BARMER 19601

Bezugsdatum | Apotheken-Nummer / IK

Name, Vorname des Versicherten

O.
Luisa
Rathausplatz 1
40000 Musterdorf

geb. am
31.05.95

Gesamt-Brutto

Arzneimittel-/Hilfsmittel-/Heilmittel-Nr. | Faktor | Taxe

Datum
09.04.08

Rp. (Bitte Leerräume durchstreichen)

Vividrin Augentropfen N1

Lorano akut N1

1234567
Dr. Petra Drilling
Kinderärztin
Hauptstr. 11
Musterstadt
Tel: 0100/10050

Unterschrift des Arztes

Dieses Rezept können Sie nicht zur Erstattung bei Ihrer gesetzlichen Krankenkasse einreichen.

Grünes Rezept einer Kinderärztin für ein 12-jähriges Mädchen

Formale Kontrolle	Ergebnis
Krankenkasse: Name, Kassennummer	Bei grünen Rezepten und der Verordnung von apothekenpflichtigen Arzneimitteln keine formale Kontrolle notwendig
Patientendaten: Name, Anschrift, Geburtsdatum, Vers.-Nr., Status	
Arztdaten: Stempel, Unterschrift, Betriebsstätten- u. Kassenarzt-Nr.	
Ausstellungsdatum: Gültigkeit vier Wochen nach Ausstellung?	
Aut-idem-Kreuze	
Befreiung	

Was muss abgegeben und beachtet werden?

Vividrin® Augentropfen, 10 ml, N1. Apothekenpflichtiges Arzneimittel. Patientin trägt die Kosten selbst. (Erstattungsfähig bei Jugendlichen bis 18 Jahren mit Entwicklungsstörungen).

Lorano® akut, 7 Tabl., N1. Apothekenpflichtiges Arzneimittel. Patientin trägt die Kosten selbst.

Fragen zum Einstieg ins Beratungsgespräch

Zur Patientin. Was hat Dir die Ärztin zur Anwendung der Augentropfen und der Tabletten gesagt? Kennst Du diese Mittel schon?
Zur Begleitperson. Hat die Ärztin mit Ihnen über die Anwendung der Arzneimittel gesprochen?

Beziehen Sie die junge Patientin in Ihre Beratung mit ein. Sprechen Sie nicht über ihren Kopf hinweg nur mit der Begleitperson.

Patientenberatung zur Verordnung

Vividrin® Augentropfen (Cromoglicinsäure). Antiallergische Augentropfen, Mastzellstabilisator. Nicht zur akuten Behandlung von Symptomen geeignet. Allgemeiner Hinweis zur Anwendung von Augentropfen: Tropfen möglichst in den äußeren Augenwinkel, nach dem Tropfen Augen für wenige Minuten schließen, evtl. leichten Druck auf den Tränenkanal ausüben, um den Abtransport des Wirkstoffs zu verlangsamen. Dosierung: 4 x tägl. je ein Tropfen in jedes Auge, Wirkungseintritt nach etwa 3–4 Tagen. NW: Leichte Bindehautreizung möglich. Tropfflasche vier Wochen verwendbar. Während der Behandlung keine Kontaktlinsen tragen.

Lorano® akut (Loratadin 10 mg). Antihistaminikum zur antiallergischen Therapie. Standarddosierung 1 Tabl. tägl. NW: Eingeschränkte Reaktionsfähigkeit möglich.

Kommentar. Kombination zur antiallergischen Therapie.

Vorsicht bei der Selbstmedikation

- Scharfe Inhalationsmittel können die Nasenschleimhaut angreifen und die Sensibilität erhöhen.

Zusatzempfehlungen

- Regelmäßige Anwendung zur Reduktion der Symptome, zum Erhalt der Lebensqualität des Kindes und zur Verhinderung von Verschlechterung der Erkrankung (Etagenwechsel, Entwicklung eines allergischen Asthma bronchiale).
- Möglichst Reduktion der Allergenbelastung. Bei Staubmilbenallergie: z. B. Verzicht auf Gardinen und Teppiche, regelmäßige feuchte Reinigung der glatten Fußböden, milbendichte Bezüge der Matratze, der Bettdecke und des Kopfkissens. Bei Pollenallergie: z. B. abends Haare waschen, getragene Kleidung außerhalb des Schlafraums deponieren, nachts Fenster schließen. Bei allergischer Rhinitis abends Schleimhäute reinigen (z. B. Empfehlung einer Nasendusche).
- Bei starken Beschwerden Hyposensibilisierung durch einen Facharzt.

Fragen zum Einstieg ins Beratungsgespräch

Wie kommen Sie mit Ihrer Therapie zurecht? Wie sind Ihre Blutzuckerwerte? Wie häufig messen Sie Ihren Blutzucker?

Patientenberatung zur Verordnung

Euglucon® (Glibenclamid 3,5 mg). Sulfonylharnstoff zur Stimulation der endogenen Freisetzung von Insulin. Bessere Wirkung bei Normalgewicht. Regelmäßige Einnahme ca. 30 Minuten vor den Mahlzeiten, Dosierung nach ärztlicher Verordnung max. morgens 2, abends 1 Tabl. NW Gewichtszunahme, Hypoglykämie. Bei Unterzuckerung (Symptome: Schwitzen, Zittern, Unruhe) Traubenzucker essen.

One Touch Ultra® Teststreifen. Teststreifen zur Blutzuckermessung zur Verwendung mit dem Lifescan-Messgerät.

Kommentar. Blutzuckerteststreifen sind nur bei insulinpflichtigen Diabetikern zu Lasten der gesetzlichen Krankenversicherung verordnungsfähig. Bei Typ-II-Diabetikern, die ausschließlich mit oralen Antidiabetika behandelt werden, gilt eine Harnzuckerkontrolle (3 x pro Woche) als ausreichend.

Vorsicht bei der Selbstmedikation

- Bei der Behandlung mit anderen Arzneimitteln in der Selbstmedikation oder nach ärztlicher Verordnung sind mögliche Wechselwirkungen zu beachten.
- Bei der Behandlung von Schmerzen ASS und nichtsteroidale Antirheumatika (Naproxen, Diclofenac in der Selbstmedikation) möglichst nur niedrig dosieren oder ganz vermeiden. ASS steigert bei Dosen über 1,5 g/Tag die Glibenclamidwirkung. Gefahr der Hypoglykämie.
- Arzneisäfte enthalten meist blutzuckerwirksame Zucker, Tropfen meist Alkohol.

Zusatzempfehlungen

- Regelmäßige Blutzuckermessungen mit eigenem Messgerät: bei ausschließlicher Therapie mit Antidiabetika 2–3 x pro Woche postprandial, bei Kombinationstherapie aus Insulin plus oralen Antidiabetika ca. 10 x pro Woche zu wechselnden Zeiten, um unerwartete Blutzuckerspitzen zu erfassen.
- Gesunde Ernährung zuführen, Körpergewicht normalisieren.
- Körperliche Überanstrengung meiden (Gefahr der Unterzuckerung, Hypoglykämie).
- Bei Unterzuckerung: Traubenzucker zuführen.
- Auf alkoholhaltige Getränke möglichst verzichten. Akute Einwirkung von Alkohol verschlechtert die Nierenfunktion und verstärkt die Insulinwirkung. Gefahr der Hypoglykämie. Bei chronischem Alkoholkonsum Abschwächung der Glibenclamidwirkung: erhöhte Blutzuckerwerte.

Gebühr frei | Geb.-pfl. | noctu | Sonstige | Unfall | Arbeitsunfall

BKK futur 28425

Name, Vorname des Versicherten

G.
Martha
Nachtigallenweg 21
40000 Musterdorf

geb. am 28.07.14

Kassen-Nr.	Versicherten-Nr.	Status
4826197	01234567	5000 1

Betriebsstätten-Nr.	Arzt-Nr.	Datum
1234567	1234567	07.04.08

BVG | 6 | 7 | 8 | 9

Zuzahlung | Gesamt-Brutto

Arzneimittel-/Hilfsmittel-Nr.	Faktor	Taxe
1. Verordnung		
2. Verordnung		
3. Verordnung		

Rp. (Bitte Leerräume durchstreichen)

aut idem

FLOXAL 5ML ATR
N1 (2xtgl.beidseits)

aut idem

BETAMANN 0,3% 3X5 ml ATR
N2 (2xtgl.beidseits)

aut idem

6664

Abgabedatum in der Apotheke

Vertragsarztstempel

1234567
Peter Paul
Augenarzt
Hauptstr. 11
Musterstadt
Tel: 0100/10660

Unterschrift des Arztes

Muster 16 (7.2008)

Bei Arbeitsunfall auszufüllen!

Unfalltag	Unfallbetrieb oder Arbeitgebernummer

1234567Y

Kassenrezept eines Augenarztes für eine 93-jährige Patientin

Formale Kontrolle	Ergebnis
Krankenkasse: Name, Kassennummer	vollständig
Patientendaten: Name, Anschrift, Geburtsdatum, Vers.-Nr., Status	vollständig
Arztdaten: Stempel, Unterschrift, Betriebsstätten-, Kassenarzt-Nr.	vollständig
Ausstellungsdatum: Gültigkeit vier Wochen nach Ausstellung?	ja
Aut-idem-Kreuze	nein
Befreiung	nein

Was muss abgegeben und beachtet werden?

Floxal®, 5ml Augentropfen, N1. Die vom Arzt angegebene Dosierung auf die FAM-Packung übertragen.

Betamann® 0,3 %, 3 x 5 ml Augentropfen, N2. Die vom Arzt angegebene Dosierung auf die FAM-Packung übertragen.

Fragen zum Einstieg ins Beratungsgespräch

Sind die Floxal® Augentropfen neu für Sie? Was hat Ihnen der Arzt zur Anwendung der Augentropfen gesagt?

Das Alter gibt einen Hinweis auf mögliche Hörprobleme der Patientin. Sprechen Sie deutlich. Halten Sie Blickkontakt, ob sie Sie versteht.

Patientenberatung zur Verordnung

Floxal® (Ofloxacin). Augentropfen zur Behandlung von Infektionen des vorderen Augenabschnitts durch ofloxacinempfindliche Erreger. Allgemeiner Hinweis zur Anwendung von Augentropfen: Tropfen möglichst in den äußeren Augenwinkel, nach dem Tropfen Augen für wenige Minuten schließen, evtl. leichten Druck auf den Tränenkanal ausüben, um den Abtransport des Wirkstoffs zu verlangsamen. Dosierung nach Anweisung des Arztes, Anweisung auf die Packung übertragen: 2 x tägl. 1 Tropfen beidseits. Standarddosierung 4 x täglich je 1 Tropfen. Anwendung mehrere Tage über die Beschwerden hinaus. Angebrochene Packung maximal vier Wochen verwendbar.

Betamann® 0,3 % (Metipranolol). Augentropfen zur Verringerung der Kammerwasserproduktion zur Behandlung eines erhöhten Augeninnendrucks bei chronischem Weitwinkelglaukom (= Offenwinkelglaukom). Anwendung nach Standarddosierung 2 x tägl. Je ein Tropfen in jedes Auge.

Kommentar. Angegebene Dosierung der antibiotischen Augentropfen ist niedriger als die Standarddosierung, Nachfrage beim Augenarzt, ob diese Dosierung therapeutisch erwünscht ist oder ob es sich um einen Schreibfehler handelt. Bitte auf den zeitlichen Abstand von mind. 15 Min. hinweisen, wenn beide Augentropfen nacheinander appliziert werden.

Vorsicht bei der Selbstmedikation

- Bei einem Husten mit Atemnot und Auftreten asthmatischer Beschwerden an Nebenwirkung des Betablockers Metipranolol denken (Bronchialobstruktion). Rücksprache mit dem behandelnden Augenarzt.
- Bei Behandlung von niedrigem Blutdruck (Schwindel, Orthostaseprobleme) Rücksprache mit dem behandelnden Augenarzt.

Zusatzempfehlungen

- Während einer Augeninfektion keine Kontaktlinsen tragen, Monatslinsen nach einer Infektion wechseln.
- Andere Ärzte auf die Behandlung mit Betamann® Augentropfen aufmerksam machen, WW mit Betablockern beachten.
- Auch bei der Applikation des Betablockers keine Kontaktlinsen tragen. Erst 15 Min. nach der Anwendung wieder einsetzen.

Gebühr frei	Deutsche Angestellten EK 55602
X Geb.-pfl.	Name, Vorname des Versicherten
noctu	B.
	Jochen — geb. am
	Untertorstr. 11 — 30.04.37
Sonstige	70000 Mustringen

Kassen-Nr.	Versicherten-Nr.	Status
7367996	01234567	5000 1

Betriebsstätten-Nr.	Arzt-Nr.	Datum
1234567	1234567	02.09.08

Unfall

Arbeitsunfall

BVG	Hilfsmittel	Impfstoff	Spr.-St. Bedarf	Begr.-Pflicht
6	7	8	9	

Zuzahlung — Gesamt-Brutto

Arzneimittel-/Hilfsmittel-Nr.	Faktor	Taxe
1. Verordnung		
2. Verordnung		
3. Verordnung		

Rp. (Bitte Leerräume durchstreichen)

aut idem

Travatan AT 40 ug 3x2,5 ml
N1 (1xtägl.bds)

aut idem

aut idem

Vertragsarztstempel

1234567
Peter Paul
Augenarzt
Hauptstr. 11
Musterstadt
Tel: 0100/10660

6664

Bei Arbeitsunfall auszufüllen!

Abgabedatum in der Apotheke

Unterschrift des Arztes
Muster 16 (7.2008)

Unfalltag	Unfallbetrieb oder Arbeitgebernummer

1234567Y

Kassenrezept eines Augenarztes für einen 71-jährigen Patienten

Formale Kontrolle	Ergebnis
Krankenkasse: Name, Kassennummer	vollständig
Patientendaten: Name, Anschrift, Geburtsdatum, Vers.-Nr., Status	vollständig
Arztdaten: Stempel, Unterschrift, Betriebsstätten-, Kassenarzt-Nr.	vollständig
Ausstellungsdatum: Gültigkeit vier Wochen nach Ausstellung?	ja
Aut-idem-Kreuze	nein
Befreiung	nein

Was muss abgegeben und beachtet werden?

Travatan® 40 µg, 3 x 2,5 ml Augentropfen, N1.

Die vom Arzt angegebene Dosierung auf die FAM-Packung übertragen.

Fragen zum Einstieg ins Beratungsgespräch

Sind die Augentropfen neu für Sie? Was hat Ihnen der Arzt zur Anwendung der Augentropfen gesagt?

Patientenberatung zur Verordnung

Travatan® (Travoprost). Augentropfen zur Verbesserung des uveoskleralen Kammerwasserabflusses zur Behandlung eines erhöhten Augeninnendrucks bei Offenwinkelglaukom. Allgemeiner Hinweis zur Anwendung von Augentropfen: Tropfen möglichst in den äußeren Augenwinkel, nach dem Tropfen Augen für wenige Minuten schließen, evtl. leichten Druck auf den Tränenkanal ausüben, um den Abtransport des Wirkstoffs zu verlangsamen. Dosierung nach Anweisung des Arztes, Anweisung auf die Packung übertragen: 1 x tägl. 1 Tropfen beidseits. Anwendung abends. NW: Zunahme des braunen Pigmentanteils der Iris, langsam zunehmende Irisverfärbung bei gemischter Augenfarbe; Bindehautreizung, Fremdkörpergefühl. Angebrochene Packung maximal vier Wochen verwendbar.

Vorsicht bei der Selbstmedikation

- Weitere Augentropfen mit ausreichend Abstand (30 Min.) anwenden.

Zusatzempfehlungen

- Bei der Anwendung der Augentropfen keine Kontaktlinsen tragen, Linsen frühestens 15 Minuten nach der Anwendung einsetzen.

Gebühr frei | TK

Geb.-pfl. X

noctu

Sonstige

Unfall

Arbeitsunfall

Name, Vorname des Versicherten

G.
Henriette
Im Erlenhof 5
30000 Musterhausen

geb. am 05.09.81

Kassen-Nr.	Versicherten-Nr.	Status
1777502	01234567	1 1

Betriebsstätten-Nr.	Arzt-Nr.	Datum
1234567	1234567	08.09.08

6 7 8 9

Zuzahlung

Gesamt-Brutto

Arzneimittel-/Hilfsmittel-Nr. | Faktor | Taxe

1. Verordnung

2. Verordnung

3. Verordnung

Vertragsarztstempel

Rp. (Bitte Leerräume durchstreichen)

aut idem

Fluconazol HEXAL 150 mg Hartkapsel.
Kapsel No. 1 N1

aut idem

aut idem

1234567
Dr. med. Karla Bahr
Fachärztin für Gynäkologie
und Geburtshilfe
Hauptstr. 9
Musterstadt
Tel: 0100/10060

Unterschrift des Arztes

Muster 16 (7.2008)

6664

Bei Arbeitsunfall auszufüllen!

Abgabedatum in der Apotheke

Unfalltag	Unfallbetrieb oder Arbeitgebernummer

1234567Y

Kassenrezept einer Frauenärztin für eine 27-jährige Patientin

Formale Kontrolle	Ergebnis
Krankenkasse: Name, Kassennummer	vollständig
Patientendaten: Name, Anschrift, Geburtsdatum, Vers.-Nr., Status	vollständig
Arztdaten: Stempel, Unterschrift, Betriebsstätten-, Kassenarzt-Nr.	vollständig
Ausstellungsdatum: Gültigkeit vier Wochen nach Ausstellung?	ja
Aut-idem-Kreuze	nein
Befreiung	nein

Was muss abgegeben und beachtet werden?

Fluconazol Hexal® 150 mg, 1 Hartkapsel, N1. Rabattverträge beachten!

Fragen zum Einstieg ins Beratungsgespräch

Was hat Ihnen der Arzt zur Anwendung dieses Mittels schon gesagt?

Ausstellungsdatum drei Tage nach Geburtstag der Patientin, evtl. zum Geburtstag gratulieren!

Patientenberatung zur Verordnung

Fluconazol Hexal® (Fluconazol 150 mg). Antimykotikum zur Behandlung von Hefepilzinfektionen, Einzeldosis vom Gynäkologen zur Behandlung der vulvovaginalen Candidiasis; bei anderen Indikationen vielfältige Dosierschemata möglich, individuell vom Arzt festgelegt. Dosierung hier: 1 x 1 Kapsel zu einer Mahlzeit einnehmen. NW: häufig Kopfschmerzen, Hautausschlag, Magen-Darm-Beschwerden.

Kommentar. Anwendungsfehler vermeiden! Kapsel wird eingenommen, nicht vaginal eingeführt!

Vorsicht bei der Selbstmedikation

- Wirksame Empfängnisverhütung während der Therapie und bis sieben Tage danach notwendig.

Zusatzempfehlungen

- Geeignete Intimhygiene zum Erhalt des physiologischen Flora (z. B. Vagisan®), Stärkung der Vaginalflora (z. B. Vagiflor®).
- Bei rezidivierenden Infektionen ggf. Partnerbehandlung.
- Bei Diabetikern: Verstärkung der Wirkung von Sulfonylharnstoffen (z. B. Glibenclamid) möglich, Risiko der Hypoglykämie. Im Notfall Traubenzucker einnehmen.

Gebühr frei	DAK
Geb.-pfl. X	**Name, Vorname des Versicherten**
noctu	J. Alfred Am Beckerhof 11 30000 Musterhausen
Sonstige	geb. am 12.01.54

6	7	8	9		

Zuzahlung | Gesamt-Brutto

Arzneimittel-/Hilfsmittel-Nr.	Faktor	Taxe
1. Verordnung		
2. Verordnung		
3. Verordnung		

Kassen-Nr.	Versicherten-Nr.	Status
1767997	01234567	1 1
Betriebsstätten-Nr.	**Arzt-Nr.**	**Datum**
1234567	1234567	07.04.08

Unfall

Arbeitsunfall

Rp. (Bitte Leerräume durchstreichen)

Vertragsarztstempel

aut idem Lamisil Tabl. N3

aut idem

aut idem

1234567
Dr. med. Erich Mantel
Facharzt für Dermatologie
Hauptstr. 1
Musterstadt
Tel: 0100/10500

6664

Bei Arbeitsunfall auszufüllen!

Abgabedatum in der Apotheke

Unterschrift des Arztes

Muster 16 (7.2008)

Unfalltag	Unfallbetrieb oder Arbeitgebernummer

1234567Y

Kassenrezept eines Hautarztes für einen 54-jährigen Patienten

Formale Kontrolle	Ergebnis
Krankenkasse: Name, Kassennummer	vollständig
Patientendaten: Name, Anschrift, Geburtsdatum, Vers.-Nr., Status	vollständig
Arztdaten: Stempel, Unterschrift, Betriebsstätten-, Kassenarzt-Nr.	vollständig
Ausstellungsdatum: Gültigkeit vier Wochen nach Ausstellung?	ja
Aut-idem-Kreuze	nein
Befreiung	nein

Was muss abgegeben und beachtet werden?

Lamisil® 250 mg, 42 Tabl., N2. N3 nicht im Handel, Rabattverträge und Importregelungen beachten!

Fragen zum Einstieg ins Beratungsgespräch

Kennen Sie die Lamisil®-Tabletten bereits oder bekommen Sie sie zum ersten Mal?

Patientenberatung zur Verordnung

Lamisil® (Terbinafin 250 mg). Antimykotikum zur Behandlung von Dermatophyteninfektionen, z. B. schwer therapierbare Infektionen der Füße (Tinea pedis) oder des Körpers (Tinea corporis) oder Pilzinfektionen der Finger- und Zehennägel. Hier: Pilzinfektion der Zehennägel. Dosierung nach ärztlicher Verordnung: 1 x 1 Tablette täglich vor, während oder nach einer Mahlzeit. Zur fettreichsten Mahlzeit einnehmen. Therapiedauer bei Großzehen meist 3–6 Monate, bis die vom Dermatophyten befallenen Nagelbereiche herausgewachsen sind. Bei Fingernägel 4–6 Wochen, bei Tinea corporis 1–4 Wochen. NW: häufig Magen-Darm-Beschwerden (Völlegefühl, Übelkeit), Hautreaktionen, Muskel- und Gelenkschmerzen. Bei Geschmacksveränderungen Lamisil sofort absetzen.

Kommentar. Zur leitliniengerechten Behandlung des Nagelpilzes Kombination mit lokalem Antimykotikum erforderlich.

Vorsicht bei der Selbstmedikation

- Bei der Behandlung mit anderen Arzneimitteln in der Selbstmedikation oder nach ärztlicher Verordnung sind mögliche Wechselwirkungen zu beachten.

Zusatzempfehlungen

- Zusätzlich zur systemischen Therapie lokale Behandlung des Nagels mit antimykotischen Nagellacken (z. B. Loceryl® Nagellack).
- Angemessene Fußhygiene: Füße mit pH-neutralen Waschsyndets waschen (zum Erhalt des Säureschutzmantels), Füße danach gut abtrocknen; Badeschuhe tragen, nicht barfuß laufen; täglich Socken wechseln und Socken auskochen; täglich Schuhe wechseln und gut auslüften; schonende Nagelpflege ohne Verletzung des Nagelbetts, evtl. professionelle Pediküre.

Gebühr frei	AOK Niedersachsen 19601
X Geb.-pfl.	Name, Vorname des Versicherten
noctu	B. Heidelinde Krüpe 7 30000 Mustrich
Sonstige	geb. am 13.10.65
Unfall	Kassen-Nr. 2114819 · Versicherten-Nr. 01234567 · Status
Arbeitsunfall	Betriebsstätten-Nr. · Arzt-Nr. · Datum 12.09.08

6	7	8	9		

Zuzahlung	Gesamt-Brutto

Arzneimittel-/Hilfsmittel-Nr.	Faktor	Taxe
1. Verordnung		
2. Verordnung		
3. Verordnung		

Rp. (Bitte Leerräume durchstreichen)

aut idem — Tamoxifen 20 ratio C

aut idem

aut idem

Vertragsarztstempel

1234567
Dr. med. Frank Innerster
Facharzt für Innere Medizin
Hauptstr. 3
Musterstadt
Tel: 0100/10040

Unterschrift des Arztes

Muster 16 (7.2008)

6664

Bei Arbeitsunfall auszufüllen!

Abgabedatum in der Apotheke

Unfalltag	Unfallbetrieb oder Arbeitgebernummer

1234567Y

Kassenrezept eines Internisten für eine 42-jährige Patientin

Formale Kontrolle	Ergebnis
Krankenkasse: Name, Kassennummer	vollständig
Patientendaten: Name, Anschrift, Geburtsdatum, Vers.-Nr., Status	ausreichend
Arztdaten: Stempel, Unterschrift, Betriebsstätten-, Kassenarzt-Nr.	unvollständig
Ausstellungsdatum: Gültigkeit vier Wochen nach Ausstellung?	ja
Aut-idem-Kreuze	nein
Befreiung	unklar

Was muss abgegeben und beachtet werden?

Tamoxifen ratiopharm® 20 mg, 100 Tabl, N3. Rabattverträge beachten!

Mit der Patientin abklären, ob eine Zuzahlungsbefreiung vorliegt. Der Status muss nicht nachgetragen werden. Die Arztnummer ist im Stempel vorhanden und kann ergänzt werden. Die Betriebsstätten-Nr. beim Arzt erfragen und ergänzen.

Gebühr frei	DAK
Geb.-pfl. X	Name, Vorname des Versicherten H. Luise Rosenstr. 8 60000 Musterhausen
noctu	geb. am 10.03.20
Sonstige	

Kassen-Nr.	Versicherten-Nr.	Status
5167990	12345670	

Betriebsstätten-Nr.	Arzt-Nr.	Datum
1234567	1234567	09.09.08

Unfall

Arbeitsunfall

6	7	8	9		

Zuzahlung	Gesamt-Brutto

Arzneimittel-/Hilfsmittel-Nr.	Faktor	Taxe
1. Verordnung		
2. Verordnung		
3. Verordnung		

Rp. (Bitte Leerräume durchstreichen)

aut idem Ecural Fettcreme 20 g N1

aut idem

aut idem

Vertragsarztstempel

1234567
Dr. C. Cutis
Hautärztin
Beispielstr. 6
Musterhausen
Tel: 0200/10900

6664

Bei Arbeitsunfall auszufüllen!

Abgabedatum in der Apotheke

Unterschrift des Arztes

Muster 16 (7.2008)

Unfalltag	Unfallbetrieb oder Arbeitgebernummer

1234567Y

Kassenrezept einer Hautärztin für eine 88-jährige Patientin

Formale Kontrolle	Ergebnis
Krankenkasse: Name, Kassennummer	vollständig
Patientendaten: Name, Anschrift, Geburtsdatum, Vers.-Nr., Status	ausreichend
Arztdaten: Stempel, Unterschrift, Betriebsstätten- u. Kassenarzt-Nr.	vollständig
Ausstellungsdatum: Gültigkeit vier Wochen nach Ausstellung?	ja
Aut-idem-Kreuze	nein
Befreiung	nein

Was muss abgegeben und beachtet werden?

Ecural® Fettcreme, 20 g, N1.

Der Status muss nicht nachgetragen werden.

Fragen zum Einstieg ins Beratungsgespräch

Wo sollen Sie die Salbe auftragen? Hat Ihnen der Arzt gesagt, wie oft?

Patientenberatung zur Verordnung

Ecural® Fettcreme (Mometason). Stark wirksames Corticoid, das lokal aufgetragen wird. Starke antientzündliche Wirkung. Die Salbe wird 1 x tgl. aufgetragen, ist zur Kurzzeittherapie gedacht, möglichst nicht länger als drei Wochen. Kontakt mit den Augen meiden! Mögliche NW: Jucken, Kribbeln an der Stelle, wo die Salbe aufgetragen wurde. Vorsicht bei großflächigem Auftragen über lange Zeit.

Kommentar. Die alte Dame hat Rötungen, Pickel, Juckreiz am Oberkörper, die erst vor kurzem aufgetreten sind, so dass auf eine allergische Hauterkrankung zu schließen ist.

Vorsicht bei der Selbstmedikation

- Es ist nicht sinnvoll bei Verordnung von Ecural® zusätzlich ein schwächeres, rezeptfreies Corticoid wie Hydrocortison (Ebenol®) zu empfehlen.
- Keine Okklusivverbände.

Zusatzempfehlungen

- Eine corticoidfreie Salbe zum Schaukeltherapie kann sinnvoll sein, vor allem bei längerer Anwendung.
- Kühlende Lotionen, wenn die betroffene Stelle stark gereizt ist (Lotio alba aquosa, Bepanthen® Schaumspray).
- Forschen nach der Ursache und Vermeidung des Auslösers.

Fragen zum Einstieg ins Beratungsgespräch

Sie kennen das Mittel? Oder ist es neu für Sie?

Patientenberatung zur Verordnung

Tamoxifen ratiopharm® 20 (Tamoxifen). Antiestrogen angewandt als Zytostatikum zur unterstützenden Therapie nach Primärbehandlung (Operation, Strahlentherapie) des Mammakarzinoms. Verdrängung der wachstumsfördernden Estrogene an den Rezeptoren der estrogenabhängigen Tumoren. Dosierung nach ärztlicher Verordnung meist 2 x tägl. 1 Tabl (20 mg) morgens und abends zum Essen. Therapiedauer mindestens fünf Jahre. NW: besonders in der Einstellungsphase Knochenschmerzen, Hitzewallungen, Übelkeit, Ausfluss, Haarausfall u. a. Regelmäßige gynäkologische Untersuchungen notwendig (zur Früherkennung des Endometriumkarzinoms). Bei Veränderungen der Sehkraft sofort Augenarzt aufsuchen, bei frühzeitigem Abbruch Sehstörungen reversibel.

Vorsicht bei der Selbstmedikation

- Gegen Hitzewallungen und typische Wechseljahrsbeschwerden keine Phytoestrogene oder Estrogenrezeptormodulatoren (Soja, Rotklee, Cimicifuga; Abschwächung der Tamoxifenwirkung).
- Bei Beratung zu Verhütungsmethoden sichere nichthormonelle Methoden (z. B. Kupfer-IUP) bis mindestens zwei Monate nach Therapieende empfehlen (KI Schwangerschaft).

Zusatzempfehlungen

- Gesunde Ernährung, keine spezielle „Krebs-Diät". Bei eingeschränkter Nahrungszufuhr evtl. Nahrungsergänzung durch Vitalstoffkombinationen (z. B. Orthomol® vital femin).
- Geeignete Intimhygiene zum Erhalt des physiologischen Flora (z. B. Vagisan®), Stärkung der Vaginalflora (z. B. Vagiflor®) gegen Trockenheit und Juckreiz im Genitalbereich.
- Regelmäßige Kontrolluntersuchungen beim Gynäkologen. Vorsicht bei Auftreten von vermehrten oder zusätzlichen Vaginalblutungen.
- Regelmäßige augenärztliche Kontrolle zum frühzeitigen Erkennen von Sehstörungen.

Gebühr frei	DAK	6 7 8 9
X Geb.-pfl.	Name, Vorname des Versicherten	Zuzahlung / Gesamt-Brutto
noctu	S. Corinna Friedrichstr.3 50000 Musterhausen	geb. am 06.06.85
Sonstige		Arzneimittel-/Hilfsmittel-Nr. / Faktor / Taxe
Unfall	Kassen-Nr. 5167990 / Versicherten-Nr. 12345670 / Status	1. Verordnung
Arbeits-unfall	Betriebsstätten-Nr. 1234567 / Arzt-Nr. 1234567 / Datum 09.09.08	2. Verordnung 3. Verordnung

Rp. (Bitte Leerräume durchstreichen)

Vertragsarztstempel

aut idem — Ebastel 10 mg Filmtabletten 20 St N1

aut idem — Beclometason ratio nasal 50 µg 200 Hub

aut idem

6664

1234567
Dr. R. Rhino
Facharzt für Dermatologie,
Allergologie
Beispielstr. 6
Musterhausen
Tel: 0200/10010

Bei Arbeitsunfall auszufüllen!

Abgabedatum in der Apotheke

Unterschrift des Arztes
Muster 16 (7.2008)

Unfalltag	Unfallbetrieb oder Arbeitgebernummer

1234567Y

Kassenrezept eines Hautarztes/Allergologen für eine 23-jährige Patientin

Formale Kontrolle	Ergebnis
Krankenkasse: Name, Kassennummer	vollständig
Patientendaten: Name, Anschrift, Geburtsdatum, Vers.-Nr., Status	ausreichend
Arztdaten: Stempel, Unterschrift, Betriebsstätten- u. Kassenarzt-Nr.	vollständig
Ausstellungsdatum: Gültigkeit vier Wochen nach Ausstellung?	ja
Aut-idem-Kreuze	nein
Befreiung	nein

Was muss abgegeben und beachtet werden?

Ebastel®, 20 Filmtabl. N1.

Beclometason ratiopharm® nasal, 50 µg, 200 Hub. Rabattverträge beachten!

Der Status muss nicht nachgetragen werden.

Fragen zum Einstieg ins Beratungsgespräch

Wann sollen Sie die Tabletten einnehmen? Kennen Sie das Nasenspray?

Patientenberatung zur Verordnung

Ebastel® (10 mg Ebastin). H_1-Antihistaminikum. Indiziert bei Heuschnupfen mit oder ohne allergische Bindehautentzündung und bei Urtikaria. Möglichst erst ab 12 J. anwenden. Ebastin hat eine hohe H_1-Rezeptoraffinität ohne ZNS-Beeinflussung. Lange Halbwertszeit, deshalb 1x tägliche Gabe ausreichend (1 x 10 bis 1 x 20 mg). Mögliche NW: kaum Sedierung.

Beclometason ratiopharm® 50 µg (Beclometason). Corticoid-Nasenspray bei Heuschnupfen. Nicht als Akutmedikament gedacht. Beclometason ist ein starkwirksames Corticoid mit hoher antientzündlicher Wirkung. Der Effekt stellt sich innerhalb weniger Tage ein. Dosierung: so gering wie nötig, 2 x tgl. 2 Sprühstöße oder weniger, bis sich die Beschwerden gebessert haben, sechs Monate maximal. Bitte erklären Sie dem Kunden die Handhabung des Sprays (begrenzte Haltbarkeit, Suspension). Mögliche NW: trockene Nasenschleimhäute.

Kommentar. Typische Kombination bei allergischem Schnupfen.

Vorsicht bei der Selbstmedikation

Doppelmedikation vermeiden, keine weiteren zusätzlichen Antiallergika nötig.

Zusatzempfehlungen

- Wenn sich die nasalen Beschwerden gebessert haben, kann nach Absetzen des Corticoidnasensprays ein pflegendes Nasenspray (Mar® plus, Olynth® salin) empfohlen werden.
- Allergenkontakt verringern, Fenster nachts schließen.
- Täglich Haare waschen, um die Pollenbelastung zu reduzieren.
- Möglichst weiche Papiertaschentücher verwenden, um die gereizte Nase zu schonen.
- Bepanthen® Nasensalbe gegen die gerötete Nase.
- Weitere WW beachten: Azol-Antimykotika, lebensbedrohliche Herzrhythmusstörungen bei gleichzeitiger Einnahme von Itraconazol, Ketoconazol usw.

X Gebühr frei	AOK Hessen
Geb.-pfl.	Name, Vorname des Versicherten R. Chiara Talstr. 6 60000 Musterhausen geb. am 22.12.03
noctu	
Sonstige	
Unfall	Kassen-Nr. 5313145 | Versicherten-Nr. 123456700 | Status
Arbeits-unfall	Betriebsstätten-Nr. 1234567 | Arzt-Nr. 1234567 | Datum 27.10.2008

6	X	8	9		

Zuzahlung | Gesamt-Brutto

Arzneimittel-/Hilfsmittel-Nr.	Faktor	Taxe
1. Verordnung		
2. Verordnung		
3. Verordnung		

Rp. (Bitte Leerräume durchstreichen)

Vertragsarztstempel

X aut idem Ortopad for girls medium nr. 50

aut idem

aut idem

1234567
Dr. med. R. Nerv
Augenarzt
Beispielstr. 15
Musterhausen
Tel: 0200/10020

6664

Bei Arbeitsunfall auszufüllen!

Abgabedatum in der Apotheke

Unterschrift des Arztes
Muster 16 (7.2008)

Unfalltag	Unfallbetrieb oder Arbeitgebernummer

1234567Y

Kassenrezept eines Augenarztes für ein 4-jähriges Mädchen

Formale Kontrolle	Ergebnis
Krankenkasse: Name, Kassennummer	vollständig
Patientendaten: Name, Anschrift, Geburtsdatum, Vers.-Nr., Status	ausreichend
Arztdaten: Stempel, Unterschrift, Betriebsstätten- u. Kassenarzt-Nr.	vollständig
Ausstellungsdatum: Gültigkeit vier Wochen nach Ausstellung?	ja
Feld 7 „Hilfsmittel" angekreuzt	ja
Befreiung	ja
Feld „Begründungspflicht" angekreuzt	nein

Was muss abgegeben und beachtet werden?

Ortopad® medium, 50 St. „for Girls": Aufdruck/Muster auf den Augenpflastern mit Mädchenmotiven.

Medizinprodukt. Die Kostenübernahme ist nicht geklärt. Es gibt Vertragspreise, ein Kostenvoranschlag ist in der Regel nicht nötig.

Der Status muss nicht nachgetragen werden.

Fragen zum Einstieg ins Beratungsgespräch

Hat das Kind die Augenpflaster schon einmal bekommen? Wie soll sie das Auge abkleben?

Patientenberatung zur Verordnung

Ortopad® for girls. Farbiges Augenokklusionspflaster zur Therapie des Schielens bei Kindern nach Verordnung des Augenarztes. Die Augenpflaster bestehen aus einem weichen, hautfreundlichen Vlies. Eine Lichtschutzeinlage ist eingearbeitet, der Kleber ist hautfreundlich.

Vorsicht bei der Selbstmedikation

- Auf Hautreizungen achten, wenn das Pflaster entfernt wird, dann sofort mit entsprechender Pflege helfen.

Zusatzempfehlungen

- Auf konsequentes Tragen der Pflaster hinweisen. Den Anweisungen des Arztes sollten die Eltern folgen.
- Sehschule zur Erfolgskontrolle wird sicher vom Augenarzt empfohlen. Man kann nachfragen, ob die Mutter mit dem Kind ausreichend betreut ist.
- Zur Pflege der Haut um die Augen herum kann eine pflegende Salbe empfohlen werden, z. B. Bepanthen® Augensalbe. Die Salbe nur dann verwenden, wenn kein Pflaster geklebt wird.

Gebühr frei | Geb.-pfl. | noctu | Sonstige | Unfall | Arbeitsunfall

AOK Hessen

Name, Vorname des Versicherten

D.
Safiye
Mühlstr. 8
60000 Musterhausen

geb. am 09.03.43

Kassen-Nr.	Versicherten-Nr.	Status
5313145	1234567000	5142 1

Betriebsstätten-Nr.	Arzt-Nr.	Datum
1234567	1234567	03.09.2008

6 7 8 9

Zuzahlung | Gesamt-Brutto

Arzneimittel-/Hilfsmittel-Nr.	Faktor	Taxe
1. Verordnung		
2. Verordnung		
3. Verordnung		

Rp. (Bitte Leerräume durchstreichen)

aut idem

Yentreve 40 mg Hartkapseln mag 98 St.
N3

aut idem

aut idem

6664

Bei Arbeitsunfall auszufüllen!

Abgabedatum in der Apotheke

Vertragsarztstempel

1234567
Dr. med. A. Cyst
Urologe
Beispielstr. 5
Musterwang
Tel: 0300/10001

Unterschrift des Arztes

Muster 16 (7.2008)

Unfalltag	Unfallbetrieb oder Arbeitgebernummer

1234567Y

Kassenrezept eines Urologen für eine 65-jährige Patientin

Formale Kontrolle	Ergebnis
Krankenkasse: Name, Kassennummer	vollständig
Patientendaten: Name, Anschrift, Geburtsdatum, Vers.-Nr., Status	vollständig
Arztdaten: Stempel, Unterschrift, Betriebsstätten- u. Kassenarzt-Nr.	vollständig
Ausstellungsdatum: Gültigkeit vier Wochen nach Ausstellung?	ja
Aut-idem-Kreuze	nein
Befreiung	nein

Was muss abgegeben und beachtet werden?

Yentreve® 40 mg, 98 magensaftresistente Hartkapseln, N3. Rabattverträge beachten!

Das Feld Befreiung ist nicht angekreuzt, obwohl eine Befreiung vorliegt, die die Patientin auf Nachfrage vorzeigt. Bitte ankreuzen und nachtragen: „befreit bis....".

Fragen zum Einstieg ins Beratungsgespräch

Ist das Medikament für Sie? Hier eine besonders wichtige Frage, da man bei ausländischen Vornamen nicht immer auf das Geschlecht schließen kann. Yentreve ist nur für Frauen zugelassen. Die Frau bejahte, dass das Medikament für sie sei.

Was hat Ihnen der Arzt zu den Tabletten gesagt?

Die Patientin spricht nicht sehr gut deutsch, deshalb ist es wichtig, langsam und deutlich zu sprechen. Hilfreich sind Beratungshandzettel, die bei Bedarf zuhause übersetzt werden können. Sehr hilfreich sind muttersprachliche Mitarbeiter, die in der jeweiligen Sprache viel leichter mit ihren Landsleuten sprechen können.

Patientenberatung zur Verordnung

Yentreve® 40 mg (Duloxetin). Selektiver Serotonin-Noradrenalin-Reuptake-Hemmer (SNRI). Duloxetin wird als Antidepressivum (Cymbalta®) und als Mittel gegen Stressinkontinenz (Yentreve®) eingesetzt. Hier beeinflusst Duloxetin die Muskulatur des Blasenschließmuskels in der Füllungsphase der Blase. Der Sphinktertonus wird erhöht, während sich die Blase füllt. Bei der Blasenentleerung greifen andere Mechanismen, hier hat Duloxetin keine Wirkung. Die übliche Dosierung beträgt 2 x tgl. 40 mg, eine einschleichende Dosierung ist möglich (2 x 20 mg über 2 Wochen). Mögliche NW: Übelkeit und geringer Appetit, Verstopfung oder Durchfall, Mundtrockenheit, Schwindel. Die meisten unerwünschten Wirkungen verschwinden mit längerer Einnahme.

Kommentar. Die Patientin bekommt die Tabletten zum ersten Mal als Großpackung verordnet. Die erste Packung hat ihr der Arzt als Muster mitgegeben.

Vorsicht bei der Selbstmedikation

- Kein Formigran unter Therapie mit Yentreve®! Die Auslösung eines Serotonin-Syndroms ist möglich. Migräne-Patienten sollten Rücksprache mit ihrem Arzt halten.
- Alkohol (auch in Arzneitropfen oder -säften) soll möglichst vermieden werden (Verstärkung der Sedierung).

Zusatzempfehlungen

- Beckenbodengymnastik ist die wirkungsvollste Maßnahme. Vielleicht findet die Frau Freundinnen, die mit ihr gehen. Kann sowohl als Vorsorgemaßnahme als auch zur Therapie genutzt werden.
- Vorlagen (Tena Lady) für die erste Zeit, bis das Medikament richtig wirkt, können empfohlen werden.
- Gewicht normalisieren.
- Ausreichend trinken, um die Blase gut zu spülen und Infektionen zu vermeiden.
- Weitere WW beachten: MAO-Hemmer durch synergistische Wirkung, andere Antidepressiva, Naratriptan, Ciprofloxacin (Erhöhung des Duloxetin-Plasmaspiegels).

Gebühr frei	AOK Bayern die Gesundheitskasse
X Geb.-pfl.	Name, Vorname des Versicherten H. Stefan Spechtweg 24 80000 Musterwang
noctu	geb. am 24.12.72
Sonstige	

6 7 8 9

Zuzahlung | Gesamt-Brutto

Arzneimittel-/Hilfsmittel-Nr.	Faktor	Taxe
1. Verordnung		
2. Verordnung		
3. Verordnung		

Kassen-Nr.	Versicherten-Nr.	Status
8310400	1234567000	1000 1
Betriebsstätten-Nr.	**Arzt-Nr.**	**Datum**
1234567	1234567	27.12.2008

Unfall

Arbeitsunfall

Rp. (Bitte Leerräume durchstreichen)

Vertragsarztstempel

aut idem

Emselex 7,5 mg Retardtabletten 49 St.
N2 ds: abends 1 Tablette

aut idem

aut idem

1234567
Dr. med. A. Cyst
Urologe
Beispielstr. 5
Musterwang
Tel: 0300/10001

6664

Bei Arbeitsunfall auszufüllen!

Abgabedatum in der Apotheke

Unterschrift des Arztes
Muster 16 (7.2008)

Unfalltag	Unfallbetrieb oder Arbeitgebernummer

1234567Y

Kassenrezept eines Urologen für einen 36-jährigen Patienten

Formale Kontrolle	Ergebnis
Krankenkasse: Name, Kassennummer	vollständig
Patientendaten: Name, Anschrift, Geburtsdatum, Vers.-Nr., Status	vollständig
Arztdaten: Stempel, Unterschrift, Betriebsstätten- u. Kassenarzt-Nr.	vollständig
Ausstellungsdatum: Gültigkeit vier Wochen nach Ausstellung?	ja
Aut-idem-Kreuze	nein
Befreiung	nein

Was muss abgegeben und beachtet werden?

Emselex® 7,5 mg, 49 Retardtabletten, N2. Rabattverträge beachten! Die vom Arzt angegebene Dosierung auf die FAM-Packung übertragen.

Fragen zum Einstieg ins Beratungsgespräch

Ist das Medikament für Sie? Haben Sie die Tabletten schon einmal bekommen? Was hat Ihnen der Arzt zu den Tabletten gesagt?

Patientenberatung zur Verordnung

Emselex® 7,5 mg (Darifenacin). Selektiver Muscarin-M_3-Rezeptorantagonist. M_3 kontrolliert die Kontraktion der Blase. Bei einer Überaktivität der Blase werden unwillkürlich Blasenkontraktionen ausgelöst. Darifenacin erhöht die Toleranzschwelle für solche unkontrollierte Kontraktionen. Indikationen sind Dranginkontinenz, häufiges Wasserlassen, häufiger Harndrang bei Patienten mit überaktiver Blase. Die Dosierung beträgt 1 x 1 Tablette, in schweren Fällen kann die Dosis auf 15 mg erhöht werden. Mögliche NW: Mundtrockenheit, Verstopfung, Kopfschmerzen, Bauchschmerzen, Übelkeit. Meist wurden die NW mit der Einnahmedauer geringer.

Kommentar. Der Patient bekommt die Tabletten zum zweiten Mal. Er ist über die Einnahme informiert.

Vorsicht bei der Selbstmedikation

- Keine Einnahme von Emselex® zusammen mit Grapefruitsaft. Eine verstärkte Wirkung des Medikamentes ist möglich.
- Keine Abgabe von Antazida oder motilitätsfördernden Medikamenten in der Selbstmedikation, Rücksprache mit dem Arzt.
- Keine Abgabe von Mitteln gegen Gallenbeschwerden (KI), Rücksprache mit dem Arzt.

Zusatzempfehlungen

- Kürbissamen-Präparate wirken stärkend auf die Blase.
- Vorlagen (Tena®) für die erste Zeit, bis das Medikament richtig wirkt, können empfohlen werden. Ggf. Produkte speziell für Männer auswählen.
- Gewicht normalisieren.
- Ausreichend trinken, um die Blase gut zu spülen und Infektionen zu vermeiden.
- Pflanzliche Spasmolytika wie Goldrute können unterstützend wirken.
- Beachtung weiterer WW: Cimetidin, Terbinafin, manche Psychopharmaka.

DAK

Name, Vorname des Versicherten

B.
Gerlind
Dresdner Str. 25
40000 Musterdorf

geb. am
25.10.34

Unfall	Versicherungsnummer	Personennummer
3467998	012345678000	5000 1

	Karte gültig bis	Datum
1234567	1234567	04.04.08

Gesamt-Brutto

Arzneimittel-/Hilfsmittel-/Heilmittel-Nr.	Faktor	Taxe

Rp. (Bitte Leerräume durchstreichen)

aut idem [X] VOLTAREN EMULGEL, 100 G

aut idem [X] IBUPROFEN 400 N1

aut idem

PKVH

1234567
Dr. med. Wilhelm Ost
Facharzt für Orthopädie
Bergstraße 1
Musterstadt
Tel: 0100/10070

Unterschrift des Arztes

Privatrezept eines Orthopäden für eine 73-jährige Patientin

Formale Kontrolle	Ergebnis
Krankenkasse: Name, Kassennummer	Privatrezept
Patientendaten: Name, Anschrift, Geburtsdatum	vollständig
Arztdaten: Stempel, Unterschrift, Kassenarzt-Nr.	vollständig
Ausstellungsdatum: Gültigkeit **drei Monate** nach Ausstellung?	ja
Aut-idem-Kreuze	ja
Befreiung	nein

Was muss abgegeben und beachtet werden?

Voltaren® Emulgel, 100 g.

Ibuprofen 400, N1. Wirkstoffverordnung. Im Handel befindlich sind Ibuprofen „akut" 400 mg, 10 Tabl., N1, apothekenpflichtig und Ibuprofen 400 mg, 20 Tabl., N1, verschreibungspflichtig. Therapiegerechte Auswahl nach Rücksprache mit dem Patienten, nach Berücksichtigung der Kosten.

Krankenkasse bzw. Kostenträger

Techniker Krankenkasse

Gebühr frei X | Geb.-pfl. | noctu | Sonstige | Unfall | Arbeitsunfall

Name, Vorname des Versicherten

K.
David
Bahnhofstr. 24
60000 Musterhausen

geb. am 18.06.06

Kassen-Nr.	Versicherten-Nr.	Status
5177505	012345678000	

Betriebsstätten-Nr.	Arzt-Nr.	Datum
1234567	1234567	04.12.08

BVG | Hilfsmittel | Impfstoff | Sprech.-Bedarf | Begr.-Pflicht | Apotheken-Nummer / IK

6 7 8 9

Zuzahlung | Gesamt-Brutto

Arzneimittel-/Hilfsmittel-Nr.	Faktor	Taxe
1. Verordnung		
2. Verordnung		
3. Verordnung		

Rp. (Bitte Leerräume durchstreichen)

aut idem Salbuhexal Inhalationslösung N1

aut idem Rectodelt 100 mg 2 Supp N1

aut idem

Vertragsarztstempel

1234567
Dr. med. G. Kind
Facharzt für Kinderheilkunde
Beispielstr. 5
Musterhausen
Tel: 0200/10400

Unterschrift des Arztes
Muster 16 (7.2008)

6664

Abgabedatum in der Apotheke

Bei Arbeitsunfall auszufüllen!

Unfalltag	Unfallbetrieb oder Arbeitgebernummer

1234567Y

Kassenrezept eines Kinderarztes für einen 2-jährigen Jungen

Formale Kontrolle	Ergebnis
Krankenkasse: Name, Kassennummer	vollständig
Patientendaten: Name, Anschrift, Geburtsdatum, Vers.-Nr., Status	vollständig
Arztdaten: Stempel, Unterschrift, Betriebsstätten- u. Kassenarzt-Nr.	vollständig
Ausstellungsdatum: Gültigkeit vier Wochen nach Ausstellung?	ja
Aut-idem-Kreuze	nein
Befreiung	ja

Was muss abgegeben und beachtet werden?

Salbuhexal® Inhalationslösung, 20 ml, N1. Rabattverträge beachten!

Rectodelt® 100 mg, 2 Suppositorien, N1. Rabattverträge bachten!

Fragen zum Einstieg ins Beratungsgespräch

Haben Sie für Ihr Kind einen elektrischen Vernebler, mit dem Sie das Salbuhexal® inhalieren lassen können? Haben Sie physiologische Kochsalzlösung zu Hause? Was hat Ihnen der Arzt zur Handhabung der Zäpfchen gesagt?

Patientenberatung zur Verordnung

Salbuhexal® Inhalationslösung (Salbutamol). Bronchienerweiterndes Beta-2-Sympathomimetikum bei reversiblen Atemwegsobstruktionen, zur Verhütung von Asthmaanfällen. Dosierung bei Kindern: 1–2 Tropfen Inhalat pro Lebensjahr, max 8 Tropfen pro Inhalation, Tageshöchstdosis für Kinder: 30 Tropfen. Die Salbuhexal®-Lösung wird mit 3 ml physiologischer Kochalzlösung verdünnt, dann über 15 Min. inhaliert. Mögliche NW: Kopfschmerzen, Unruhe v.a. bei Kindern.

Rectodelt® (Prednison). Glucocorticoid, entzündungshemmend. Zur Akutbehandlung von Krupp-Anfällen und spastischer Bronchitis. Dosierung: Im akuten Fall 1 Zäpfchen rektal einführen, maximal noch einmal wiederholen. Krupp ist eine akute Erkrankung, die eine kurzzeitige Therapie benötigt. Mögliche NW, KI, Interaktionen sind bei so kurzzeitiger Anwendung kaum zu erwarten. Bei spastischer Bronchitis ist das Glucocorticoid im Anfall zu geben, die Inhalationslösung kurzfristig zur Prophylaxe, langfristig nur in Verbindung mit einer entzündungshemmenden Therapie.

Kommentar. Die Mutter war gut informiert über die Erkrankung ihres Kindes, ein Pari®-Juniorboy war vorhanden. Man kann noch darauf hinweisen, dass die Verneblereinheit 1x pro Jahr ausgetauscht werden sollte, hierfür gibt es die Year-Packs, und dass jedes Familienmitglied, das inhaliert, sein eigenes Set besitzen sollte.

Vorsicht bei der Selbstmedikation

- Ätherische Öle, die Menthol enthalten, können bei kleinen Kindern asthmatische Anfälle auslösen, hier Vorsicht.
- Keine Selbstmedikation im akuten Anfall möglich.

Zusatzempfehlungen

- Im anfallsfreien Stadium, bei kleineren Infekten: gleich mit Kochsalz-Inhalationen beginnen, befeuchtet die Schleimhäute, lindert den Hustenreiz.
- Eine hohe Flüssigkeitszufuhr unterstützt ein Abhusten des Schleims bei Husten.
- Feuchte Luft hilft, den Anfall besser zu überstehen. Mit dem Kind ans geöffnete Fenster stehen oder das heiße Wasser in der Badewanne aufdrehen.
- Mit dem Kind tagsüber viel an die frische Luft gehen.
- Stärkung des Immunsystems des Kindes im beschwerdefreien Intervall, z. B. Echinacin-Saft (erst für Kinder ab 4 Jahren), Symbioflor® 1 (kann schon Säuglingen gegeben werden).

Fragen zum Einstieg ins Beratungsgespräch

Kennen Sie die Mittel bereits oder sind sie neu für Sie? Wie häufig nehmen Sie die Tabletten gegen Entzündung und Schmerzen ein? Wie lange werden Sie sie wahrscheinlich einnehmen? An welcher Körperstelle haben Sie Schmerzen?

Patientenberatung zur Verordnung

Voltaren® Emulgel (Diclofenac). Antiphlogistikum zur lokalen Behandlung von Schmerzzuständen des Bewegungsapparats. Verordnungsfähigkeit zu Lasten einer gesetzlichen Krankenkasse nur bei Indikation „Thrombophlebitis superfizialis“. Meist 2–3 x tägliches Einreiben der betroffenen Körperpartien. Nur auf intakte Haut auftragen.

Ibuprofen 400 (Ibuprofen). Antiphlogistikum gegen Schmerzen und Entzündung. Einnahme bis zu 3 x täglich 1 Tabl. zu einer Mahlzeit. NW: Magen-Darm-Blutungen, -ulzera möglich.

Kommentar. Vorsicht NW Magen-Darm-Blutungen/Ulzera bei Therapie mit nichtsteroidalen Antirheumatika. Zur Mahlzeit einnehmen. Möglichst niedrige Dosierung verwenden.

Vorsicht bei der Selbstmedikation

- Bei der Behandlung mit anderen Arzneimitteln in der Selbstmedikation oder nach ärztlicher Verordnung sind mögliche Wechselwirkungen zu beachten.
- Bei starken Schmerzen im Oberbauch und/oder Schwarzfärbung des Stuhls, bei Auftreten von schweren Durchfällen sofort Arzt aufsuchen, keine Selbstmedikation!
- Magenschleimhautreizende Wirkstoffe (ätherische Öle, Myrtol) meiden.
- Bei regelmäßiger Einnahme von ASS 100 mg zur Thrombozytenaggregationshemmung: ASS eine halbe Stunde vor dem Ibuprofen einnehmen, um sterische Hemmung durch Ibuprofen zu vermeiden.

Zusatzempfehlungen

- Regelmäßige Kontrolle des Blutdrucks, in der Apotheke oder mit eigenem Blutdruckmessgerät (Blutdruckanstieg durch Ibuprofen bei unbehandelter Hypertonie möglich).
- Alkoholhaltige Getränke einschränken. Scharfe Speisen meiden. Erhöhung des Risikos für Magen-Darm-Ulzera.
- Bei akuten Prellungen Emulgel kalt verwenden (Lagerung im Kühlschrank), bei älteren Verletzungen zusätzliche Anwendung von Wärme möglich.

Gebühr frei	GEK
Geb.-pfl. X	Name, Vorname des Versicherten G. Mona Eschenstr. 30 60000. Musterhausen geb. am 30.04.63
noctu	
Sonstige	
Unfall	Kassen-Nr. 5189689 | Versicherten-Nr. 123456700 | Status 1
Arbeitsunfall	Betriebsstätten-Nr. 1234567 | Arzt-Nr. 1234567 | Datum 12.03.08

6 7 8 9

Zuzahlung | Gesamt-Brutto

Arzneimittel-/Hilfsmittel-Nr.	Faktor	Taxe
1. Verordnung		
2. Verordnung		
3. Verordnung		

Rp. (Bitte Leerräume durchstreichen)

aut idem — Seroquel 25 mg Filmtabletten No. 50 N2

aut idem — Ergotam v ct 5.0 Retard-Kapseln No 50 N2

aut idem

6664

Bei Arbeitsunfall auszufüllen!

Abgabedatum in der Apotheke

Vertragsarztstempel

1234567
Dr. med. K. Gemein
Facharzt für Allgemeinmedizin
Beispielstr. 10
Musterhausen
Tel: 0200/10200

Unterschrift des Arztes

Muster 16 (7.2008)

Unfalltag	Unfallbetrieb oder Arbeitgebernummer

1234567Y

Kassenrezept eines Allgemeinarztes für eine 45-jährige Patientin

Formale Kontrolle	Ergebnis
Krankenkasse: Name, Kassennummer	vollständig
Patientendaten: Name, Anschrift, Geburtsdatum, Vers.-Nr., Status	vollständig
Arztdaten: Stempel, Unterschrift, Betriebsstätten- u. Kassenarzt-Nr.	vollständig
Ausstellungsdatum: Gültigkeit vier Wochen nach Ausstellung?	ja
Aut-idem-Kreuze	nein
Befreiung	nein

Was muss abgegeben und beachtet werden?

Seroquel® 25 mg, 50 FTA, N2. Rabattverträge beachten!

Ergotam-CT® 5,0 mg, 50 Retardkapseln, N2. Rabattverträge beachten!

Fragen zum Einstieg ins Beratungsgespräch

Haben Sie eines dieser Medikamente schon einmal genommen? Was hat Ihnen der Arzt zu den Tabletten gesagt?

Patientenberatung zur Verordnung

Seroquel® 25 mg (Quetiapin). Psychopharmakon zur Behandlung der Schizophrenie in den manischen Episoden. Atypisches Neuroleptikum mit geringeren extrapyramidal-motorischen Nebenwirkungen. Zu Beginn einschleichende Dosierung, individuelle Dosierung, 2 x tägliche Einnahme. Vorsicht bei eingeschränkter Leberfunktion. Zu Beginn der Einnahme sind Nebenwirkungen zu beachten: Mundtrockenheit, Verdauungsstörungen, Schläfrigkeit, Blutdruckabfall.

Ergotam-CT® 5,0 mg (Dihydroergotamin). Antihypotonikum in retardierter Form. Einnahme einmal täglich, morgens, um den Blutdruck zu stabilisieren. NW: Schwindel, Kopfschmerzen, vor allem zu Beginn. Hier verordnet, um die NW des Seroquels, Blutdruckabfall, abzufangen.

Vorsicht bei der Selbstmedikation

- Bei der Behandlung mit anderen Arzneimitteln in der Selbstmedikation oder nach ärztlicher Verordnung sind mögliche Wechselwirkungen zu beachten.
- Vorsicht, zu Beginn der Einnahme von Ergotam kann es zu Kopfschmerzen kommen, hier darauf hinweisen, dass sich das schnell bessert und nicht unbedingt mit Schmerzmitteln behandelt werden muss.
- Möglichst keine „Psychopharmaka“ (Johanniskraut) in der Selbstmedikation ohne Wissen des Arztes.

Zusatzempfehlungen

- Mundtrockenheit (NW des Quetiapins): Emser® Salz-Pastillen, Panthenol-Tabletten (Panthenol-Jenapharm®) lutschen.
- Verdauungsstörungen (NW des Quetiapins): schonende Abführmittel wie Lactulose (Bifiteral®) oder Macrogole (Movicol®).
- WW Seroquel®: Alkohol möglichst vermeiden. Keine Einnahme zusammen mit Grapefruitsaft.

X Gebühr frei	BKK Mobil Oil
Geb.-pfl.	Name, Vorname des Versicherten F. Adrian Im Weiher 2c 80000 Musterwang geb. am 10.04.08
noctu	
Sonstige	
Unfall	Kassen-Nr. 1520078 / Versicherten-Nr. 123456700 / Status 3 1
Arbeits-unfall	Betriebsstätten-Nr. 1234567 / Arzt-Nr. 1234567 / Datum 10.12.08

6 7 8 9

Zuzahlung | Gesamt-Brutto

Arzneimittel-/Hilfsmittel-Nr.	Faktor	Taxe
1. Verordnung		
2. Verordnung		
3. Verordnung		

Rp. (Bitte Leerräume durchstreichen)

aut idem — Singulair mini 4 mg Granulatbeutel No 28 N2

aut idem — Kochsalz Braun isotonisch 0,9% 100 ml Infusionsflasche Glas No 1

aut idem

6664

Vertragsarztstempel

1234567
Dr. med. G. Kind
Facharzt für Kinderheilkunde
Beispielstr. 5
Musterhausen
Tel: 0200/10400

Abgabedatum in der Apotheke

Unterschrift des Arztes
Muster 16 (7.2008)

Bei Arbeitsunfall auszufüllen!

Unfalltag	Unfallbetrieb oder Arbeitgebernummer

1234567Y

Kassenrezept eines Kinderarztes für einen acht Monate alten Jungen

Formale Kontrolle	Ergebnis
Krankenkasse: Name, Kassennummer	vollständig
Patientendaten: Name, Anschrift, Geburtsdatum, Vers.-Nr., Status	vollständig
Arztdaten: Stempel, Unterschrift, Betriebsstätten- u. Kassenarzt-Nr.	vollständig
Ausstellungsdatum: Gültigkeit vier Wochen nach Ausstellung?	ja
Aut-idem-Kreuze	nein
Befreiung	ja

Was muss abgegeben und beachtet werden?

Singulair® mini 4 mg, 28 Granulatbeutel, N2. Rabattverträge beachten!

Kochsalz-Lösung Braun isotonisch 0,9 % 100 ml Infusionsflasche Glas No. 1.

Fragen zum Einstieg ins Beratungsgespräch

Haben Sie für Ihr Kind einen elektrischen Vernebler, mit dem Sie die Kochsalzlösung inhalieren lassen können? Haben Sie Singulair® für Ihr Kind schon einmal verordnet bekommen?

Patientenberatung zur Verordnung

Singulair® mini 4 mg Granulat (Montelukast). Leukotrienantagonist zur antientzündlichen Therapie des Asthma bronchiale. Montelukast ist nie ein Akutmittel bei Atemnot. Es wird entweder zusätzlich zu Corticoiden verordnet, wenn die anderen Mittel nach Stufenplan nicht ausreichen oder bei Kindern zwischen 2 und 4 als Cortisonalternative bei leichteren Asthmaformen. Für Kinder von 6–12 Monaten gibt es wenige Erfahrungen. Wird Montelukast zu einer bestehenden Therapie dazu verordnet, die Therapie mit den anderen Mitteln beibehalten, dann langsam die Dosis anpassen. Die Dosierung für Kinder von 6 Monaten bis 5 Jahren beträgt 1 x abends ein Beutel Granulat. Das Granulat kann pur gegessen werden oder in breiige, kühle Speisen gerührt werden. Die Portion muss dann sofort aufgebraucht werden. Bitte das Granulat nicht in Flüssigkeit auflösen. Die Wirkung setzt nach einem Tag ein. Mögliche NW: Kopfschmerzen, Bauchschmerzen, Unruhe v.a. bei Kindern, Durst. Kontraindikationen: Säuglinge < 6 Monaten.

Kochsalzlösung 0,9 %ig. Die Kochsalzlösung ist zur Inhalation mit dem Pari®-Juniorboy gedacht. Die Inhalation dient der Befeuchtung, Reinigung und zur Beschleunigung der Abheilung von entzündlichen Prozessen.

Kommentar. Ein Pari®-Juniorboy war vorhanden. Die Verneblereinheit sollte 1 x pro Jahr ausgetauscht werden, hierfür gibt es Year-Packs. Das Baby inhaliert mit der Maske. Singulair® mini bekommt das Kind zu ersten Mal.

Vorsicht bei der Selbstmedikation

- Ätherische Öle, die Menthol enthalten, können bei kleinen Kindern asthmatische Anfälle auslösen, hier Vorsicht.
- Keine Selbstmedikation bei kleinen Kindern.
- Absetzen des Montelukast nur nach Rücksprache mit dem Kinderarzt.
- Keine eigenmächtige Änderung der Dosierung.

Zusatzempfehlungen

- Im anfallsfreien Stadium, bei kleineren Infekten: gleich mit Kochsalz-Inhalationen beginnen, befeuchtet die Schleimhäute, lindert den Hustenreiz.
- Mit dem Kind viel an die frische Luft gehen.
- Eine hohe Flüssigkeitszufuhr unterstützt ein Abhusten des Schleimes bei Husten.
- Stärkung des Immunsystems des Kindes im beschwerdefreien Intervall, z. B. Echinacin-Saft (erst für Kinder ab 4 Jahren), Symbioflor® 1 (kann schon Säuglingen gegeben werden).

Gebühr frei

Geb.-pfl.

noctu

Sonstige

Unfall

Arbeitsunfall

BKK Technoform

6 7 8 9

Name, Vorname des Versicherten

T.
Christa
Brinker Str. 1B
40000 Musterdorf

geb. am 08.05.38

Kassen-Nr.	Versicherten-Nr.	Status
2031410	012345678000	5 1

Betriebsstätten-Nr.	Arzt-Nr.	Datum
1234567	1234567	07.04.08

Zuzahlung

Gesamt-Brutto

Arzneimittel-/Hilfsmittel-Nr.	Faktor	Taxe
1. Verordnung		
2. Verordnung		
3. Verordnung		

Rp. (Bitte Leerräume durchstreichen)

aut idem Panthozol 20 mg (N2)

aut idem Diclofenac 100 mg (N2)

aut idem Tepilta susp. (N2)

6664

Bei Arbeitsunfall auszufüllen!

Abgabedatum in der Apotheke

Vertragsarztstempel

1234567
Dr. med. Christoph Aller
Facharzt für Allgemeinmedizin
Hauptstr. 3
Musterstadt
Tel: 0100/10020

Unterschrift des Arztes

Muster 16 (7.2008)

Unfalltag	Unfallbetrieb oder Arbeitgebernummer

1234567Y

Kassenrezept eines Allgemeinarztes für eine 69-jährige Patientin

Formale Kontrolle	Ergebnis
Krankenkasse: Name, Kassennummer	vollständig
Patientendaten: Name, Anschrift, Geburtsdatum, Vers.-Nr., Status	vollständig
Arztdaten: Stempel, Unterschrift, Betriebsstätten-, Kassenarzt-Nr.	vollständig
Ausstellungsdatum: Gültigkeit vier Wochen nach Ausstellung?	ja
Aut-idem-Kreuze	nein
Befreiung	nein

Was muss abgegeben und beachtet werden?

Pantozol® 20 mg, 30 magensaftresistente Tabletten TMR, N2. Achtung Schreibfehler. Rabattverträge beachten!

Diclofenac 100 mg: Wirkstoffverordnung, 100 mg magensaftresistente Tabletten oder Retardkapseln, 50 St., N2, oder Suppositorien 30 St., N2, nach Rücksprache. Rabattverträge beachten!

Tepilta® Suspension, 50 Beutel, N2.

Fragen zum Einstieg ins Beratungsgespräch

Wann im Laufe des Tages nehmen Sie die Tabletten gegen Schmerzen und Entzündung ein? Wann nehmen Sie die Tabletten zum Magenschutz? Benötigen Sie die Tepilta®-Beutel regelmäßig oder nehmen Sie sie nach Bedarf ein? Haben Sie zu einem der Mittel Fragen?

Patientenberatung zur Verordnung

Pantozol® 20 mg (Pantoprazol). Protonenpumpenblocker zum Magenschutz bei Langzeitanwendung von Antiphlogistika. Einnahme 1–2 x täglich eine Std. vor einer Mahlzeit (dem Frühstück und dem Abendessen).

Diclofenac 100 mg (Diclofenac). Antiphlogistikum zur Dauertherapie. Anwendung gegen chronische Schmerz- und Entzündungszustände. Regelmäßige Einnahme magensaftresistente Arzneiformen 1 x tägl. eine Tablette bzw. Kapsel eine Stunde vor dem Essen mit einem großen Glas Wasser. Evtl. gemeinsam mit Pantozol. NW: häufig Magen-Darm-Blutungen.

Tepilta® Suspension (Oxetacain, Aluminium- u. Magnesiumhydroxid). Antazidum mit Lokalanästhetikum. Einnahme bei Bedarf 1 Beutel zwei Stunden Abstand zu einer Mahlzeit und zur Einnahme anderer Arzneimittel.

Kommentar. Ulkusprophylaxe: regelmäßiger Magenschleimhautschutz vor Auftreten von Beschwerden. Auf richtigen Einnahmezeitpunkt achten: 1 Std. vor einer Mahlzeit nüchtern! Antazidum im Abstand von 2 Std. nach einer Mahlzeit.

Vorsicht bei der Selbstmedikation

- Bei der Behandlung mit anderen Arzneimitteln in der Selbstmedikation oder nach ärztlicher Verordnung sind mögliche Wechselwirkungen zu beachten.
- Bei starken Schmerzen im Oberbauch und/oder Schwarzfärbung des Stuhls, bei Auftreten von schweren Durchfällen sofort Arzt aufsuchen, keine Selbstmedikation!
- Magenschleimhautreizende Wirkstoffe (ätherische Öle, Myrtol) meiden.

Zusatzempfehlungen

- Regelmäßige Kontrolle des Blutdrucks, in der Apotheke oder mit eigenem Blutdruckmessgerät (Blutdruckanstieg durch Diclofenac bei unbehandelter Hypertonie).
- Alkoholhaltige Getränke einschränken. Erhöhung des Risikos für Magen-Darm-Ulzera.
- Scharfe Speisen meiden.

Gebühr frei: X	DAK
Geb.-pfl.	Name, Vorname des Versicherten
noctu	L. Hiltrud Oberdamm 3 20000 Musterburg — geb. am 24.05.39
Sonstige	
Unfall	Kassen-Nr. 0180008 · Versicherten-Nr. 012345678000 · Status 1
Arbeits-unfall	Betriebsstätten-Nr. 1234567 · Arzt-Nr. 1234567 · Datum 18.02.08

6 7 8 9

Zuzahlung | Gesamt-Brutto

Arzneimittel-/Hilfsmittel-Nr.	Faktor	Taxe
1. Verordnung		
2. Verordnung		
3. Verordnung		

Rp. (Bitte Leerräume durchstreichen)

Vertragsarztstempel

aut idem — Digitoxin N3

aut idem — Atendol 25 N3

aut idem — Atacand plus N3

1234567
Dr. med. Frank Innerster
Facharzt für Innere Medizin
Hauptstr. 7
Musterstadt
Tel: 0100/10040

6664

Abgabedatum in der Apotheke

Unterschrift des Arztes

Muster 16 (7.2008)

Bei Arbeitsunfall auszufüllen!

Unfalltag	Unfallbetrieb oder Arbeitgebernummer

1234567Y

Kassenrezept eines Internisten für eine 68-jährige Patientin

Formale Kontrolle	Ergebnis
Krankenkasse: Name, Kassennummer	vollständig
Patientendaten: Name, Anschrift, Geburtsdatum, Vers.-Nr., Status	vollständig
Arztdaten: Stempel, Unterschrift, Betriebsstätten-, Kassenarzt-Nr.	vollständig
Ausstellungsdatum: Gültigkeit vier Wochen nach Ausstellung?	ja
Aut-idem-Kreuze	nein
Befreiung	ja

Was muss abgegeben und beachtet werden?

Digitoxin, N3. Wirkstoffverordnung z. B. Digimerck 0,1, 100 Tabl. Andere Stärken haben Zusätze wie "mite" oder "pico". Austausch von Digitoxin-Präparaten problematisch wegen dem Risiko von schwankenden Wirkspiegel bei geringer therapeutischer Breite. Rabattverträge beachten!

Atendol 25, 100 Tabl., N3. Arzeimittel nicht im Handel, Rücksprache erforderlich. Behandlung als Wirkstoffverordnung Atenolol. Rabattverträge beachten!

Atacand® plus N3. In 2 Stärken verfügbar (8/12,5 u. 16/12,5). Abklärung beim Patienten oder Rücksprache beim Arzt, welche Dosierung eingesetzt wird. Nach K

Fragen zum Einstieg ins Beratungsgespräch

Ist von diesen Arzneimitteln etwas neu für Sie? In welcher Stärke haben Sie das Atacand® plus bisher eingenommen? Wie bekommt Ihnen Ihre Therapie?

Patientenberatung zur Verordnung

Digitoxin 0,1 (Digitoxin). Herzglykosid. In der Erhaltungstherapie regelmäßig einnehmen. Einnahme nach dem Essen. NW bei Überdosierung Herzrhythmusstörungen, Brechreiz, Kopfschmerzen und Störungen des Farbensehens. WW u. a. mit kaliumausscheidendem Diuretikum Hydrochlorothiazid (Verstärkung der Digitoxinwirkung) und mit Betablocker Atenolol (verstärkte Bradykardie, erschwerte AV-Überleitung).

Atenolol 25 (Atenolol). Betablocker zur Blutdrucksenkung. Regelmäßige Einnahme nach ärztlicher Verordnung, meist 1 x 1 morgens eine halbe Std. vor dem Frühstück. NW meist nur in der Einstellungsphase (Müdigkeit, Schwindel, Kopfschmerzen).

Atacand® plus 16/12,5 (Candesartan + Hydrochlorothiazid). AT-II-Antagonist + Diuretikum zur Kombinationsbehandlung der Hypertonie. Regelmäßige Einnahme nach ärztlicher Verordnung, meist 1 x 1 morgens.

Kommentar. Kombination zur Behandlung der schwer einstellbaren Hypertonie, Herzinsuffizienz. Rücksprache mit dem Arzt vor allem bei Auftreten von NW erforderlich! Kontrolle des Digitoxinspiegels u. des Kaliumspiegels. Evtl. Anpassung der Digitoxindosierung oder Verzicht auf Herzglykosid.

Vorsicht bei der Selbstmedikation

- Bei der Behandlung mit anderen Arzneimitteln in der Selbstmedikation oder nach ärztlicher Verordnung sind mögliche Wechselwirkungen zu beachten.
- Bei dem Wunsch nach Mitteln gegen Übelkeit und Brechreiz, bei Kopfschmerzen und bei Störungen des Farbensehens (Gelbstich) an NW durch Digitoxinüberdosierung, bei Müdigkeit und Brechreiz an Hypokaliämie denken. Abklärung durch den Arzt.
- Bei der Selbstmedikation von Schwindel: Ursache evtl. übermäßige Blutdrucksenkung, Kontrolle und Abklärung durch den Arzt.
- Bei Schnupfenmitteln auf Sympathomimetika (z. B. Pseudoephedrin) verzichten.
- Bei regelmäßiger Einnahme von nichtsteroidalen Antirheumatika (auch ASS 500 mg, Ibuprofen, Diclofenac) kommt es zu einer Wirkabschwächung von Antihypertonika und einer Erhöhung des Blutdrucks. Engmaschige Blutdruckkontrolle mit Neueinstellung des Blutdrucks notwendig. In der Selbstmedikation auf Paracetamol ausweichen.
- Laxanzien (Natriumpicosulfat, Bisacodyl, Anthranoide) steigern die Kaliumausscheidung, Gefahr der Hypokaliämie und Digitoxinüberdosierung.
- Keine Kaliumpräparate in der Selbstmedikation.

Zusatzempfehlungen

- Regelmäßige Kontrolle des Blutdrucks und der Zucker-, Blutfett- und Harnstoffwerte.
- Alkoholhaltige Getränke möglichst einschränken.
- Auf kaliumreiche Ernährung achten (v. a. Bananen, Obst).

Gebühr frei	BARMER 19601	6 7 7 8 9
X Geb.-pfl.	Name, Vorname des Versicherten	Zuzahlung / Gesamt-Brutto
noctu	B. Elisabeth Egge 4 40000 Musterdorf geb. am 06.04.42	
Sonstige		Arzneimittel-/Hilfsmittel-Nr. / Faktor / Taxe 1. Verordnung
Unfall	Kassen-Nr. 3480007 | Versicherten-Nr. 01234567 | Status 5 1	2. Verordnung
Arbeits-unfall	Betriebsstätten-Nr. 1234567 | Arzt-Nr. 1234567 | Datum 10.09.08	3. Verordnung

Rp. (Bitte Leerräume durchstreichen)

aut idem — Metronidazol Rat 400 mg Tab TAB 20

aut idem — S.: 1 - 1 - 1

aut idem

Vertragsarztstempel

1234567
Dr. med. Frank Innerster
Facharzt für Innere Medizin
Hauptstr. 3
Musterstadt
Tel: 0100/10040

Unterschrift des Arztes

Muster 16 (7.2008)

9999

Bei Arbeitsunfall auszufüllen!

Abgabedatum in der Apotheke

Unfalltag	Unfallbetrieb oder Arbeitgebernummer

1234567Y

Kassenrezept eines Internisten für eine 66-jährige Patientin

Formale Kontrolle	Ergebnis
Krankenkasse: Name, Kassennummer	vollständig
Patientendaten: Name, Anschrift, Geburtsdatum, Vers.-Nr., Status	vollständig
Arztdaten: Stempel, Unterschrift, Betriebsstätten-, Kassenarzt-Nr.	vollständig
Ausstellungsdatum: Gültigkeit vier Wochen nach Ausstellung?	ja
Aut-idem-Kreuze	nein
Befreiung	unklar

Was muss abgegeben und beachtet werden?

Metronidazol-ratiopharm® 400 mg, 20 Tabl., N2. Rabattverträge beachten! Die vom Arzt angegebene Dosierung auf die FAM-Packung übertragen.

Mit der Patientin abklären, ob eine Zuzahlungsbefreiung vorliegt.

Fragen zum Einstieg ins Beratungsgespräch

Was hat Ihnen der Arzt zur Einnahme dieses Antibiotikums schon gesagt?

Patientenberatung zur Verordnung

Metronidazol-ratiopharm® 400 mg (Metronidazol). Antibiotikum (Chemotherapeutikum) zur Behandlung von Infektionen, an denen anaerobe Keime beteiligt sind, häufig des weiblichen Genitale (z. B. Aminkolpitis). Dosierung je nach Indikation zwischen 0,2 und 2 g Metronidazol pro Tag, mittlere Dosierung: 0,8–1 g/Tag. Hier: 3 x tägl. 400 mg für sieben Tage. Einnahme zu den Mahlzeiten. NW: Alkoholunverträglichkeit, Auftreten von dunklem Urin, metallischer Geschmack, Stomatitis, selten Kopfschmerzen, Schwindel, Verwirrtheit. Vorsicht im Straßenverkehr.

Vorsicht bei der Selbstmedikation:

- Kopfschmerzen unter der Therapie mit Metronidazol (NW) können in der Selbstmedikation behandelt werden.

Zusatzempfehlungen

- Auf alkoholhaltige Getränke möglichst verzichten. Metronidazol verursacht eine Alkoholunverträglichkeit.
- Geeignete Intimhygiene zum Erhalt des physiologischen Flora (z. B. Vagisan®), Stärkung der Vaginalflora (z. B. Vagiflor®)

Gebühr frei	AOK Niedersachsen
Geb.-pfl. X	Name, Vorname des Versicherten G. Igor Am schmalen Berg 18 30000 Musterhausen geb. am 05.06.58
noctu	
Sonstige	
Unfall	Kassen-Nr. 2114819 · Versicherten-Nr. 012345678000 · Status 1
Arbeitsunfall	Betriebsstätten-Nr. 1234567 · Arzt-Nr. 1234567 · Datum 18.09.08

6	7	8	9		

Zuzahlung | Gesamt-Brutto

Arzneimittel-/Hilfsmittel-Nr.	Faktor	Taxe
1. Verordnung		
2. Verordnung		
3. Verordnung		

Rp. (Bitte Leerräume durchstreichen)

aut idem DOXY 200MG ABZ TABLETTEN
TAB 20 ST N2

aut idem

aut idem

6664

Vertragsarztstempel

1234567
Dr. Frank Innerster
Facharzt für Innere Medizin
Hauptstr. 7
Musterstadt
Tel: 0100/10040

Unterschrift des Arztes
Muster 16 (7.2008)

Abgabedatum in der Apotheke

Bei Arbeitsunfall auszufüllen!

Unfalltag	Unfallbetrieb oder Arbeitgebernummer

1234567Y

Kassenrezept eines Internisten für einen 50-jährigen Patienten

Formale Kontrolle	Ergebnis
Krankenkasse: Name, Kassennummer	vollständig
Patientendaten: Name, Anschrift, Geburtsdatum, Vers.-Nr., Status	vollständig
Arztdaten: Stempel, Unterschrift, Betriebsstätten- u. Kassenarzt-Nr.	vollständig
Ausstellungsdatum: Gültigkeit vier Wochen nach Ausstellung?	ja
Aut-idem-Kreuze	nein
Befreiung	nein

Was muss abgegeben und beachtet werden?

Doxycyclin ABZ® 200 mg, 20 Tabl., N2. Rabattverträge beachten!

Fragen zum Einstieg ins Beratungsgespräch

In welcher Dosierung sollen Sie Ihr Antibiotikum einnehmen?
Gegen welche Beschwerden hat Ihnen Ihr Arzt das Antibiotikum verschrieben?

Patientenberatung zur Verordnung

Doxycyclin ABZ® 200 mg (Doxycyclin). Chemotherapeutikum, bakteriostatische Wirkung. Dosierung und Menge gibt Hinweis auf Indikation Borreliose, klinische Symptome Erythema migrans, manchmal akuter Beginn mit Schüttelfrost und Fieber. Dosierung bei Borreliose nach ärztlicher Verordnung: üblicherweise 1 x tägl. 200 mg für 21 Tage (hier 20 Tage). Tabletten zu einer Mahlzeit mit einem großen Glas Wasser (200 ml) in aufrechter Haltung einnehmen. 10–15 Minuten nach der Einnahme ein weiteres Glas Wasser nachtrinken. Einnahmeabstand zu Milch und Milchprodukten. Regelmäßige Einnahme erforderlich. Bei Einnahme zu einer Mahlzeit gute Magenverträglichkeit. Stuhlveränderungen wie bei allen Antibiotika möglich, nur bei schweren Durchfällen die Therapie abbrechen und den Arzt aufsuchen. Erhöhung der Lichtempfindlichkeit: Sonne bzw. Sonnenbank meiden, Haut (auch Kopfhaut) bedecken, hohe Lichtschutzfaktoren verwenden.

Kommentar. Alternativ bei Unverträglichkeit: 2 x 1 g Amoxicillin für vier Wochen.

Vorsicht bei der Selbstmedikation

- Bei gleichzeitiger Einnahme von Antazida und Colestyramin Hemmung der Resorption von Doxycyclin möglich, Einnahmeabstand einhalten.
- Bei gleichzeitigem Kauf von Johanniskraut: Hinweis auf verstärkte Lichtempfindlichkeit.
- Bei auftretenden Gelenkschmerzen (Arthritiden) und neurologischen Symptomen (Kopfschmerzen, neurologische Ausfälle, Meningitis) an Spätsymptome der Borreliose denken: keine Selbstmedikation, sondern antibiotische Therapie durch den Arzt.
- Bei Einnahme von Mineralstoffen (vor allem Calcium, Magnesium, Eisen, Zink): Einnahmeabstand von zwei Stunden einhalten, um Resorption nicht zu hemmen.

Zusatzempfehlungen

- Unter Therapie mit Doxycyclin: Auf guten Sonnenschutz achten.
- Repellenzien zur Zeckenabwehr. Feste Schuhe, lange Hosen bei Spaziergängen oder im Garten tragen. Jeden Abend Haut nach Zecken absuchen.
- Bei Aufenthalt in FSME-Risikogebieten: Empfehlung zur FSME-Impfung.

Gebühr frei	AOK Niedersachsen
X Geb.-pfl.	Name, Vorname des Versicherten
noctu	G. Ralf Alte Talstr. 19 30000 Musterhausen — geb. am 18.02.41
Sonstige	
Unfall	Kassen-Nr. 2114819 | Versicherten-Nr. 01234567 | Status 5241 M
Arbeits-unfall	Betriebsstätten-Nr. 1234567 | Arzt-Nr. 1234567 | Datum 07.04.08

6 7 8 9

Zuzahlung | Gesamt-Brutto

Arzneimittel-/Hilfsmittel-Nr.	Faktor	Taxe
1. Verordnung		
2. Verordnung		
3. Verordnung		

Rp. (Bitte Leerräume durchstreichen)

aut idem — Acic 800 N2

aut idem — Tramadolor 100 ID N1

aut idem

Vertragsarztstempel

1234567
Dr. med. Christoph Aller
Facharzt für Allgemeinmedizin
Hauptstr. 3
Musterstadt
Tel: 0100/10020

Unterschrift des Arztes
Muster 16 (7.2008)

6664

Bei Arbeitsunfall auszufüllen!

Abgabedatum in der Apotheke

Unfalltag	Unfallbetrieb oder Arbeitgebernummer

1234567Y

Kassenrezept eines Allgemeinarztes für einen 67-jährigen Patienten

Formale Kontrolle	Ergebnis
Krankenkasse: Name, Kassennummer	vollständig
Patientendaten: Name, Anschrift, Geburtsdatum, Vers.-Nr., Status	vollständig
Arztdaten: Stempel, Unterschrift, Betriebsstätten-, Kassenarzt-Nr.	vollständig
Ausstellungsdatum: Gültigkeit vier Wochen nach Ausstellung?	ja
Aut-idem-Kreuze	nein
Befreiung	nein

Was muss abgegeben und beachtet werden?

Acic® 800, 25 Tabl., N2. Rabattverträge beachten!

Tramadolor® 100 ID, 10 Retardtabl., N1. Vorsicht: N1 sind 10 oder 20 Tabl. Rabattverträge beachten!

Fragen zum Einstieg ins Beratungsgespräch

Sie benötigen Ihre Medikamente bestimmt dringend? Was hat Ihnen der Arzt bereits zur Einnahme gesagt?

Patientenberatung zur Verordnung

Acic® 800 (Aciclovir 800 mg). Virustatikum, in der Dosierung und Kombination zur Behandlung des Herpes zoster. Therapie bei den ersten Anzeichen des Herpes zosters beginnen. Einnahme 5 x täglich 800 mg, alle vier Stunden 1 Tablette, für sieben Tage. Nachtruhe kann eingehalten werden. Einnahme mit einem großen Glas Wasser möglichst zu einer Mahlzeit. Mögliche NW: Schwindel, Verwirrtheitszustände, Abgeschlagenheit, Schläfrigkeit, Magen-Darm-Beschwerden.

Tramadolor® 100 ID (Tramadol). Analgetikum zur Behandlung mittelschwerer bis schwerer Schmerzen, Kombination aus schnellwirksamem und retardiertem Anteil Tramadol. Dosierung nach ärztlicher Verordnung üblicherweise 2 x täglich 1 Tabl. Regelmäßige Einnahme zur Vermeidung einer Post-Zoster-Neuralgie. NW: Schwindel, Magen-Darm-Beschwerden, Obstipation, Mundtrockenheit, Schwitzen, Kopfschmerzen.

Kommentar. Zur möglichst frühen Behandlung des Herpes zoster und zur Sicherung des Therapieerfolgs sind schnell verfügbare (an Lager befindliche) Aciclovir-Präparate gegenüber zu bestellenden Rabattartikeln zu bevorzugen.

Vorsicht bei der Selbstmedikation

- Auf alkoholhaltige Pharmaka (Tropfen) und sedierende Wirkstoffe (Dextromethorphan, Antihistaminika) verzichten (Verstärkung der sedierenden Wirkung des Tramadols).

Zusatzempfehlungen

- Zur Unterstützung der Neuroregeneration evtl. Vitamin B-Komplex (z. B. Neuro ratiopharm®, Keltican®) einsetzen.
- Vorsicht beim Autoverkehr oder beim Umgang mit Maschinen (eingeschränkte Reaktionsfähigkeit durch Tramadol).
- Den Verzehr von alkoholhaltigen Getränken möglichst einschränken bzw. darauf verzichten.

Krankenkasse bzw. Kostenträger

Gebühr frei

X Geb.-pfl.

noctu

Sonstige

Unfall

Arbeitsunfall

AOK Westfalen-Lippe 18111

6	7	8	9
	7		

Name, Vorname des Versicherten

S.
Fritz
Hohe Egge 4
40000 Musterdorf

geb. am 25.01.20

Kassen-Nr.	Versicherten-Nr.	Status
3411401	01234567	5 1

Betriebsstätten-Nr.	Arzt-Nr.	Datum
1234567	1234567	10.09.08

Zuzahlung

Gesamt-Brutto

Arzneimittel-/Hilfsmittel-Nr.	Faktor	Taxe
1. Verordnung		
2. Verordnung		
3. Verordnung		

Rp. (Bitte Leerräume durchstreichen)

aut idem

Optifine 8 Kan 0.25x8mm KAN 100

aut idem

aut idem

6664

Abgabedatum in der Apotheke

Vertragsarztstempel

1234567
Dr. med. Frank Innerster
Facharzt für Innere Medizin
Hauptstr. 3
Musterstadt
Tel: 0100/10040

Unterschrift des Arztes

Muster 16 (7.2008)

Bei Arbeitsunfall auszufüllen!

Unfalltag	Unfallbetrieb oder Arbeitgebernummer

1234567Y

Kassenrezept eines Internisten für einen 88-jährigen Patienten

Formale Kontrolle	Ergebnis
Krankenkasse: Name, Kassennummer	vollständig
Patientendaten: Name, Anschrift, Geburtsdatum, Vers.-Nr., Status	vollständig
Arztdaten: Stempel, Unterschrift, Betriebsstätten-, Kassenarzt-Nr.	vollständig
Ausstellungsdatum: Gültigkeit vier Wochen nach Ausstellung?	ja
Aut-idem-Kreuze	nein
Befreiung	unklar
Feld 7 „Hilfsmittel" angekreuzt	ja

Was muss abgegeben und beachtet werden?

Optifine® 8 Kanülen 0,25 x 8 mm, 100 Kanülen. Hilfsmittel für Diabetiker. Zuzahlung genau 10 % des Abrechnungspreises.

Mit den Patienten abklären, ob eine Zuzahlungsbefreiung vorliegt, und den Erhalt des Hilfsmittels auf der Rezeptrückseite bestätigen lassen.

Fragen zum Einstieg ins Beratungsgespräch

Diese Kanülen für Ihren Insulinpen kennen Sie ja schon?

Das Alter gibt einen Hinweis auf mögliche Hörprobleme des Patienten. Sprechen Sie deutlich. Halten Sie Blickkontakt, um Rückmeldung zu erhalten, ob er Sie versteht.

Patientenberatung zur Verordnung

Optifine® 8 Kanülen. Kanülen passend für den OptiPen® (Hoechst) zur subkutanen Insulininjektion. Länge 8 mm für normalgewichtige Diabetiker, 12 mm bei übergewichtigen Patienten mit vermehrtem Fettgewebe an den Einstichstellen, 6 mm für schlanke Patienten. Nach jeder Injektion Kanülen wechseln, Spitzen werden bereits nach einmaligem Gebrauch stumpf.

Vorsicht bei der Selbstmedikation

- Bei der Behandlung von Schmerzen: Die regelmäßige Einnahme von ASS (> 1,5 g/Tag) und anderen nichtsteroidalen Antirheumatika (Naproxen, Diclofenac in der Selbstmedikation) steigert die Insulinwirkung und erhöht die Gefahr der Hypoglykämie.
- Arzneisäfte enthalten meist blutzuckerwirksame Zucker, Tropfen oft Alkohol.

Zusatzempfehlungen

- Regelmäßige Blutzuckermessungen mit eigenem Messgerät.
- Gesunde Ernährung zuführen, Körpergewicht normalisieren.
- Körperliche Überanstrengung meiden (Gefahr der Unterzuckerung, Hypoglykämie).
- Bei Unterzuckerung: Traubenzucker zuführen.
- Auf alkoholhaltige Getränke möglichst verzichten. Akute Einwirkung von Alkohol verschlechtert die Nierenfunktion und verstärkt die Insulinwirkung. Gefahr der Hypoglykämie. Bei chronischem Alkoholkonsum: erhöhte Blutzuckerwerte.

Gebühr frei | AOK W-L 18111

6 | 7 | X8 | X9

Geb.-pfl. | Name, Vorname des Versicherten

geb. am

Zuzahlung | Gesamt-Brutto

noctu

Arzneimittel-/Hilfsmittel-Nr. | Faktor | Taxe

Sonstige | 1. Verordnung

2. Verordnung

Unfall | Kassen-Nr. | Versicherten-Nr. | Status

3. Verordnung

Arbeitsunfall | Betriebsstätten-Nr. | Arzt-Nr. | Datum 08.09.08

Rp. (Bitte Leerräume durchstreichen)

Vertragsarztstempel

aut idem | FSME-Impfstoff Kdr. 20 FS

1234567
Dr. med. Petra Drilling
Kinderärztin
Hauptstr. 11
Musterstadt
Tel: 0100/10050

aut idem

aut idem

6664

Bei Arbeitsunfall auszufüllen!

Abgabedatum in der Apotheke

Unterschrift des Arztes

Muster 16 (7.2008)

Unfalltag	Unfallbetrieb oder Arbeitgebernummer

1234567Y

Kassenrezept einer Kinderärztin über Sprechstundenbedarf

Formale Kontrolle	Ergebnis
Krankenkasse: Name, Kassennummer	ausreichend
Patientendaten: Name, Anschrift, Geburtsdatum, Vers.-Nr., Status	Sprechstundenbedarf
Arztdaten: Stempel, Unterschrift, Betriebsstätten-, Kassenarzt-Nr.	unvollständig
Ausstellungsdatum: Gültigkeit vier Wochen nach Ausstellung?	ja
Aut-idem-Kreuze	nein
Befreiung	ja
Feld 8 „Impfstoff" und Feld 9 „Sprechstundenbedarf" angekreuzt	ja

Was muss abgegeben und beachtet werden?

FSME-Impfstoff für Kinder, 20 Fertigspritzen. Wirkstoffverordnung (Belieferung z. B. mit FSME-immun® 0,25 ml junior oder Encepur® Kinder).

Um Retaxationen zu vermeiden, kann die Kassennummer handschriftlich ergänzt werden. Die Arztnummer ist im Stempel enthalten.

Fragen zum Einstieg ins Beratungsgespräch

Wo lagern Sie den Impfstoff in Ihrer Praxis?

Beratung des Praxispersonals zur Verordnung

Encepur® Kinder (inaktiviertes FSME-Virus). Aktive Immunisierung gegen die durch Zecken übertragene Frühsommer-Meningoenzephalitis (FSME) bei Kindern und Jugendlichen (1–16 J.), die sich dauernd oder vorübergehend in Gebieten mit FSME-Naturherden aufhalten. Grundimmunisierung: drei Injektionen zum Zeitpunkt 0, 1–3 Monate und 9–12 Monate. Auffrischimpfung nach 3 Jahren. Schnellimmunisierung zum Zeitpunkt 0, 7 Tage und 21 Tage, Auffrischimpfung nach 12–18 Monaten.

Vorsicht bei der Selbstmedikation

- Entfällt.

Zusatzempfehlungen

- Entfällt.

Gebühr frei: X	Techniker Krankenkasse 74605
Geb.-pfl.	Name, Vorname des Versicherten R. Lars Neue Bankstr. 88 40000 Musterdorf geb. am 02.04.07
noctu	
Sonstige	
Unfall	Kassen-Nr. 3477503 · Versicherten-Nr. 01234567 · Status 3000 1
Arbeits-unfall	Betriebsstätten-Nr. 1234567 · Arzt-Nr. 00000000 · Datum 09.09.08

6 X 8 9

Zuzahlung | Gesamt-Brutto

Arzneimittel-/Hilfsmittel-Nr.	Faktor	Taxe
1. Verordnung		
2. Verordnung		
3. Verordnung		

Rp. (Bitte Leerräume durchstreichen)

aut idem

aut idem

aut idem

Inhalationsgerät m. Zubehör
zum Verleih für 2 Wochen

Vertragsarztstempel

Marien-Hospital Musterstadt
Kinderklinik
Nebenstr. 1
Musterstadt

Dr. med. Neuborn
KV-Nr. 1-23456-78

Unterschrift des Arztes

Muster 16 (7.2008)

6664

Abgabedatum in der Apotheke

Bei Arbeitsunfall auszufüllen!

Unfalltag	Unfallbetrieb oder Arbeitgebernummer

1234567Y

Kassenrezept eines Kinderarztes für einen 17 Monate alten Jungen

Formale Kontrolle	Ergebnis
Krankenkasse: Name, Kassennummer	vollständig
Patientendaten: Name, Anschrift, Geburtsdatum, Vers.-Nr., Status	vollständig
Arztdaten: Stempel, Unterschrift, Betriebsstätten-, Kassenarzt-Nr.	ausreichend
Ausstellungsdatum: Gültigkeit vier Wochen nach Ausstellung?	ja
Aut-idem-Kreuze	nein
Befreiung	ja
Feld 7 „Hilfsmittel" angekreuzt	nein

Was muss abgegeben und beachtet werden?

Inhalationsgerät m. Zubehör: Z.B. Pari-Boy® Kompressor (zum Verleih) plus Zubehör Year-Pack Junior (zum Verbleib beim Patienten). Je nach Krankenkasse Festpreis (Miete pro Tag) zum Verleih von Hilfsmitteln, Kostenvoranschlag und Genehmigung oder Belieferung des Rezepts durch die Krankenkasse selbst (AOK).

Erhalt des Hilfsmittels und Dauer des Verleihs von der Eltern des Patienten auf der Rezeptrückseite bestätigen lassen.

Fragen zum Einstieg ins Beratungsgespräch

Haben Sie schon einmal ein Inhaliergerät angewendet? Was soll Ihr Sohn inhalieren?

Patientenberatung zur Verordnung

Inhalationsgerät. Hilfsmittel zur Inhalation von (meist wirkstoffhaltiger) Kochsalzlösung zur Befeuchtung und zum Erreichen einer optimalen Wirkung in den Lungen. Erklärung des Zusammenbaus und der Wirkung des Geräts, Einfüllen der wirkstoffhaltigen Lösung in den Arzneibehälter, Durchführung der Inhalation und Reinigung der benetzten Teile.

Kommentar. Auf einem zweiten Rezept sind meist die Inhalationslösung (Dosierung: wenige Tropfen) und die isotonische Kochsalzlösung als Trägerlösung verordnet. Zur Dosierung der Kochsalzlösung im Mehrdosenbehälter benötigt der Anwender noch eine 2-ml-Einmalspritze und eine Kanüle. Alternativ: einzelne NaCl-Portionsfläschchen zum Einmalgebrauch.

Vorsicht bei der Selbstmedikation

- Selbstmedikation eines 1-jährigen Kindes ist nur nach ärztlicher Empfehlung durchzuführen.

Zusatzempfehlungen

- Wenn Maske vom Kind nicht toleriert wird, Nebel evtl. mit Mundstück vor Gesicht applizieren.

Gebühr frei | Geb.-pfl. X | noctu | Sonstige | Unfall | Arbeitsunfall

BKK VOR ORT 00020

Name, Vorname des Versicherten

T.
Angelika
Hattinger Str. 60
40000 Musterdorf

geb. am 06.09.64

Kassen-Nr.	Versicherten-Nr.	Status
4526376	01234567	3000 1
Betriebsstätten-Nr.	**Arzt-Nr.**	**Datum**
1234567	1234567	10.09.08

6 X 8 9

Zuzahlung | Gesamt-Brutto

Arzneimittel-/Hilfsmittel-Nr.	Faktor	Taxe
1. Verordnung		
2. Verordnung		
3. Verordnung		

Vertragsarztstempel

Rp. (Bitte Leerräume durchstreichen)

aut idem

1 Paar Kompressionsstrümpfe A-G offen
nach Maß
Dg. Z.n. Variektomie

aut idem

aut idem

1234567
Dr. med. Christoph Aller
Facharzt für Allgemeinmedizin
Hauptstr. 3
Musterstadt
Tel: 01000/10020

6664

Abgabedatum in der Apotheke

Unterschrift des Arztes
Muster 16 (7.2008)

Bei Arbeitsunfall auszufüllen!

Unfalltag	Unfallbetrieb oder Arbeitgebernummer

1234567Y

Kassenrezept eines Allgemeinarztes für eine 44-jährige Patientin

Formale Kontrolle	Ergebnis
Krankenkasse: Name, Kassennummer	vollständig
Patientendaten: Name, Anschrift, Geburtsdatum, Vers.-Nr., Status	vollständig
Arztdaten: Stempel, Unterschrift, Betriebsstätten-, Kassenarzt-Nr.	vollständig
Ausstellungsdatum: Gültigkeit vier Wochen nach Ausstellung?	ja
Aut-idem-Kreuze	nein
Befreiung	nein

Was muss abgegeben und beachtet werden?

Kompressionsstrümpfe, 1 Paar, A-G, offene Spitze, nach Maß. Schenkelstrümpfe. Kompressionsklasse vom Arzt ergänzen lassen. Haftrand erforderlich, vom Arzt auf dem Rezept ergänzen lassen. Wenn Seriengröße nicht passt, Sonderanfertigung möglich (Herstellung nach Maß). Zuzahlung 10 % des Abrechnungspreises bis max. 10 €, je nach ausgewähltem Hersteller und Strumpfqualität evtl. Mehrkosten für den Patienten. Abrechnung über PZN oder Hilfsmittelnummer.

Erhalt des Hilfsmittels von der Patientin auf der Rückseite bestätigen lassen.

Fragen zum Einstieg ins Beratungsgespräch

Haben Sie schon einmal Kompressionsstrümpfe von uns erhalten? Wann haben Sie das letzte Mal Kompressionsstrümpfe von uns erhalten?

Die Patientin hatte vor vier Tagen Geburtstag. Gratulieren Sie ihr nachträglich.

Patientenberatung zur Verordnung

Kompressionsstrümpfe. Strümpfe zur Kompressionstherapie bei Venenschwäche und Krampfaderleiden, hier zur Stabilisierung des Zustands nach Entfernen der Krampfadern. Ausmessen des Umfangs und der Länge der Beine frühmorgens kurz nach dem Aufstehen erforderlich. Auswählen der passenden Strümpfe aus dem Seriensortiment der Anbieter, evtl. Maßanfertigung. Auswahl der gewünschten Qualität, Farbe und des Haftrands. Die Strümpfe sollen täglich getragen werden. Frühmorgens anziehen, um Schwellung der Beine zu vermeiden.

Kommentar. Bei Erstverordnung gleichzeitige Verordnung eines Wechselpaares möglich, Wiederverordnung nach sechs Monaten möglich.

Vorsicht bei der Selbstmedikation

- Bei ungewöhnlichen Schmerzen in den Beinen Arzt aufsuchen (Gefahr der Thrombose).

Zusatzempfehlungen

- Tipps zum Anziehen der Strümpfe: morgens früh, Strumpf bis zur Spitze in den Händen raffen, Fußspitze einstecken, Strumpf ohne zu reißen über das Bein streifen. Hilfsmittel: Gummihandschuhe, um Strümpfe nicht zu beschädigen; Anziehhilfe bei unbeweglichen, (meist alten) Patienten. Vor dem Anziehen das Bein nicht eincremen (Bestandteile von Pflegeprodukten beeinträchtigen das Strumpfmaterial).
- Zum Waschen der Strümpfe Spezialwaschmittel verwenden.
- Ödemprotektiva erhöhen den venösen Gefäßtonus, dichten die Gefäße ab und verringern so (geringfügig) die Ödembildung, z. B. Aescin (Reparil®), Rutoside (Venoruton®), Mäusedornextrakt (Phlebodril®) oder Weinblätterextrakt (Antistax®). Einnahme wirksamer als Einreiben.
- Venensalben wirken subjektiv beschwerdelindernd (z. B. Antistax®, Heparin). Durch Massage beim Einreiben kurzfristig verbesserter Rückstrom.
- Bewegung der Beinmuskulatur bei Gymnastik, Schwimmen, Radfahren, Laufen unterstützt das Rückströmen des Blutes (Muskelpumpe). Zehenspitzen und Fersen auch beim Sitzen möglichst oft hin und her wippen.
- Gesunde Ernährung. Alkoholhaltige Getränke möglichst einschränken. Auf Nicotin verzichten. Nicotin erhöht das Thromboserisiko.
- Langes Stehen oder Sitzen vermeiden. Beine möglichst oft hochlagern, Winkel zwischen Oberschenkel und Becken $> 90°$.

Gebühr frei | Geb.-pfl. X | noctu | Sonstige | Unfall | Arbeitsunfall

Krankenkasse bzw. Kostenträger
AOK Westfalen-Lippe 18111

Name, Vorname des Versicherten — geb. am
N.
Hans
Wittenerstr. 33 — 01.05.44
40000 Musterdorf

Kassen-Nr.	Versicherten-Nr.	Status
3411401	01234567	5444 1

Betriebsstätten-Nr.	Arzt-Nr.	Datum
1234567	1234567	01.09.08

BVG	Hilfsmittel	Impfstoff	Spr.-St. Bedarf	Begr.-Pflicht	Apotheken-Nummer / IK
6	X	8	9		

Zuzahlung | Gesamt-Brutto

Arzneimittel-/Hilfsmittel-Nr.	Faktor	Taxe
1. Verordnung		
2. Verordnung		
3. Verordnung		

Rp. (Bitte Leerräume durchstreichen)

aut idem — Attends Super plus L 2x 28 St.

aut idem — Anatomisch geformte Vorlagen Saugstärke 3 1 OP

aut idem — D.: Harninkontinenz

Vertragsarztstempel

1234567
Dr. med. Christoph Aller
Facharzt für Allgemeinmedizin
Hauptstr.3
Musterstadt
Tel: 01000/10020

Unterschrift des Arztes
Muster 16 (7.2008)

6664

Abgabedatum in der Apotheke

Bei Arbeitsunfall auszufüllen!

Unfalltag	Unfallbetrieb oder Arbeitgebernummer

1234567Y

Kassenrezept eines Allgemeinarztes für einen 64-jährigen Patienten

Formale Kontrolle	Ergebnis
Krankenkasse: Name, Kassennummer	vollständig
Patientendaten: Name, Anschrift, Geburtsdatum, Vers.-Nr., Status	vollständig
Arztdaten: Stempel, Unterschrift, Betriebsstätten-, Kassenarzt-Nr.	vollständig
Ausstellungsdatum: Gültigkeit vier Wochen nach Ausstellung?	ja
Aut-idem-Kreuze	nein
Befreiung	nein
Feld 7 „Hilfsmittel" angekreuzt	ja

Was muss abgegeben und beachtet werden?

Attends® super plus L, 2 x 28 St. Inkontinenzversorgung mit Windelhosen, super plus: Saugstärke, angepasst an Inkontinenz des Patienten; L: large, Größe je nach Bauchumfang des Patienten.

Anatomisch geformte Vorlagen, Saugstärke 3. Inkontinenzvorlagen zum Einlegen in die Unterhose bzw. spezielle Netzhöschen. Saugstärke 3: saugende Hilfsmittel mit der Hilfsmittelnummer 15.25.01.2.

Zuzahlung 10 % vom Abrechnungspreis (nach Liefervertrag), max. 10 €, plus evtl. anfallende Mehrkosten. Erhalt des Hilfsmittels auf der Rezeptrückseite bestätigen lassen.

Fragen zum Einstieg ins Beratungsgespräch

Kommen Sie gut mit den Windelhosen zurecht? Welche Vorlagen hatten Sie beim letzten Mal?

Patientenberatung zur Verordnung

Attends® (Windelhosen). Zur Inkontinenzversorgung von bettlägerigen Patienten und schweren Formen der Inkontinenz. Wahrscheinlich Versorgung zur Nacht.

Anatomisch geformte Vorlagen. Zur Inkontinenzversorgung bei leichten Formen der Inkontinenz. Wahrscheinlich Versorgung für den Tag mit selbständigem Toilettengang. Hilfsmittel evtl. Netzhosen je nach Bauchumfang des Patienten.

Kommentar. Beratung möglichst im Beratungszimmer, um Privatsphäre des Patienten zu bewahren.

Vorsicht bei der Selbstmedikation

- Entfällt.

Zusatzempfehlungen

- Fetthaltige bzw. zinkoxidhaltige Salben zur Pflege von häufig feuchten Körperstellen.
- Betteinlagen zum Schutz der Matratze.
- Evtl. ärztliche Verordnung von miktionsbeeinflussenden Arzneimitteln.

Gebühr frei	
Geb.-pfl. X	
noctu	
Sonstige	
Unfall	
Arbeits-unfall	

Krankenkasse bzw. Kostenträger
BARMER 19601

Name, Vorname des Versicherten
B.
Gerhard
Essener Str. 6
40000 Musterdorf

geb. am
25.01.37

Kassen-Nr.	Versicherten-Nr.	Status
3480007	012345678000	5000 1

Betriebsstätten-Nr.	Arzt-Nr.	Datum
1234567	1234567	07.04.08

BVG	Hilfs-mittel	Impf-stoff	Spr.-St. Bedarf	Begr.-Pflicht	Apotheken-Nummer / IK
6	7	8	9		

Zuzahlung	Gesamt-Brutto

Arzneimittel-/Hilfsmittel-Nr.	Faktor	Taxe
1. Verordnung		
2. Verordnung		
3. Verordnung		

Rp. (Bitte Leerräume durchstreichen)

aut idem

SALOFALK 4G/60ML KLYSMEN KLI 21 ST N2
(PZN: 111656/KOHLPHARMA GMBH)

aut idem

COLIFOAM REKTALSCHAUM SPR 2X2G N2
(PZN: 4244561/MEDA-PHARM)

aut idem

6664

Abgabedatum
in der Apotheke

Vertragsarztstempel

1234567
Dr. med. Christoph Aller
Facharzt für Allgemeinmedizin
Hauptstr. 3
Musterstadt
Tel: 0100/10020

Unterschrift des Arztes

Muster 16 (7.2008)

Bei Arbeitsunfall auszufüllen!

Unfalltag	Unfallbetrieb oder Arbeitgebernummer

1234567Y

Kassenrezept eines Allgemeinarztes für einen 71-jährigen Patienten

Formale Kontrolle	Ergebnis
Krankenkasse: Name, Kassennummer	vollständig
Patientendaten: Name, Anschrift, Geburtsdatum, Vers.-Nr., Status	vollständig
Arztdaten: Stempel, Unterschrift, Betriebsstätten-, Kassenarzt-Nr.	vollständig
Ausstellungsdatum: Gültigkeit vier Wochen nach Ausstellung?	ja
Aut-idem-Kreuze	nein
Befreiung	nein

Was muss abgegeben und beachtet werden?

Salofalk® 4 g/60 ml, 21 Klysmen, N2. Importverordnung.

Colifoam® Rektalschaum, 2 x 2 g, N1. Bei Verfügbarkeit Import beliefern.

Fragen zum Einstieg ins Beratungsgespräch

Sie kennen sich bestimmt mit der Anwendung der Mittel aus? Wie häufig sollen Sie den Colifoam-Schaum anwenden?

Patientenberatung zur Verordnung

Salofalk® (Mesalazin 4 g). Chemotherapeutikum zur Akutbehandlung und Rezidivprophylaxe des Morbus Crohn bzw. der Colitis ulcerosa bei Befall des Colon descendens. Anwendung je nach ärztlicher Anweisung, übl. 1 x tägl. 4 g also ein Klistier abends vor dem Schlafengehen. NW: Blutbildungsstörungen, erhöhtes Infektionsrisiko, Magen-Darm-Beschwerden.

Colifoam® Rektalschaum (Hydrocortison 2 mg). Lokale Cortisontherapie zur Therapie einer entzündlichen Erkrankung in unteren Dickdarmbereichen, wie Colitis ulcerosa oder bei Morbus Crohn. Anwendung üblicherweise 2–3 Wochen lang 1–2 x tägl. Eine Applikatorfüllung in den Darm einführen, danach 1 Dosis alle zwei Tage. Systemische NW bei kurzfristiger Anwendung (< 10 Tage) Dyspepsie, Muskelkämpfe Herzklopfen, Sehstörungen, Nervosität, Schlaflosigkeit, selten schwerwiegend. Bei längerfristiger Anwendung häufig: Natriumretention mit Ödembildung, Herabsetzung der Infektresistenz, Haut- und Muskelatrophien, Vollmondgesicht, Stammfettsucht u. a.m NW werden zum Erreichen des Nutzens (Kupieren des Entzündungsschubs in Kauf genommen.

Kommentar. Kombination und systemische Behandlung gibt einen Hinweis auf Colitis ulcerosa.

Vorsicht bei der Selbstmedikation

- Bei der Behandlung mit anderen Arzneimitteln in der Selbstmedikation oder nach ärztlicher Verordnung sind mögliche Wechselwirkungen zu beachten.
- ASS und NSAR erhöhen das Risiko von Magen-Darm-Blutungen und der Entstehung von Ulzera. Paracetamol zur Schmerzbehandlung bevorzugen.
- Bei Auftreten von Magenschmerzen Rücksprache mit dem Arzt: Ulkusprophylaxe mit Protonenpumpenblockern statt Selbstmedikation.

Zusatzempfehlungen

- Reichliche Flüssigkeitszufuhr zur Verbesserung der Verträglichkeit von Mesalazin.
- Gesunde, calciumreiche Ernährung, Gemüse und Obst bevorzugen, Fett und Salz meiden. Regelmäßige Bewegung, Ausdauersport und Krafttraining zur Osteoporoseprophylaxe (NW der Cortisontherapie).
- Für Diabetiker: Cortison verringert die Wirkung von Antidiabetika und erhöht den Blutzuckerspiegel, regelmäßige Kontrollen und Anpassung der Therapie.

Krankenkasse bzw. Kostenträger

BARMER 19601

Name, Vorname des Versicherten

B.
Barbara
Obere Str. 45
50000 Mustertal

geb. am 25.11.40

Kassen-Nr.	Versicherten-Nr.	Status
3411401	01234567	5444 1

Betriebsstätten-Nr.	Arzt-Nr.	Datum
1234567	1234567	01.09.08

Gebühr frei

X Geb.-pfl.

noctu

Sonstige

Unfall

Arbeits-unfall

BVG	Hilfs-mittel	Impf-stoff	Spr.-St. Bedarf	Begr.-Pflicht	Apotheken-Nummer / IK
6	7 X	8	9	X	

Zuzahlung

Gesamt-Brutto

Arzneimittel-/Hilfsmittel-Nr.	Faktor	Taxe
1. Verordnung		
2. Verordnung		
3. Verordnung		

Rp. (Bitte Leerräume durchstreichen)

1 Handgelenkschiene - ManuComfort
Firma Otto Bock
Diagnose: KTS 656.0G
Links
Diagnose: Arthralgie (M25.59G)

aut idem

aut idem

aut idem

6664

Abgabedatum in der Apotheke

Vertragsarztstempel

1234567
Dr. med. Wilhelm Ost
Facharzt für Orthopädie
Bergstraße 1
Musterstadt
Tel: 01000/10070

Unterschrift des Arztes

Muster 16 (7.2008)

Bei Arbeitsunfall auszufüllen!

Unfalltag	Unfallbetrieb oder Arbeitgebernummer

1234567Y

Kassenrezept eines Orthopäden für eine 67-jährige Patientin

Formale Kontrolle	Ergebnis
Krankenkasse: Name, Kassennummer	vollständig
Patientendaten: Name, Anschrift, Geburtsdatum, Vers.-Nr., Status	vollständig
Arztdaten: Stempel, Unterschrift, Betriebsstätten-, Kassenarzt-Nr.	vollständig
Ausstellungsdatum: Gültigkeit vier Wochen nach Ausstellung?	ja
Aut-idem-Kreuze	nein
Befreiung	nein
Feld 7 „Hilfsmittel" angekreuzt	ja
Feld „Begründungspflicht" angekreuzt	ja

Was muss abgegeben und beachtet werden?

ManuComfort®, Handgelenkschiene, links. Umfang des Handgelenks messen, um Größe der Handgelenkschiene zu ermitteln, z. B. 16–19 cm = Größe M/L. Hilfsmittel mit Begründungspflicht. Je nach Krankenkasse und ausgewähltem Artikel Festbetrag oder Kostenvoranschlag und Genehmigung erforderlich.

Erhalt des Hilfsmittels von der Patientin auf der Rezeptrückseite bestätigen lassen.

Fragen zum Einstieg ins Beratungsgespräch

Hat Ihnen der Arzt die Schiene, die Sie bekommen sollen, schon gezeigt? Wann sollen Sie die Schiene tragen?

Patientenberatung zur Verordnung

ManuComfort® (Handgelenkschiene). Hilfsmittel zur Stabilisierung des Handgelenks bei akuten oder chronischen Reizzuständen des Handgelenks, Distorsionen, Karpaltunnelsyndrom, Sehnenscheidenentzündung, Bandverletzungen. Hier: Gelenkschmerz (Arthralgie) bei KTS = Karpaltunnelsyndrom. Schiene wird meist nachts getragen zur Ruhigstellung des Handgelenks.

Vorsicht bei der Selbstmedikation

- Entfällt.

Zusatzempfehlungen

- Belastende Handarbeit möglichst einschränken.
- Lokale Behandlung mit antiphlogistischen Salben oder Lösungen, z. B. Diclofenac (Voltaren® Schmerzgel), Indometacin (Mobilat® Schmerzspray), Arnika (DoloCyl®, DOC®-Salbe).
- Tagsüber Stabilisierung des Handgelenks durch Verband mit Idealbinde zur Schonung des Handgelenks.

Krankenkasse bzw. Kostenträger

DAK 19602

Gebühr frei | X Geb.-pfl. | noctu | Sonstige | Unfall | Arbeitsunfall

Name, Vorname des Versicherten

H.
Georg
Hochstr. 20
40000 Musterdorf

geb. am 22.10.44

Kassen-Nr.	Versicherten-Nr.	Status
3467998	01234567	1000 1

Betriebsstätten-Nr.	Arzt-Nr.	Datum
1234567	1234567	09.09.08

BVG	Hilfsmittel	Impfstoff	Spr.-St. Bedarf	Begr.-Pflicht	Apotheken-Nummer / IK
6	7 X	8	9	X	

Zuzahlung | Gesamt-Brutto

Arzneimittel-/Hilfsmittel-Nr.	Faktor	Taxe
1. Verordnung		
2. Verordnung		
3. Verordnung		

Rp. (Bitte Leerräume durchstreichen)

aut idem

1 Cervikalstütze

aut idem

****

aut idem

Diagnose: Osteochondrose C5/6 (M 93. 9G)

6664

Vertragsarztstempel

1234567
Dr. med. Wilhelm Ost
Facharzt für Orthopädie
Bergstraße 1
Musterstadt
Tel: 01000/10070

Unterschrift des Arztes

Abgabedatum in der Apotheke

Muster 16 (7.2008)

Bei Arbeitsunfall auszufüllen!

Unfalltag	Unfallbetrieb oder Arbeitgebernummer

1234567Y

Kassenrezept eines Orthopäden für einen 63-jährigen Patienten

Formale Kontrolle	Ergebnis
Krankenkasse: Name, Kassennummer	vollständig
Patientendaten: Name, Anschrift, Geburtsdatum, Vers.-Nr., Status	vollständig
Arztdaten: Stempel, Unterschrift, Betriebsstätten-, Kassenarzt-Nr.	vollständig
Ausstellungsdatum: Gültigkeit vier Wochen nach Ausstellung?	ja
Aut-idem-Kreuze	nein
Befreiung	nein
Feld 7 „Hilfsmittel" angekreuzt	ja
Feld „Begründungspflicht" angekreuzt	ja

Was muss abgegeben und beachtet werden?

Cervikalstütze: Starrer Halsverband. Zur Abgabe der richtigen Größe ist das Messen des Halsumfangs notwendig, z. B. 22–41 cm: Größe M. Hilfsmittel mit Begründungspflicht. Je nach Krankenkasse und ausgewähltem Artikel Festbetrag oder Kostenvoranschlag und Genehmigung erforderlich.

Erhalt des Hilfsmittels vom Patienten auf der Rezeptrückseite bestätigen lassen.

Fragen zum Einstieg ins Beratungsgespräch

Hat Ihnen der Arzt die Stütze, die Sie bekommen sollen, schon gezeigt? Wie lange sollen Sie die Stütze tragen?

Patientenberatung zur Verordnung

Cervikalstütze. Hilfsmittel zur Stabilisierung und Entlastung der Halsstrukturen bei akuten oder chronischen Reizzuständen der Bandscheiben im HWS-Bereich. Hier: degenerative Knochen-Knorpel-Veränderung der Bandscheiben zwischen dem 5. und dem 6. Halswirbel (C5 und C6).

Vorsicht bei der Selbstmedikation

- Keine Selbstbehandlung von Gefühlsstörungen, Taubheitsgefühl, Kribbeln in oberen Extremitäten: Arztbesuch.

Zusatzempfehlungen

- Bewegung möglichst einschränken.
- Lokale Behandlung mit antiphlogistischen Salben oder Lösungen, z. B. Diclofenac (Voltaren® Schmerzgel), Indometacin (Mobilat® Schmerzspray), Arnika (DoloCyl®, DOC®-Salbe).

Krankenkasse bzw. Kostenträger

DAK

Gebühr frei	Geb.-pfl.	noctu	Sonstige	Unfall	Arbeits-unfall
	X				

Name, Vorname des Versicherten

M.
Udo
An der Talsperre 8
30000 Musterhausen

geb. am 04.06.62

Kassen-Nr.	Versicherten-Nr.	Status
1767997	01234567	1000 1

Betriebsstätten-Nr.	Arzt-Nr.	Datum
1234567	1234567	15.09.08

BVG	Hilfs-mittel	Impf-stoff	Spr.-St. Bedarf	Begr.-Pflicht	Apotheken-Nummer / IK
6	7	8	9		

Zuzahlung

Gesamt-Brutto

Arzneimittel-/Hilfsmittel-Nr.	Faktor	Taxe
1. Verordnung		
2. Verordnung		
3. Verordnung		

Rp. (Bitte Leerräume durchstreichen)

aut idem

MOVIPREP PUL 1 P N1

aut idem

zur Coloskopie

aut idem

6664

Bei Arbeitsunfall auszufüllen!

Abgabedatum in der Apotheke

Unfalltag	Unfallbetrieb oder Arbeitgebernummer

Vertragsarztstempel

1234567
Dr. med. Christoph Aller
Facharzt für Allgemeinmedizin
Hauptstr. 3
Musterstadt
Tel: 0100/10020

Aller

Unterschrift des Arztes

Muster 16 (7.2008)

1234567Y

Kassenrezept eines Allgemeinarztes für einen 46-jährigen Patienten

Formale Kontrolle	Ergebnis
Krankenkasse: Name, Kassennummer	vollständig
Patientendaten: Name, Anschrift, Geburtsdatum, Vers.-Nr., Status	vollständig
Arztdaten: Stempel, Unterschrift, Betriebsstätten-, Kassenarzt-Nr.	vollständig
Ausstellungsdatum: Gültigkeit vier Wochen nach Ausstellung?	ja
Aut-idem-Kreuze	nein
Befreiung	nein

Was muss abgegeben und beachtet werden?

Moviprep® Pulver, 1 Packung mit vier Beuteln, N1.

Fragen zum Einstieg ins Beratungsgespräch

Was hat Ihnen der Arzt bereits zur Einnahme gesagt? Wann haben Sie Ihre Darmspiegelung?

Patientenberatung zur Verordnung

Moviprep® Pulver (Macrogol, Natriumsulfat, Mineralsalze und Acorbinsäure). Laxans zur Darmvorbereitung für klinische Maßnahmen, die einen sauberen Darm erfordern (z. B. endoskopische oder radiologische Untersuchungen), hier zur Vorbereitung auf eine Darmspiegelung. Eine Darmvorbereitung erfordert die Zufuhr von 2 Litern Moviprep. 1 Beutel A plus 1 Beutel B werden in einem Liter Wasser gelöst und innerhalb von 1–2 Stunden am Vorabend zur Untersuchung getrunken. Anschließend oder am nächsten Morgen der zweite Liter. Abstand zwischen letzter Flüssigkeitszufuhr und Untersuchung mindestens eine Stunde.

Vorsicht bei der Selbstmedikation

- Alle weiteren Arzneimittel mit mindestens einer Stunde Abstand zur Darmreinigung verwenden.

Zusatzempfehlungen

- Zusätzlich mindestens einen Liter Flüssigkeit trinken, z. B. Wasser, Tee oder Obstsaft ohne Fruchtfleisch. Zeitgleich mit dem ersten Liter Moviprep® bis zur Untersuchung keine feste Nahrung mehr zuführen. Letzte Flüssigkeitszufuhr mindestens eine Stunde vor der Untersuchung.
- Andere Arzneimittel entweder zwei Stunden vor oder mindestens eine Stunde nach der Einnahme von Moviprep®.

Gebühr frei

Geb.-pfl. X

noctu

Sonstige

Unfall

Arbeitsunfall

Krankenkasse bzw. Kostenträger

IKK Niedersachsen

Name, Vorname des Versicherten

S.
Martina
Leipziger Str. 33
30000 Musterhausen

geb. am 02.06.53

Kassen-Nr.	Versicherten-Nr.	Status
2100620	01234567	1 1

Betriebsstätten-Nr.	Arzt-Nr.	Datum
1234567	1234567	18.09.08

BVG	Hilfsmittel	Impfstoff	Spr.-St. Bedarf	Begr.-Pflicht	Apotheken-Nummer / IK
6	7	8	9		

Zuzahlung

Gesamt-Brutto

Arzneimittel-/Hilfsmittel-Nr.	Faktor	Taxe
1. Verordnung		
2. Verordnung		
3. Verordnung		

Rp. (Bitte Leerräume durchstreichen)

aut idem

Arilin rapid
Vagianlsupp. No.2 N1

aut idem

aut idem

6664

Vertragsarztstempel

1234567
Dr. med. Karla Bahr
Fachärztin für Gynäkologie
und Geburtshilfe
Hauptstr. 9
Musterstadt
Tel: 0100/10060

Abgabedatum in der Apotheke

Unterschrift des Arztes

Muster 16 (7.2008)

Bei Arbeitsunfall auszufüllen!

Unfalltag	Unfallbetrieb oder Arbeitgebernummer

1234567Y

Kassenrezept einer Frauenärztin für eine 55-jährige Patientin

Formale Kontrolle	Ergebnis
Krankenkasse: Name, Kassennummer	vollständig
Patientendaten: Name, Anschrift, Geburtsdatum, Vers.-Nr., Status	vollständig
Arztdaten: Stempel, Unterschrift, Betriebsstätten-, Kassenarzt-Nr.	vollständig
Ausstellungsdatum: Gültigkeit vier Wochen nach Ausstellung?	ja
Aut-idem-Kreuze	nein
Befreiung	nein

Was muss abgegeben und beachtet werden?

Arilin® rapid Vaginalsuppositorien, 2 St., N1. Rabattverträge beachten!

Fragen zum Einstieg ins Beratungsgespräch

Was hat Ihnen der Arzt zur Anwendung dieses Antibiotikums schon gesagt?

Patientenberatung zur Verordnung

Arilin® rapid (Metronidazol 1000 mg/Supp.). Antibiotikum (Chemotherapeutikum) zur Behandlung von bakteriellen Vaginosen, an denen anaerobe Keime beteiligt sind (z. B. Aminkolpitis, unspezifische Kolpitis). Dosierung bei Erstinfektion häufig 1 x 1 Zäpfchen, bei Rezidiv an zwei aufeinander folgenden Abenden je 1 Zäpfchen abends tief in die Scheide einführen, Verwendung einer Slipeinlage zum Schutz der Kleidung. NW auch bei vaginaler Anwendung: Alkoholunverträglichkeit, Auftreten von dunklem Urin, selten Kopfschmerzen, Schwindel, Verwirrtheit. Vorsicht im Straßenverkehr.

Vorsicht bei der Selbstmedikation

- Beim Wunsch nach Verhütungsmitteln: nicht zusammen mit Barrieremethoden (Kondome, Nonoxinol-Zäpfchen anwenden).

Zusatzempfehlungen

- Auf alkoholhaltige Getränke möglichst verzichten. Metronidazol verursacht eine Alkoholunverträglichkeit. Auch bei vaginaler Anwendung!
- Geeignete Intimhygiene zum Erhalt der physiologischen Flora (z. B. Vagisan®), Stärkung der Vaginalflora (z. B. Vagiflor®).

Gebühr frei X

Geb.-pfl.

noctu

Sonstige

Unfall

Arbeitsunfall

Krankenkasse bzw. Kostenträger

KN Knappschaft 18701

Name, Vorname des Versicherten

F.
Marianne
Querstraße 44
40000 Musterdorf

geb. am 06.10.36

Kassen-Nr.	Versicherten-Nr.	Status
3505006	01234567	5000 M

Betriebsstätten-Nr.	Arzt-Nr.	Datum
1234567	1234567	17.09.08

BVG	Hilfsmittel	Impfstoff	Spr.-St. Bedarf	Begr.-Pflicht	Apotheken-Nummer / IK
6	7	8	9		

Zuzahlung

Gesamt-Brutto

Arzneimittel-/Hilfsmittel-Nr.	Faktor	Taxe
1. Verordnung		
2. Verordnung		
3. Verordnung		

Rp. (Bitte Leerräume durchstreichen)

aut idem

aut idem

aut idem

Axura 10 mg FTA N2 50 ST Merz
Pharmazeutic. GmbH PZN: 2738767

6664

Vertragsarztstempel

1234567
Dr. Christa Klar
Fachärztin für Neurologie
Hauptstr. 6
Musterstadt
Tel: 0100/10080

Abgabedatum in der Apotheke

Unterschrift des Arztes
Muster 16 (7.2008)

Bei Arbeitsunfall auszufüllen!

Unfalltag	Unfallbetrieb oder Arbeitgebernummer

1234567Y

Kassenrezept einer Neurologin für eine 71-jährige Patientin

Formale Kontrolle	Ergebnis
Krankenkasse: Name, Kassennummer	vollständig
Patientendaten: Name, Anschrift, Geburtsdatum, Vers.-Nr., Status	vollständig
Arztdaten: Stempel, Unterschrift, Betriebsstätten-, Kassenarzt-Nr.	vollständig
Ausstellungsdatum: Gültigkeit vier Wochen nach Ausstellung?	ja
Aut-idem-Kreuze	nein
Befreiung	ja

Was muss abgegeben und beachtet werden?

Axura® 10 mg, 50 Filmtabl., N2.

Fragen zum Einstieg ins Beratungsgespräch

Zur Patientin. Kennen Sie Ihre Tabletten bereits oder bekommen Sie sie zum ersten Mal?
Zur betreuenden Person. Wie kommt Frau F. mit Ihren Tabletten zurecht?

Die Verordnung von Antidementiva gibt einen Hinweis auf mögliche Verständnisprobleme der Patientin. Sprechen Sie sie, auch wenn sie in Begleitung kommt, direkt an, um sie in die Beratung mit einzubeziehen. Achten Sie vor allem in diesen Fällen darauf, sich Rückmeldung darüber geben zu lassen, ob die Patientin bzw. ihre Betreuungsperson Sie versteht.

Patientenberatung zur Verordnung

Axura® 10 mg (Memantin). Antidementivum (nichtkompetitiver NMDA-Antagonist) zur Behandlung von Patienten mit moderater bis schwerer Alzheimer-Demenz. Regelmäßige Einnahme je nach Verordnung des Arztes von 1–2 x täglich 10 mg. Mögliche NW: Schwindel, Kopfschmerzen, Müdigkeit, Obstipation, Halluzinationen, Verwirrtheitszustände. Einschränkung des Reaktionsvermögens.

Kommentar. Berücksichtigen Sie bei der Beratung den geistigen Zustand der Patientin. Beziehen Sie die Patientin ins Gespräch ein, aber überfordern Sie sie nicht.

Vorsicht bei der Selbstmedikation

- Bei der Behandlung mit anderen Arzneimitteln in der Selbstmedikation oder nach ärztlicher Verordnung sind mögliche Wechselwirkungen zu beachten. Ärzte und Apotheker auf Dauereinnahme dieser Arzneimittel hinweisen.
- Verwendung von Antazida möglichst meiden (Anstieg der Memantin-Plasmaspiegel bei massiver Anwendung möglich).
- Bei der Selbstbehandlung mit Hustenstillern: Dextromethorphan meiden (Risiko einer pharmakotoxischen Psychose).

Zusatzempfehlungen

- Ausreichende Flüssigkeitszufuhr!
- Zur regelmäßigen Anwendung Dosierhilfen anbieten.
- Bei Ernährungsumstellung auf streng vegetarische Kost Arzt informieren.
- Vor geplanter Narkose: Unverträglichkeit mit Ketamin beachten.
- Alle behandelnden Ärzte über die Einnahme von Memantin informieren (zum Vermeiden von Wechselwirkungen z. B. mit Anticholinergika, Parkinsonmittel, Neuroleptika, Hydrochlorothiazid).
- Körperliches und geistiges Training zur Unterstützung der antidementiven Therapie: Wandern, Fahrradfahren, Kreuzworträtsel, Gespräche.

Gebühr frei	**Krankenkasse bzw. Kostenträger** BKK Essanelle 170438
X Geb.-pfl.	**Name, Vorname des Versicherten** W. Erika Bussardstr. 22 40000 Musterdorf geb. am 30.07.39
noctu	
Sonstige	
Unfall	**Kassen-Nr.** 4239915 | **Versicherten-Nr.** 01234567 | **Status** 5000 1
Arbeits-unfall	**Betriebsstätten-Nr.** 1234567 | **Arzt-Nr.** 1234567 | **Datum** 04.04.08

BVG	Hilfs-mittel	Impf-stoff	Spr.-St. Bedarf	Begr.-Pflicht	Apotheken-Nummer / IK
6	7	8	9		

Zuzahlung	Gesamt-Brutto

Arzneimittel-/Hilfsmittel-Nr.	Faktor	Taxe
1. Verordnung		
2. Verordnung		
3. Verordnung		

Rp. (Bitte Leerräume durchstreichen)

- [X] aut idem — Gabapentin ratio 800 N3
- [ ] aut idem — Ibuflam 800 Tabl. N3
- [ ] aut idem — Detrusitol 2 mg Tabl. N2

6664

Vertragsarztstempel

1234567
Klaus Quik
Praktischer Arzt
Hauptstr. 66
Musterstadt
Tel: 0100/10600

Abgabedatum in der Apotheke

Unterschrift des Arztes

Muster 16 (7.2008)

Bei Arbeitsunfall auszufüllen!

Unfalltag	Unfallbetrieb oder Arbeitgebernummer

1234567Y

Kassenrezept eines Hausarztes für eine 68-jährige Patientin

Formale Kontrolle	Ergebnis
Krankenkasse: Name, Kassennummer	vollständig
Patientendaten: Name, Anschrift, Geburtsdatum, Vers.-Nr., Status	vollständig
Arztdaten: Stempel, Unterschrift, Betriebsstätten-, Kassenarzt-Nr.	vollständig
Ausstellungsdatum: Gültigkeit vier Wochen nach Ausstellung?	ja
Aut-idem-Kreuze	ja/nein
Befreiung	nein

Was muss abgegeben und beachtet werden?

Gabapentin ratiopharm® 800, 200 Filmtabl., N3.

Ibuflam® 800, 100 Tabl., N3. Rabattverträge beachten! Bei notwendigem Austausch schnelle Wirksamkeit beachten (normale Tabletten statt Retardtabletten).

Detrusitol® 2 mg, 50 Tabl., N2.

Fragen zum Einstieg ins Beratungsgespräch

Kennen Sie Ihre Tabletten bereits oder bekommen Sie sie zum ersten Mal? Haben Sie zu einem der Mittel Fragen?

Patientenberatung zur Verordnung

Gabapentin ratiopharm® 800 mg (Gabapentin). Mittel zur Hemmung der glutamatergen Erregungsübertragung, Einfluss auf Calciumkanäle, Einsatz als Antiepileptikum (Reservemittel) oder zur Behandlung peripherer neuropathischer Schmerzen (z. B. postherpetische Neuralgie oder diabetische Neuropathie). Dosierung einschleichend 300 mg, übliche Dosierung nach ärztlicher Verordnung 1200–3600 mg. Mögl. NW: Infektionen, Einschränkung des Reaktionsvermögens; Müdigkeit, Schwindel, Ataxie, Appetitänderungen.

Ibuflam® 800 (Ibuprofen). Mittelstark wirkendes Analgetikum und Antipyretikum. Dosierung nach ärztlicher Verordnung entweder bei Bedarf oder bis zu 3 x täglich 1 Tabl. mit einem großen Glas Wasser am besten zu einer Mahlzeit. NW: Magen-Darm-Beschwerden.

Detrusitol® 2 mg (Tolterodin). Neurotropes Spasmolytikum zur symptomatischen Behandlung von Dranginkontinenz und Pollakisurie bei imperativem Harndrang. Standarddosierung: 2 x 2 mg. NW: Einschränkung des Reaktionsvermögens; Mundtrockenheit, Pupillenerweiterung und gesteigerte Lichtempfindlichkeit, Steigerung der Herzfrequenz.

Vorsicht bei der Selbstmedikation

- Bei der Behandlung mit anderen Arzneimitteln in der Selbstmedikation oder nach ärztlicher Verordnung sind mögliche Wechselwirkungen zu beachten.
- Gleichzeitige Einnahme mit Magnesium oder Aluminium enthaltenden Antazida verringert die Resorption von Gabapentin.
- Keine Anwendung von Anticholinergika (z. B. Butylscopolaminiumbromid) oder Sympathomimetika (z. B. Etilefrin): Verstärkung der NW von Tolterodin.

Zusatzempfehlungen

- Alle behandelnden Ärzte über die Einnahme der Arzneimittel informieren. WW des Tolterodins z. B. mit Neuroleptika und trizyklischen Antidepressiva (Verstärkung der NW).
- Auf Alkohol möglichst verzichten: Erhöhte Ulkusneigung mit Ibuprofen, verstärkte Sedierung in Kombination mit Gabapentin.

Gebühr frei

Geb.-pfl. X

noctu

Sonstige

Unfall

Arbeits-unfall

Krankenkasse bzw. Kostenträger

Techniker Krankenkasse 19605

Name, Vorname des Versicherten

M.
Sigrid
Herzstr. 44
40000 Musterdorf

geb. am 19.04.44

Kassen-Nr.	Versicherten-Nr.	Status
3477503	01234567	5000 1

Betriebsstätten-Nr.	Arzt-Nr.	Datum
1234567	1234567	08.09.08

BVG	Hilfs-mittel	Impf-stoff	Spr.-St. Bedarf	Begr.-Pflicht	Apotheken-Nummer / IK
6	7	8	9		

Zuzahlung Gesamt-Brutto

Arzneimittel-/Hilfsmittel-Nr.	Faktor	Taxe
1. Verordnung		
2. Verordnung		
3. Verordnung		

Vertragsarztstempel

Rp. (Bitte Leerräume durchstreichen)

aut idem Zaditen ophtha sine Augentropfen N1
(bei Bedarf)

aut idem Hylo-Comod Augentropfen N1
(3 x täglich in beide Augen)

aut idem

1234567
Peter Paul
Augenarzt
Hauptstr. 11
Musterstadt
Tel: 0100/10660

6664

Abgabedatum in der Apotheke

Unterschrift des Arztes

Muster 16 (7.2008)

Bei Arbeitsunfall auszufüllen!

Unfalltag	Unfallbetrieb oder Arbeitgebernummer

1234567Y

Kassenrezept eines Augenarztes für eine 64-jährige Patientin

Formale Kontrolle	Ergebnis
Krankenkasse: Name, Kassennummer	vollständig
Patientendaten: Name, Anschrift, Geburtsdatum, Vers.-Nr., Status	vollständig
Arztdaten: Stempel, Unterschrift, Betriebsstätten-, Kassenarzt-Nr.	vollständig
Ausstellungsdatum: Gültigkeit vier Wochen nach Ausstellung?	ja
Aut-idem-Kreuze	nein
Befreiung	nein

Was muss abgegeben und beachtet werden?

Zaditen® ophtha sine Augentropfen, 20 Einzeldosen, N1. Die vom Arzt angegebene Dosierung auf die FAM-Packung übertragen.

Hylo-Comod® Augentropfen, N1. Medizinprodukt, Kosten werden üblicherweise nicht von der gesetzlichen Krankenkasse übernommen. Genehmigung möglich. Die vom Arzt angegebene Dosierung auf die FAM-Packung übertragen.

Fragen zum Einstieg ins Beratungsgespräch

Kennen Sie diese Augentropfen bereits oder bekommen Sie sie zum ersten Mal? Wie häufig brauchen Sie die antiallergischen Augentropfen?

Patientenberatung zur Verordnung

Zaditen® ophtha (Ketotifen). Antiallergische Augentropfen. Einnahme nach Bedarf möglich: 2 x 1 Tropfen in jedes Auge, Verstärkung der Wirkung bei regelmäßiger Anwendung. Allgemeiner Hinweis zur Anwendung von Augentropfen: Tropfen möglichst in den äußeren Augenwinkel, nach dem Tropfen Augen für wenige Minuten schließen, evtl. leichten Druck auf den Tränenkanal ausüben, um den Abtransport des Wirkstoffs zu verlangsamen. Einmaldosenbehälter ohne Konservierungsmittel, nach jeder Anwendung neuen Einmaldosenbehälter benutzen. Mögl. NW: verschwommenes Sehen nach der Anwendung, trockenes Auge, erhöhte Lichtempfindlichkeit

Hylo-Comod® Augentropfen (Hyaluronsäure). Feuchthaltemittel zur Behandlung oder Vorbeugung des trockenen Auges. Dosierung nach ärztlicher Verordnung, bei Bedarf mehrmals täglich möglich. Verwendung der Augentropfflasche bis zu zwölf Wochen möglich.

Kommentar. Bei schwerer allergischer Konjunktivitis evtl. gleichzeitig systemische antiallergische Therapie.

Vorsicht bei der Selbstmedikation

- Beim trockenen Auge keine alphasympathomimetikahaltigen Augentropfen gegen Bindehautreizung verwenden (z. B. Tetryzolin in Berberil® N oder Tramazolin in Biciron®).

Zusatzempfehlungen

- Während der Behandlung keine Kontaktlinsen tragen.
- Mindestens fünf Minuten Abstand zwischen der Verwendung der beiden Augentropfen.
- Bei starken allergischen Symptomen ist eine systemische antiallergische Therapie angebracht.

Gebühr frei

Geb.-pfl. X

noctu

Sonstige

Unfall

Arbeitsunfall

Krankenkasse bzw. Kostenträger

Techniker Krankenkasse 19605

Name, Vorname des Versicherten

S.
Brigitta
Eichhornweg 27
40000 Musterdorf

geb. am 22.03.62

Kassen-Nr.	Versicherten-Nr.	Status
3477503	01234567	1000 1

Betriebsstätten-Nr.	Arzt-Nr.	Datum
1234567	1234567	07.04.08

BVG	Hilfsmittel	Impfstoff	Spr.-St. Bedarf	Begr.-Pflicht	Apotheken-Nummer / IK
6	7	8	9		

Zuzahlung

Gesamt-Brutto

Arzneimittel-/Hilfsmittel-Nr.	Faktor	Taxe
1. Verordnung		
2. Verordnung		
3. Verordnung		

Rp. (Bitte Leerräume durchstreichen)

aut idem

aut idem

aut idem

Isopto-Max Augentropfen u. Augensalbe
S.: Tropfen beide Augen 4mal täglich
Salbe zur Nacht

Vertragsarztstempel

1234567
Peter Paul
Augenarzt
Hauptstr. 11
Musterstadt
Tel: 0100/10660

6664

Bei Arbeitsunfall auszufüllen!

Abgabedatum in der Apotheke

Unterschrift des Arztes

Muster 16 (7.2008)

Unfalltag	Unfallbetrieb oder Arbeitgebernummer

1234567Y

Kassenrezept eines Augenarztes für eine 46-jährige Patientin

Formale Kontrolle	Ergebnis
Krankenkasse: Name, Kassennummer	vollständig
Patientendaten: Name, Anschrift, Geburtsdatum, Vers.-Nr., Status	vollständig
Arztdaten: Stempel, Unterschrift, Betriebsstätten-, Kassenarzt-Nr.	vollständig
Ausstellungsdatum: Gültigkeit vier Wochen nach Ausstellung?	ja
Aut-idem-Kreuze	nein
Befreiung	nein

Was muss abgegeben und beachtet werden?

Isopto-Max® Augentropfen und Augensalbe, Kombipackung, N1.

Die vom Arzt angegebene Dosierung auf die FAM-Packung übertragen.

Fragen zum Einstieg ins Beratungsgespräch

Was hat Ihnen der Arzt zur Anwendung von Augentropfen und Augensalbe gesagt?

Patientenberatung zur Verordnung

Isopto-Max® (Dexamethason, Neomycin, Polymyxin-B). Augentropfen und Augensalbe zur Behandlung von infektiösen, bakteriellen Augenentzündungen. Nach der Anwendung (vor allem der Salbe) Beeinträchtigung des Sehvermögens möglich. Allgemeiner Hinweis zur Anwendung von Augentropfen: Tropfen möglichst in den äußeren Augenwinkel, nach dem Tropfen Augen für wenige Minuten schließen, evtl. leichten Druck auf den Tränenkanal ausüben, um den Abtransport des Wirkstoffs zu verlangsamen. Anwendung mehrere Tage über die Beschwerden hinaus, maximal 14 Tage.

Allgemeiner Hinweis zur Anwendung von Augensalben: Einen 1 cm langen Salbenstrang in den Bindehautsack geben, die Salbe durch mehrere Lidschläge verteilen.

Vorsicht bei der Selbstmedikation

- In der Selbstbehandlung der Augen auf Naturprodukte (z. B. Kompressen mit Kamillentee) wegen der unbekannten Keimbelastung verzichten.
- Weitere Augentropfen mit ausreichendem Abstand (30 Min.) anwenden.

Zusatzempfehlungen

- Während der Behandlung keine Kontaktlinsen tragen.

Gebühr frei | Geb.-pfl. X | noctu | Sonstige | Unfall | Arbeitsunfall

Krankenkasse bzw. Kostenträger
IKK Brandenburg u. Berlin 00072

Name, Vorname des Versicherten
H.
Andreas
Brigittenstr. 44
10000 Musterlin

geb. am
31.05.65

Kassen-Nr.	Versicherten-Nr.	Status
9500297	012345678000	5463 1

Betriebsstätten-Nr.	Arzt-Nr.	Datum
1234567	1234567	09.09.08

BVG	Hilfsmittel	Impfstoff	Spr.-St. Bedarf	Begr.-Pflicht	Apotheken-Nummer / IK
6	7	8	9		

Zuzahlung | Gesamt-Brutto

Arzneimittel-/Hilfsmittel-Nr.	Faktor	Taxe
1. Verordnung		
2. Verordnung		
3. Verordnung		

Rp. (Bitte Leerräume durchstreichen)

aut idem

Ergenyl Chrono 300 RET N2 100 ST
Sanofi-Aventis Dt. GmbH PZN: 6305798

aut idem

aut idem

6664

Vertragsarztstempel

1234567
Dr. med. Christa Klar
Fachärztin für Neurologie
Hauptstr. 6
Musterstadt
Tel: 0100/10080

Abgabedatum in der Apotheke

Unterschrift des Arztes
Muster 16 (7.2008)

Bei Arbeitsunfall auszufüllen!

Unfalltag	Unfallbetrieb oder Arbeitgebernummer

1234567Y

Kassenrezept einer Neurologin für einen 43-jährigen Patienten

Formale Kontrolle	Ergebnis
Krankenkasse: Name, Kassennummer	vollständig
Patientendaten: Name, Anschrift, Geburtsdatum, Vers.-Nr., Status	vollständig
Arztdaten: Stempel, Unterschrift, Betriebsstätten-, Kassenarzt-Nr.	vollständig
Ausstellungsdatum: Gültigkeit vier Wochen nach Ausstellung?	ja
Aut-idem-Kreuze	nein
Befreiung	nein

Was muss abgegeben und beachtet werden?

Ergenyl® Chrono 300, 100 Retard-Tabl., N2. Rabattverträge beachten!

Fragen zum Einstieg ins Beratungsgespräch

Sie kennen das Mittel? In welcher Dosierung nehmen Sie das Mittel ein? Wie vertragen Sie das Mittel?

Patientenberatung zur Verordnung

Ergenyl® Chrono 300 (Valproinsäure 300 mg). Antiepileptikum zur Anwendung bei primär oder sekundär generalisierten epileptischen Anfällen, aber auch zur Phasenprophylaxe manisch-depressiver Störungen und bei akuter Manie. Einschleichende Dosierung von 2 x 300 mg bis zu 3 x 1200 mg/Tag bis zur Anfallsfreiheit oder bis zum Auftreten von NW. Regelmäßige Einnahme erforderlich. NW in der Einstellungsphase: Gewichtszunahme, Tremor, vorübergehender Haarausfall. Dosisunabhängige NW: Verschlechterung der Leberfunktion bis zu Leberversagen. Dosisabhängige NW: Tremor, Unruhe, Schwindel, Magen-Darm-Beschwerden. Vorsicht im Straßenverkehr!

Kommentar. Regelmäßige Blutspiegelkontrollen notwendig, da Valproinsäure den eigenen Abbau induziert.

Vorsicht bei der Selbstmedikation

- In Kombination mit ASS tritt eine Erhöhung der Blutungsneigung auf.
- Alkohol und alkoholhaltige Arzneimittel erhöhen die Lebertoxizität der Valproinsäure.
- Paracetamol als lebertoxisches Arzneimittel erhöht das Risiko der Leberschädigung durch Valproinsäure.

Zusatzempfehlungen

- Andere Ärzte auf Medikation aufmerksam machen. WW beachten: mit enzyminduzierenden Arzneimitteln (Verringerung des Plasmaspiegels der Valproinsäure), mit Antidepressiva und Neuroleptika (Verstärkung der zentraldämpfenden Wirkung), mit oralen Antikoagulanzien (Verstärkung der Blutungsneigung).
- Auf Alkohol möglichst verzichten (Verstärkung der sedativen Wirkung der Valproinsäure).

X Gebühr frei	Krankenkasse bzw. Kostenträger	Barmer
Geb.-pfl.	Name, Vorname des Versicherten	O. Karl Ahornstr. 61 80000 Musterwang
noctu	geb. am	03.06.01
Sonstige		
Unfall	Kassen-Nr. 838C007 / Versicherten-Nr. 123456700 / Status 3 1	
Arbeits-unfall	Betriebsstätten-Nr. 1234567 / Arzt-Nr. 1234567 / Datum 27.10.2008	

BVG	Hilfs-mittel	Impf-stoff	Spr.-St. Bedarf	Begr.-Pflicht	Apotheken-Nummer / IK
6	X	8	9		

Zuzahlung | Gesamt-Brutto

Arzneimittel-/Hilfsmittel-Nr.	Faktor	Taxe
1. Verordnung		
2. Verordnung		
3. Verordnung		

Rp. (Bitte Leerräume durchstreichen)

aut idem

Peak-Flow-Meter

aut idem

Diagnose: Asthma bronchiale

aut idem

6664

Vertragsarztstempel

1234567
Dr. med. A. Hust
Facharzt für Lungen- und Bronchialheilkunde
Beispielstr. 5
Musterwang
Tel: 0300/10003

Abgabedatum in der Apotheke

Unterschrift des Arztes

Muster 16 (7.2008)

Bei Arbeitsunfall auszufüllen!

Unfalltag	Unfallbetrieb oder Arbeitgebernummer

1234567Y

Kassenrezept eines Pulmologen für einen 7-jährigen Jungen

Formale Kontrolle	Ergebnis
Krankenkasse: Name, Kassennummer	vollständig
Patientendaten: Name, Anschrift, Geburtsdatum, Vers.-Nr., Status	vollständig
Arztdaten: Stempel, Unterschrift, Betriebsstätten- u. Kassenarzt-Nr.	vollständig
Ausstellungsdatum: Gültigkeit vier Wochen nach Ausstellung?	ja
Feld 7 „Hilfsmittel" angekreuzt	ja
Befreiung	ja
Feld „Begründungspflicht" angekreuzt	nein

Was muss abgegeben und beachtet werden?

Peak-Flow-Meter. Medizinprodukt. Das Kind ist 7 Jahre alt, es ist ein Peak-Flow-Meter für Kinder abzugeben. Für die meisten Krankenkassen sind Vertragspreise eingetragen, so dass kein Kostenvoranschlag eingereicht werden muss.

Erhalt des Hilfsmittels auf der Rezeptrückseite quittieren lassen.

Fragen zum Einstieg ins Beratungsgespräch

Wissen Sie, wie das Kind das Gerät bedienen muss? Zu welchen Tageszeiten und wie oft hintereinander soll gemessen werden?

Patientenberatung zur Verordnung

Peak-Flow-Meter Assess®. Gerät zur Messung des Ausatemspitzenflusses (maximale Atemstromstärke). Die Messskala geht von 50–375 l/min. Das Gerät ist geeignet für Kinder bis Körpergröße 1,50 m. Bei größeren Kindern kann das Gerät für Erwachsene abgegeben werden. Die Handhabung des Gerätes sollte den Eltern, möglichst zusammen mit dem Kind, erklärt werden. Handhabung: Das Gerät sollte aus hygienischen Gründen nur von einer Person benutzt werden. Die Körperhaltung ist stehend oder sitzend, aufrecht und sollte bei jeder Messung gleich sein. Das Gerät wird waagrecht gehalten, der Zeiger ist in Ausgangsposition. Dann tief Luft holen, die Luft kurz anhalten, Mundstück umschließen und maximal stark in das Gerät ausatmen. Der Atemstoß muss kurz sein. Man kann die Technik mit dem Ausblasen einer Kerze vergleichen. In der Regel wird dreimal hintereinander gemessen und der höchste der drei Werte ins Kontrollblatt eingetragen. Reinigung: Einmal wöchentlich wird das Mundstück nass gereinigt. Das gesamte Gerät 1 x im Monat mit warmem Wasser ausspülen, gut trocknen lassen. Die Verwendungsdauer eines Peak-Flow-Meters beträgt ca. 3 Jahre.

Kommentar. Die Eltern kannten das Gerät noch nicht, haben sich aber zu einer Asthma-Schulung angemeldet.

Vorsicht bei der Selbstmedikation

- Vorsicht mit Dampfbädern (Kamille, Salben mit ätherischen Ölen). Die Schleimhäute können gereizt werden, es kann allergisches Asthma ausgelöst werden.
- Den Anweisungen des Arztes sollten die Eltern folgen.

Zusatzempfehlungen

- Asthmaschulung für Eltern und Kind empfehlen. Hier werden auch die Möglichkeiten zur Anpassung der Therapie an die Ergebnisse der Peak-Flow-Messung vermittelt.
- Hustenreizlindernde Phytopharmaka (z. B. Isla® Moos, Ipalat®, Drosithym®, Phytohustil®).
- Atemtherapie, Sole-Inhalationen (Pari®-Boy und Kochsalz oder Emser® Salz).
- Bei allergischem Asthma kann ein Aufenthalt in allergenarmen Zonen Linderung verschaffen.

Gebühr frei	Krankenkasse bzw. Kostenträger: AOK Bayern die Gesundheitskasse
X Geb.-pfl.	Name, Vorname des Versicherten: G. Jürgen, Margaretenstr. 8, 80000 Musterwang — geb. am 16.09.61
noctu	
Sonstige	
Unfall	Kassen-Nr. 8310400 — Versicherten-Nr. 1234567000 — Status 1000 1
Arbeitsunfall	Betriebsstätten-Nr. 1234567 — Arzt-Nr. 1234567 — Datum 05.12.2008

BVG	Hilfsmittel	Impfstoff	Spr.-St. Bedarf	Begr.-Pflicht	Apotheken-Nummer / IK
6	7	8	9		

Zuzahlung — Gesamt-Brutto

Arzneimittel-/Hilfsmittel-Nr.	Faktor	Taxe
1. Verordnung		
2. Verordnung		
3. Verordnung		

Rp. (Bitte Leerräume durchstreichen)

aut idem — Clotrimazol 0,5 Dexametason 0,025

aut idem — Pasta zinci mollis Ungt Leniens aa ad 50,0

aut idem — M.D.S. äußerlich, 1 x täglich

Vertragsarztstempel

1234567
Dr. C. Cutis
Hautärztin
Beispielstr. 6
Musterhausen
Tel: 0200/10900

Unterschrift des Arztes

Muster 16 (7.2008)

6664

Abgabedatum in der Apotheke

Bei Arbeitsunfall auszufüllen!

Unfalltag	Unfallbetrieb oder Arbeitgebernummer

1234567Y

Kassenrezept einer Hautärztin für einen 47-jährigen Patienten

Formale Kontrolle	Ergebnis
Krankenkasse: Name, Kassennummer	vollständig
Patientendaten: Name, Anschrift, Geburtsdatum, Vers.-Nr., Status	vollständig
Arztdaten: Stempel, Unterschrift, Betriebsstätten- u. Kassenarzt-Nr.	vollständig
Ausstellungsdatum: Gültigkeit vier Wochen nach Ausstellung?	ja
Aut-idem-Kreuze	nein
Befreiung	nein

Was muss abgegeben und beachtet werden?

Anfertigen und Abgabe einer Rezeptur.

Die Abkürzung aa ad (ana ad) bedeutet zu gleichen Teilen auf 50 g; M.D.S bedeutet: Misce, da, signa. Mische, gib und bezeichne.

Fragen zum Einstieg ins Beratungsgespräch

Haben Sie die Salbe schon einmal bekommen? Wie lange sollen Sie die Salbe anwenden?

Patientenberatung zur Verordnung

Clotrimazol. Breitband-Antimykotikum Konzentration von 1–2 % nötig (hier 1 %ig). Äußerliche Anwendung bei Haut- und Schleimhaut-Mykosen. Sinnvoll ist eine 2–3 x tgl. Anwendung. Evtl. Rücksprache mit dem Arzt wegen der Anwendung.

Dexamethason. Corticoid. Konzentration von 0,5 % ist ausreichend. Entzündungshemmende Wirkung bei Ekzemen. Eine einmal tägliche Anwendung ist ausreichend.

Pasta zinci mollis. Weiche Zinkpaste. Leicht sektretbindende, wundheilungsfördernde Wirkung, wird oft bei nässenden Hauterkrankungen eingesetzt.

Unguentum leniens. Kühlsalbe. Oft Anwendung bei entzündlichen Hauterkrankungen. Kühlender Effekt durch Brechen der „Quasi-Emulsion" auf der Haut. Rezepturen mit Kühlsalbe sind generell im Kühlschrank aufzubewahren.

Auf Nachfrage beim Arzt wegen der Anwendung des Clotrimazols ordnete er eine 2 x tägliche Anwendung über zwei Wochen an.

Kommentar. Der Patient bekommt die Salbe zum ersten Mal. Er soll sie auf seine stark entzündeten Bereiche zwischen den Zehen auftragen (Fußpilz im fortgeschrittenen Stadium).

Vorsicht bei der Selbstmedikation

- Das ständige Tragen von Turnschuhen verstärkt die Problematik noch weiter. Häufiger Schuhwechsel und Luft an den Füßen ist hilfreich.
- Keine aggressiven Seifen verwenden.
- Keine Schwimmbad- und Saunabesuche in der akuten Phase. Sonst bitte immer Badeschuhe tragen.

Zusatzempfehlungen

- Milde Hautreinigung der Füße (z. B. Bepanthol® Waschlotion, Eubos®). Auf trockene Füße nach dem Duschen achten.
- Socken und Handtücher täglich wechseln, möglichst bei hoher Temperatur waschen, sonst Canesten Hygiene-Wäschespüler empfehlen.
- Konsequente Fuß- und Nagelpflege nach Abheilen der Infektion, um den Pilzen keine Eintrittspforten mehr zu bieten. Hier Fußpflegeprodukte anbieten.
- Ein gutes Immunsystem wird schneller mit einer Infektion fertig, Mittel zur Immunstärkung (z. B. Orthomol immun®, Centrum®, Echinacea) können unterstützend wirken.

X Gebühr frei | Krankenkasse bzw. Kostenträger: AOK Bayern

Geb.-pfl.

noctu

Sonstige

Unfall

Arbeitsunfall

Name, Vorname des Versicherten:
L.
Julian
Buchenstr.5
80000 Musterwang

geb. am: 25.01.98

Kassen-Nr.	Versicherten-Nr.	Status
8310400	123456700	3 1

Betriebsstätten-Nr.	Arzt-Nr.	Datum
1234567	1234567	12.12.08

BVG	Hilfsmittel	Impfstoff	Spr.-St. Bedarf	Begr.-Pflicht	Apotheken-Nummer / IK
6	7	8	9		

Zuzahlung | Gesamt-Brutto

Arzneimittel-/Hilfsmittel-Nr.	Faktor	Taxe
1. Verordnung		
2. Verordnung		
3. Verordnung		

Rp. (Bitte Leerräume durchstreichen)

aut idem

Thuja extern Tinktur 20 ml

aut idem

aut idem

Vertragsarztstempel

1234567
Dr. med. G. Kind
Facharzt für Kinderheilkunde
Beispielstr. 5
Musterhausen
Tel: 0200/10400

Kind

Unterschrift des Arztes
Muster 16 (7.2008)

6664

Abgabedatum in der Apotheke

Bei Arbeitsunfall auszufüllen!

Unfalltag	Unfallbetrieb oder Arbeitgebernummer

1234567Y

Kassenrezept eines Kinderarztes für einen 10-jährigen Jungen

Formale Kontrolle	Ergebnis
Krankenkasse: Name, Kassennummer	vollständig
Patientendaten: Name, Anschrift, Geburtsdatum, Vers.-Nr., Status	vollständig
Arztdaten: Stempel, Unterschrift, Betriebsstätten- u. Kassenarzt-Nr.	vollständig
Ausstellungsdatum: Gültigkeit vier Wochen nach Ausstellung?	ja
Aut-idem-Kreuze	nein
Befreiung	ja

Was muss abgegeben und beachtet werden?

Thuja extern Tinktur, 20 ml, N1. Homöopathisches Medikament (apothekenpflichtig); abgabefähig für ein Kind < 12 Jahren.

Fragen zum Einstieg ins Beratungsgespräch

Wie sollen Sie die Tinktur bei ihrem Kind anwenden?

Patientenberatung zur Verordnung

Thuja extern Tinktur. Homöopathische Zubereitung mit Thuja occidentalis, Lebensbaum. Thuja wird oft bei einzelnen, weichen Warzen angewendet. Generell sind die homöopathischen Einzelmittel ohne Indikationsagabe und Dosierung. Hier ist die Mutter auf die Angaben des Arztes angewiesen. Die Apotheke soll darauf hinweisen, dass diese Tinktur nur extern verwendet wird. Aufgetragen wird die Tinktur mit einem Wattestäbchen oder auf die betroffene Stelle aufgeträufelt. Die Behandlung ist langwierig.

Kommentar. Das Kind ist schon so verständig, dass es seine Warzen an der Hand selbst behandeln kann.

Vorsicht bei der Selbstmedikation

- Weitere Maßnahmen zur externen Bekämpfung der Warze sollten nicht empfohlen werden. Erst wenn kein Behandlungserfolg mit Thuja zu verzeichnen ist, ist es ratsam, zu anderen Mitteln zu greifen.
- Keine Manipulationen an der Warze, Gefahr der Streuung.

Zusatzempfehlungen

- Die umliegende Haut kann mit einer Fettcreme gepflegt werden, da der Alkohol austrocknend wirkt.
- Ab und zu Baden des betroffenen Bereiches, um das Gewebe etwas zu erweichen. Hier kann ein Badezusatz auf Salzbasis (Totes-Meer-Salz) empfohlen werden.
- Wenn noch zusätzlich homöopathisch behandelt werden soll, kann Thuja z. B. in D12, 2 x tgl. empfohlen werden.

Gebühr frei	Krankenkasse bzw. Kostenträger
	AOK Bayern

X Geb.-pfl. | noctu | Sonstige | Unfall | Arbeitsunfall

Name, Vorname des Versicherten

G.
Anita
Kornstr. 23
80000 Musterwang

geb. am 22.08.73

Kassen-Nr.	Versicherten-Nr.	Status
8310400	123456700	3000 1

Betriebsstätten-Nr.	Arzt-Nr.	Datum
1234567	1234567	15.12.08

BVG	Hilfsmittel	Impfstoff	Spr.-St. Bedarf	Begr.-Pflicht	Apotheken-Nummer / IK
6	7	8	9		

Zuzahlung | Gesamt-Brutto

Arzneimittel-/Hilfsmittel-Nr.	Faktor	Taxe
1. Verordnung		
2. Verordnung		
3. Verordnung		

Rp. (Bitte Leerräume durchstreichen)

aut idem — Helmex KTA 4 Infectopharm

aut idem

aut idem

Vertragsarztstempel

1234567
Dr. med. Christoph Aller
Facharzt für Allgemeinmedizin
Hauptstr. 3
Musterstadt
Tel: 0100/10020

6664

Abgabedatum in der Apotheke

Unterschrift des Arztes

Muster 16 (7.2008)

Bei Arbeitsunfall auszufüllen!

Unfalltag	Unfallbetrieb oder Arbeitgebernummer

1234567Y

Kassenrezept eines Allgemeinarztes für eine 35-jährige Patientin

Formale Kontrolle	Ergebnis
Krankenkasse: Name, Kassennummer	vollständig
Patientendaten: Name, Anschrift, Geburtsdatum, Vers.-Nr., Status	vollständig
Arztdaten: Stempel, Unterschrift, Betriebsstätten- u. Kassenarzt-Nr.	vollständig
Ausstellungsdatum: Gültigkeit vier Wochen nach Ausstellung?	ja
Aut-idem-Kreuze	nein
Befreiung	nein

Was muss abgegeben und beachtet werden?

Helmex®, 4 Kautabl., N1.

Fragen zum Einstieg ins Beratungsgespräch

Wissen Sie, wie Sie die Tabletten einnehmen sollen? Haben Sie Ihre Familie mit untersuchen lassen? (Die Frau hat ein Kleinkind von zwei Jahren dabei).

Patientenberatung zur Verordnung

Helmex® Kautablettten (Pyrantel). Breitband-Anthelminthikum, wirkt gegen Maden-, Spul- und Hakenwürmer im Gastrointestinaltrakt. Die Würmer werden durch die Substanz gelähmt und gehen dann mit dem Stuhl ab. Die Resorption des Mittels aus dem Magen-Darm-Trakt ist gering. Die Dosierung für einen Erwachsenen beträgt 2–3 Tabletten als Einzeldosis (bis 75 kg KG). Auf Alkohol sollte am Tag der Einnahme verzichtet werden. Hygienemaßnahmen nach der Einnahme des Medikaments zur Vorbeugung einer Reinfektion: Aftergegend acht Tage lang mehrmals feucht reinigen und eincremen. Bettwäsche und Unterwäsche oft wechseln, auskochen. Hände nach dem Stuhlgang und vor jeder Mahlzeit gründlich waschen. Auf kurze Fingernägel achten. Fußböden gründlich reinigen. Mögliche NW: Erbrechen, Durchfall.

Kommentar. Kontrolltermin für Familienmitglieder einplanen.

Vorsicht bei der Selbstmedikation

Keine Selbstmedikation bei erstmaligem Wurmbefall. Für den Madenwurmbefall, der eindeutig diagnostiziert wurde, steht Pyrvinium (Molevac®) in der Selbstmedikation zur Verfügung. Bandwürmer, die eindeutig diagnostiziert wurden, können mit Niclosamid (Yomesan®) selbst behandelt werden.

Zusatzempfehlungen

- Die Hygienemaßnahmen deutlich besprechen. Milde Reinigungsmittel (Eubos®, Eucerin®, Bepanthol®) als Waschlotion empfehlen.
- Cremes für die Pflege der Analregion sollten reizarm sein (Vaseline, Zinksalben).
- Auf die Ansteckungsgefahr hinweisen.

Gebühr frei

X Geb.-pfl.

noctu

Sonstige

Unfall

Arbeitsunfall

Krankenkasse bzw. Kostenträger

DAK

Name, Vorname des Versicherten

B.
Lotte
Rottachstr. 89
80000 Musterwang

geb. am 27.06.42

Kassen-Nr.	Versicherten-Nr.	Status
8367998	123456700	5 1

Betriebsstätten-Nr.	Arzt-Nr.	Datum
1234567	1234567	21.12.08

BVG	Hilfsmittel	Impfstoff	Spr.-St. Bedarf	Begr.-Pflicht	Apotheken-Nummer / IK
6	7	8	9		

Zuzahlung | Gesamt-Brutto

Arzneimittel-/Hilfsmittel-Nr.	Faktor	Taxe
1. Verordnung		
2. Verordnung		
3. Verordnung		

Rp. (Bitte Leerräume durchstreichen)

aut idem

aut idem

aut idem

Fluctin Kps N3

Vertragsarztstempel

1234567
Dr. med. B. Kunze
Fachärztin für Allgemeinmedizin, Psychotherapie
Beispielstr. 5
Musterhausen
Tel: 0200/10600

Unterschrift des Arztes

Muster 16 (7.2008)

6664

Abgabedatum in der Apotheke

Bei Arbeitsunfall auszufüllen!

Unfalltag	Unfallbetrieb oder Arbeitgebernummer

1234567Y

Kassenrezept einer Allgemeinärztin für eine 66-jährige Patientin

Formale Kontrolle	Ergebnis
Krankenkasse: Name, Kassennummer	vollständig
Patientendaten: Name, Anschrift, Geburtsdatum, Vers.-Nr., Status	vollständig
Arztdaten: Stempel, Unterschrift, Betriebsstätten- u. Kassenarzt-Nr.	vollständig
Ausstellungsdatum: Gültigkeit vier Wochen nach Ausstellung?	ja
Aut-idem-Kreuze	nein
Befreiung	nein

Was muss abgegeben und beachtet werden?

Fluctin®, 100 Kapseln, N3. Rabattverträge beachten!

Fragen zum Einstieg ins Beratungsgespräch

Kennen Sie das Medikament? Wie lange nehmen Sie es schon ein?

Patientenberatung zur Verordnung

Fluctin® Kapseln (Fluoxetin 20 mg). Psychopharmakon, selektiver Serotonin-Reuptake-Hemmer (SSRI). Zur Behandlung von Depressionen und Zwangsstörungen. SSRI wirken nicht sedierend, sie haben eher eine aktivierende Wirkung. Empfohlene Dosis zu Beginn 1 x 1 Kapsel. Wirkeintritt ist nach ca. 1–4 Wochen. Nach 3–4 Wochen kann manchmal eine Erhöhung nötig sein, max. 3 x 1 Kapsel. Die NW nehmen bei Dosiserhöhung jedoch zu. Bei älteren Patienten sollte die Dosis pro Tag nicht über 40 mg betragen. NW: oft u. a. gastrointestinale (Übelkeit, Erbrechen) und zentralnervöse (Schwindel, Zittern) Störungen.

Vorsicht bei der Selbstmedikation

- Bei der Behandlung mit anderen Arzneimitteln in der Selbstmedikation oder nach ärztlicher Verordnung sind mögliche Wechselwirkungen zu beachten.
- Alkohol (auch in Form von Arzneitropfen oder -säften) möglichst vermeiden.
- Möglichst keine „Psychopharmaka" (Johanniskraut) in der Selbstmedikation ohne Wissen des Arztes.
- Kein Formigran in der Selbstmedikation (WW).
- Kein Absetzen des Medikamentes oder Dosisreduktion ohne Rücksprache mit dem Arzt.

Zusatzempfehlungen

- Psychotherapie in Kombination mit Medikamenten ist effektiver als Medikamente allein.
- Abbau von Stress.
- Körperliche Bewegung bessert das subjektive Wohlbefinden.
- Bei Patienten, die Fluoxetin zum ersten Mal erhalten, bitte auf die Zeitspanne bis zum Wirkeintritt hinweisen.
- Weitere WW beachten: Andere zentral wirksame Medikamente verstärken die Wirkung des Fluoxetins. Triptane, Tryptophan, Lithium und MAO-Hemmer können ein Serotoninsyndrom auslösen. KI: Krampfanfälle, Therapie mit MAO-Hemmern.

Gebühr frei	
X Geb.-pfl.	
noctu	
Sonstige	
Unfall	
Arbeitsunfall	

Krankenkasse bzw. Kostenträger
LKK Niederb./Opf./Schwab

Name, Vorname des Versicherten
R.
Johann
Hirschstr. 7
80000 Musterwang

geb. am
28.02.36

Kassen-Nr.	Versicherten-Nr.	Status
9008837	123456700	5 1

Betriebsstätten-Nr.	Arzt-Nr.	Datum
1234567	1234567	15.12.2008

BVG	Hilfsmittel	Impfstoff	Spr.-St. Bedarf	Begr.-Pflicht	Apotheken-Nummer / IK
6	7	8	9		

Zuzahlung	Gesamt-Brutto

Arzneimittel-/Hilfsmittel-Nr.	Faktor	Taxe
1. Verordnung		
2. Verordnung		
3. Verordnung		

Rp. (Bitte Leerräume durchstreichen)

X aut idem Atmadisc 50/250 Diskus
Inhalationspulver 3x No 60

aut idem Aarane N Dosieraerosol 10,0

aut idem

6664

Vertragsarztstempel

1234567
Dr. med. Christoph Aller
Facharzt für Allgemeinmedizin
Hauptstraße 3
Musterstadt
Tel: 0100/10020

Unterschrift des Arztes
Muster 16 (7.2008)

Abgabedatum in der Apotheke

Bei Arbeitsunfall auszufüllen!

Unfalltag	Unfallbetrieb oder Arbeitgebernummer

1234567Y

Kassenrezept eines Allgemeinarztes für einen 72-jährigen Patienten

Formale Kontrolle	Ergebnis
Krankenkasse: Name, Kassennummer	vollständig
Patientendaten: Name, Anschrift, Geburtsdatum, Vers.-Nr., Status	vollständig
Arztdaten: Stempel, Unterschrift, Betriebsstätten- u. Kassenarzt-Nr.	vollständig
Ausstellungsdatum: Gültigkeit vier Wochen nach Ausstellung?	ja
Aut-idem-Kreuze	ja/nein
Befreiung	nein

Was muss abgegeben und beachtet werden?

Atmadisc® 50/250 Diskus, 3 x 60, N2.

Aarane® N Dosieraerosol, 10 ml, N1. Rabattverträge beachten!

Fragen zum Einstieg ins Beratungsgespräch

Ist eines der Mittel neu für Sie? Was hat Ihnen der Arzt zu dem Dosieraerosol Aarane gesagt?

Patientenberatung zur Verordnung

Atmadisc® 50 µg/250 µg (Salmeterol/Fluticason). Kombinationspräparat zur Therapie des Asthma bronchiale. Langwirksames Beta-2-Sympathomimetikum kombiniert mit einem Glucocorticoid. Nicht für den Akutfall geeignet, da der Wirkeintritt verzögert und die Wirkdauer bis zu 12 h beträgt. Salmeterol ist zusammen mit dem Corticoid Fluticason in den Stufen 3 und 4 des Asthmastufenplanes als Controller zur Vorbeugung von Asthmaanfällen geeignet. Dosierungsempfehlung: 2 x 1 Inhalation vor den Mahlzeiten. Mögliche NW: auf die orale Candidose und die Heiserkeit sollte hingewiesen werden. Vermeidung möglich durch Inhalation direkt vor den Mahlzeiten.

Aarane® N (Cromoglicinsäure/Reproterol). Kombinationspräparat zur Behandlung von Atemnot bei Asthma und zur Prophylaxe. Cromoglicinsäure als Mastzellstabilisator, wirkt erst nach längerer Anwendung. Reproterol als kurzwirksamer Beta-2-Agonist erweitert die Bronchialmuskulatur auch im Anfall. Hier soll Aarane N als Akutmedikament verwendet werden. 1 Sprühstoß im Bedarfsfall, wenn nötig, nach 5 Min. ein zweiter Sprühstoß. Ist nach 2 Sprühstößen keine Besserung zu merken, so muss ein Arzt geholt werden, vor allem, wenn der Patient solche Anfälle nicht kennt.

Kommentar. „Doppelmedikation" mit 2 Kombipräparaten? Man kann mit dem Arzt diskutieren, ob die Kombination Aarane® nur zur Akutbehandlung sinnvoll ist oder ob ein Monopräparat mit Salbutamol als kurzwirsames β_2-Sympathomimetikum (Reliever) ausreicht. Der Patient möchte die Medikation so belassen: Atmadisc® zur Dauermedikation, selten Aarane® N zusätzlich.

Vorsicht bei der Selbstmedikation

- Zu hoher Verbrauch des Akutmedikamentes kann zu NW wie Tremor, Herzklopfen, Unruhegefühl, Kopfdruck führen. Bei solchen Symptomen erst nach dem Verbrauch des Relievers fragen, dann erst Tipps für die Selbstmedikation geben.
- Orale Candidosen durch inhalative Corticoide, Vermeidung möglich.

Zusatzempfehlungen

- Hustenreizlindernde Pastillen (Isla® Moos, Ipalat®).
- Entspannungstechniken sind hilfreich, um mit der Krankheit besser umgehen zu können.
- Krankenymnastische Atemtherapie im Bedarfsfall.
- Bei oraler Candidose Nystatinsuspensionen empfehlen.

Gebühr frei

X Geb.-pfl.

noctu

Sonstige

Unfall

Arbeits-unfall

Krankenkasse bzw. Kostenträger

Taunus BKK

Name, Vorname des Versicherten

B.
Reinhold
Nelkenstr. 12
60000 Musterhausen

geb. am
14.10.50

Kassen-Nr.	Versicherten-Nr.	Status
5830016		

Betriebsstätten-Nr.	Arzt-Nr.	Datum
1234567	1234567	27.08.08

BVG	Hilfs-mittel	Impf-stoff	Spr.-St. Bedarf	Begr.-Pflicht	Apotheken-Nummer / IK
6	7	8	9		

Zuzahlung	Gesamt-Brutto

Arzneimittel-/Hilfsmittel-Nr.	Faktor	Taxe
1. Verordnung		
2. Verordnung		
3. Verordnung		

Rp. (Bitte Leerräume durchstreichen)

aut idem — Psorcutan Beta Salbe 120 g N3

aut idem — Salicylvaseline 10% 50 g

aut idem

6664

Abgabedatum in der Apotheke

Vertragsarztstempel

1234567
Dr. C. Cutis
Hautärztin
Beispielstr. 6
Musterhausen
Tel: 0200/10900

Unterschrift des Arztes

Muster 16 (7.2008)

Bei Arbeitsunfall auszufüllen!

Unfalltag	Unfallbetrieb oder Arbeitgebernummer

1234567Y

Kassenrezept einer Hautärztin für einen 58-jährigen Patienten

Formale Kontrolle	Ergebnis
Krankenkasse: Name, Kassennummer	vollständig
Patientendaten: Name, Anschrift, Geburtsdatum, Vers.-Nr., Status	ausreichend
Arztdaten: Stempel, Unterschrift, Betriebsstätten- u. Kassenarzt-Nr.	vollständig
Ausstellungsdatum: Gültigkeit vier Wochen nach Ausstellung?	ja
Aut-idem-Keuze	nein
Befreiung	nein

Was muss abgegeben und beachtet werden?

Psorcutan® Beta Salbe, 120 g, N3.

Salicylvaseline 10 % 50 g: Rezeptur muss angefertigt werden

Status und Versichertennummer müssen nicht nachgetragen werden.

Fragen zum Einstieg ins Beratungsgespräch

Sie kennen die Salben? Wann sollen Sie die Salben auftragen?

Patientenberatung zur Verordnung

Psorcutan® Beta (Calcipotriol/Betamethason). Kombination aus einem Vitamin-D_3-Derivat und einem stark wirksamen Corticoid. Zur topischen Therapie bei Psoriasis vulgaris. Calcipotriol beeinflusst die Proliferation der Hautzellen, Betamethason wirkt der Entzündung entgegen. Die Salbe soll einmal am Tag auf die betroffenen Hautstellen aufgetragen werden. Anwendung max. 4 Wochen. Eine Wiederholung ist unter ärztlicher Kontrolle möglich. Tagesdosis nicht mehr als 15 g Salbe. Max. wöchentliche Dosis: 100 g. Es sollten nicht mehr als 30 % der Körperoberfläche behandelt werden. So viel wird nicht benötigt, da nur die Hände betroffen sind. Mögliche NW: Juckreiz, Brennen, Hautatrophie bei langer Anwendung des Corticoids.

Salicylvaseline 10 %. Stark keratolytische Wirkung zum Lösen der Psoriasis-Plaques. Einmal täglich abends anwenden, max. eine Woche lang.

Kommentar. Der Patient hat vom Arzt die Anweisung erhalten, erst drei Tage lang die Salicylvaseline aufzutragen, danach Psorcutan® Beta bis zur Besserung der Symptome.

Vorsicht bei der Selbstmedikation

- Keine weitere Verwendung von Hydrocortison-Salben.
- Keine Okklusivverbände.

Zusatzempfehlungen

- Eine gute Pflegesalbe für die Zeit zwischen den Psoriasisschüben (pH 5 Eucerin®-Pflegesalbe, Linola® Fett Creme, Weleda Sanddorn-Handcreme, Harnstoffcremes).
- Kühlende Lotionen, wenn die betroffene Stelle stark gereizt ist (Lotio alba aquosa, Bepanthen® Schaumspray).
- Vermeidung der Auslöser (Stress, Nicotin, Alkohol).
- Da Befall der Hände: Beim Putzen Gummihandschuhe anziehen.
- Solebäder (Totes Meer Salz).
- Urlaub machen, da wo Sonne ist.
- Psychotherapie bei Bedarf, um mit der Krankheit besser umgehen zu lernen.

Gebühr frei	Krankenkasse bzw. Kostenträger
	BG der chemischen Industrie

Name, Vorname des Versicherten

B.
Siegbert
Annastr. 4
60000 Musterhausen

geb. am 15.08.40

Geb.-pfl. · noctu · Sonstige · Unfall · Arbeits-unfall: X

Kassen-Nr.	Versicherten-Nr.	Status
	000	

Betriebsstätten-Nr.	Arzt-Nr.	Datum
1234567	1234567	31.07.08

BVG	Hilfs-mittel	Impf-stoff	Spr.-St. Bedarf	Begr.-Pflicht	Apotheken-Nummer / IK
6	7	8	9		

Zuzahlung · Gesamt-Brutto

Arzneimittel-/Hilfsmittel-Nr.	Faktor	Taxe
1. Verordnung		
2. Verordnung		
3. Verordnung		

Rp. (Bitte Leerräume durchstreichen)

aut idem · aut idem · aut idem

Nachtkerzensamenöl 20,0

Eucerin cum aqua ad 200.0

S: Hände

Vertragsarztstempel

1234567
Dr. med. M. Acnes
Facharzt für Dermatologie
Beispielstr. 5
Musterhausen
Tel: 0100/10100

Unterschrift des Arztes

Muster 16 (7.2008)

6664

Abgabedatum in der Apotheke

Bei Arbeitsunfall auszufüllen!

Unfalltag	Unfallbetrieb oder Arbeitgebernummer
03.03.04	Gummi-AG

1234567Y

Kassenrezept eines Hautarztes für einen fast 68-jährigen Patienten

Formale Kontrolle	Ergebnis
Krankenkasse: Name, Kassennummer	ausreichend
Patientendaten: Name, Anschrift, Geburtsdatum, Vers.-Nr., Status	ausreichend
Arztdaten: Stempel, Unterschrift, Betriebsstätten- u. Kassenarzt-Nr.	vollständig
Ausstellungsdatum: Gültigkeit vier Wochen nach Ausstellung?	ja
Aut-idem-Kreuze	nein
Befreiung	nein

Was muss abgegeben und beachtet werden?

Verordnung einer Rezeptur, die individuell angefertigt wird.

Es handelt sich um eine Rezeptur zu Lasten einer Berufsgenossenschaft. Es ist keine Zuzahlung zu erheben.

Fragen zum Einstieg ins Beratungsgespräch

Haben Sie die Salbe schon mal bekommen? Wie oft verwenden Sie die Salbe?

Patientenberatung zur Verordnung

Nachtkerzensamenöl (Oenotherae oleum). Fettes Öl, wird bei atopischem Ekzem als Zusatz zu Pflegesalben verwendet, enthält essenzielle Fettsäuren.

Eucerin® cum Aqua (wasserhaltige Wollwachsalkoholsalbe, Unguentum alcoholum lanae aquosum). W/O-Grundlage. Eucerin® cum Aqua ist eine fettende Salbe und wird vorwiegend bei trockener Haut eingesetzt.

Kommentar. Durch die Kombination von Grundlage und dem hohen Anteil an fettem Öl (10 %) wird eine stark fettende Creme hergestellt. Die Aufbrauchsfrist sollte möglichst kurz sein, da die ungesättigten Fettsäuren im Nachtkerzenöl zu Oxidationen neigen. Vorschlag: drei Monate.

Vorsicht bei der Selbstmedikation

- Es sind keine Vorsichtsmaßnahmen zu beachten.

Zusatzempfehlungen

- Andere pflegende Handcremes, die nicht so stark fetten, für tagsüber empfehlen.
- Kontakt der betroffenen Haut mit hautreizenden Stoffen und Wasser meiden. Eventuell Handschuhe tragen oder Hautschutzcremes verwenden (z. B. Silicoderm®).

Gebühr frei	Krankenkasse bzw. Kostenträger
	DAK

Geb.-pfl. / noctu / Sonstige	Name, Vorname des Versicherten	geb. am
	K. Seybold Lohe Egge 22 40000 Musterdorf	19.07.26

Unfall	Kassen-Nr.	Versicherten-Nr.	Status
	3467998	012345678000	

Arbeits-unfall	Betriebsstätten-Nr.	Arzt-Nr.	Datum
	1234567		

BVG	Hilfs-mittel	Impf-stoff	Spr.-St. Bedarf	Begr.-Pflicht	Apotheken-Nummer / IK
6	7	8	9		

Zuzahlung | Gesamt-Brutto

Arzneimittel-/Hilfsmittel-Nr.	Faktor	Taxe
1. Verordnung		
2. Verordnung		
3. Verordnung		

Rp. (Bitte Leerräume durchstreichen)

aut idem	Allopurinol ratio 100, 50 Tab
X aut idem	Nitrepress 20, 100 Tab
X aut idem	Enalapril ratio 20, 100 Tab

6664

Abgabedatum in der Apotheke

Vertragsarztstempel

1234567
Dr. med. Christoph Aller
Facharzt für Allgemeinmedizin
Hauptstr. 3
Musterstadt
Tel: 0100/10020

Unterschrift des Arztes
Muster 16 (7.2008)

Bei Arbeitsunfall auszufüllen!

Unfalltag	Unfallbetrieb oder Arbeitgebernummer

1234567Y

Kassenrezept eines Allgemeinarztes für eine 82-jährige Patientin

Formale Kontrolle	Ergebnis
Krankenkasse: Name, Kassennummer	vollständig
Patientendaten: Name, Anschrift, Geburtsdatum, Vers.-Nr., Status	unvollständig
Arztdaten: Stempel, Unterschrift, Betriebsstätten-, Kassenarzt-Nr.	unvollständig
Ausstellungsdatum: Gültigkeit vier Wochen nach Ausstellung?	unvollständig
Aut-idem-Kreuze	ja/nein
Befreiung	nein

Was muss abgegeben und beachtet werden?

Allopurinol ratiopharm® 100 mg, 50 Tabl., N2. Rabattverträge beachten.

Nitrepress® 20, 100 Tabl., N3.

Enalapril ratiopharm® 20 mg, 100 Tabl., N3.

Der Status muss nicht nachgetragen werden. Die Arztnummer ist im Stempel vorhanden und kann handschriftl. ergänzt werden.

Achtung. Datum vom Arzt ergänzen lassen!

Fragen zum Einstieg ins Beratungsgespräch

Ist ein Mittel davon neu für Sie? Wann nehmen Sie die Mittel im Laufe des Tages ein? Wie sind Ihre Blutdruckwerte?

Das Alter gibt einen Hinweis auf mögliche Hörprobleme. Sprechen Sie vor allem deutlich. Halten Sie Blickkontakt, um Rückmeldung darüber zu erhalten, ob die Patientin Sie versteht.

Patientenberatung zur Verordnung

Allopurinol ratiopharm® 100 (Allopurinol). Mittel zur Hemmung der Harnsäureproduktion, Senkung des Harnsäurespiegels. Nach Rücksprache Erstverordnung. Regelmäßige Einnahme 1 x 1 Tabl. zu einer Mahlzeit, ausreichend trinken. In der Einstellungsphase: Gichtanfälle möglich durch Auflösen von Harnsäureablagerungen. Bei Hautreaktionen (Hautjucken) Therapie absetzen und Arzt aufsuchen.

Nitrepress® 20 (Nitrendipin). Calciumantagonist. Gefäßerweiterung und Abnahme des Sauerstoffverbrauchs des Herzens zur Herzentlastung und -stärkung. Regelmäßige Einnahme meist 1 x 20 mg morgens. Keinen Grapefruitsaft trinken. NW nach Einnahme häufig Flush, Erythem, Kopfschmerzen, gelegentlich Knöchelödeme, Tachykardie. WW über CYP 3A4.

Enalapril ratiopharm® 20 (Enalapril). ACE-Hemmer zur Blutdrucksenkung. Regelmäßige Einnahme, meist 1 x 1 Tabl. morgens. Nicht ohne ärztlichen Rat absetzen. Häufige NW (bei 15 %): trockener Reizhusten auch nach längerer Anwendung.

Kommentar. Regelmäßige Blutbildkontrolle durch den Arzt erforderlich.

Vorsicht bei der Selbstmedikation

- Bei der Behandlung mit anderen Arzneimitteln in der Selbstmedikation oder nach ärztlicher Verordnung sind mögliche Wechselwirkungen zu beachten.
- Bei regelmäßiger Einnahme von NSAR (auch in der Selbstmedikation) kommt es zu einer Wirkabschwächung von Antihypertonika. Engmaschige Blutdruckkontrolle mit Neueinstellung des Blutdrucks notwendig. In der Selbstmedikation auf Paracetamol ausweichen. Problem: Schmerztherapie der Gicht.
- Bei chronischem Husten an NW der ACE-Hemmer denken: Rücksprache und Therapieänderung durch den Arzt erforderlich.
- Bei Schnupfenmitteln auf Sympathomimetika (z. B. Pseudoephedrin) verzichten.
- Auf Kaliumpräparate in der Selbstmedikation verzichten (Gefahr der Hyperkaliämie).
- Johanniskrautpräparate (Hyperforat) beschleunigen den Abbau von Nitrendipin (Metabolisierung des Nitrendipin über CYP 3A4), Wirkabschwächung.

Zusatzempfehlungen

- Zur Normalisierung des Harnsäurespiegels Innereien, Hülsenfrüchte, geräucherten Fisch und gebratenes Fleisch meiden, maximal 150 g (gekochtes) Fleisch pro Tag. Ausreichend trinken.
- Regelmäßige Kontrolle des Blutdrucks und des Blutzuckerspiegels.
- Auf alkoholhaltige Getränke verzichten (Normalisierung des Harnsäurespiegels).
- Auf das Trinken von Grapefruitsaft verzichten. Flavonoide des Grapefruitsafts wirken als CYP-3A4-Hemmstoffe und führen zu einer erhöhten Bioverfügbarkeit, d. h. Verstärkung von Wirkungen und NW von Calciumkanalblockern wie Nitrendipin.

Gebühr frei: X	Krankenkasse bzw. Kostenträger: DAK Westfalen/Lippe
Geb.-pfl.	Name, Vorname des Versicherten: M. Marianne, Liebherr-Str. 15, 40000 Musterdorf — geb. am 07.05.19
noctu	
Sonstige	
Unfall	Kassen-Nr.: 3467998 — Versicherten-Nr.: 012345678000 — Status: 1
Arbeitsunfall	Betriebsstätten-Nr.: 1234567 — Arzt-Nr.: 1234567 — Datum: 10.04.08

BVG	Hilfsmittel	Impfstoff	Spr.-St. Bedarf	Begr.-Pflicht	Apotheken-Nummer / IK
6	7	8	9		

Zuzahlung	Gesamt-Brutto

Arzneimittel-/Hilfsmittel-Nr.	Faktor	Taxe
1. Verordnung		
2. Verordnung		
3. Verordnung		

Rp. (Bitte Leerräume durchstreichen)

aut idem — Dynexan A N1

aut idem

aut idem

6664

Vertragsarztstempel

Dr. Klaus Schmelz
Zahnarzt
Peinstr. 14
Musterstadt
Tel: 00001/10010
01234-1

Abgabedatum in der Apotheke

Unterschrift des Arztes

Muster 16 (7.2008)

Bei Arbeitsunfall auszufüllen!

Unfalltag	Unfallbetrieb oder Arbeitgebernummer

1234567Y

Kassenrezept eines Zahnarztes für eine 89-jährige Patientin

Formale Kontrolle	Ergebnis
Krankenkasse: Name, Kassennummer	vollständig
Patientendaten: Name, Anschrift, Geburtsdatum, Vers.-Nr., Status	vollständig
Arztdaten: Stempel, Unterschrift, Betriebsstätten- u. Kassenarzt-Nr.	vollständig
Ausstellungsdatum: Gültigkeit vier Wochen nach Ausstellung?	ja
Aut-idem-Kreuz	nein
Befreiung	ja

Was muss abgegeben und beachtet werden?

Dynexan® A Gel 10 g. Es handelt sich um ein apothekenpflichtiges Arzneimittel ohne bedingte Erstattung. Die Kosten für apothekenpflichtige Arzneimittel (Ausnahme „bedingte Erstattung") werden für Patienten über 12 J. nicht von den gesetzlichen Krankenkassen erstattet. Trotz gültigem Kassenrezept und Befreiung von der Zuzahlung müssen die Kosten von der Patientin getragen werden.

Fragen zum Einstieg ins Beratungsgespräch

Kennen Sie dieses Mittel gegen Zahnfleischentzündung bereits? Wie kommen Sie damit zurecht?

Das hohe Alter der Patientin kann einen Hinweis auf ein eingeschränktes Hörvermögen geben. Sprechen Sie vor allem deutlich. Halten Sie Blickkontakt, um Rückmeldung zu erhalten, ob die Patientin Sie versteht.

Patientenberatung zur Verordnung

Dynexan®-A-Gel (Lidocain und Benzalkoniumchlorid). Lokalanästhetikumhaltiges Mundgel gegen Schmerzen der Mundschleimhaut und des Zahnfleischs z. B. bei Prothesendruckstellen. Quarternäres Ammoniumsalz zur Keimreduktion der Mundschleimhaut. Mehrmals täglich ein erbsengroßes Stück Gel mit einem Finger auf die betroffenen Schleimhautstellen auftragen und einmassieren.

Vorsicht bei der Selbstmedikation

- Saure Lutschbonbons, Vitamin-C-haltige Produkte in der Selbstmedikation verstärken die Beschwerden.

Zusatzempfehlungen

- Regelmäßige und effektive Prothesenreinigung mit Zahnbürste und Zahnpasta zur Entfernung grober Beläge und Reinigungstabs zur Erfrischung.
- Vor dem Auftragen Mund ausspülen und betroffene Stelle trocknen lassen.
- Verhaltenstipps: scharfe und saure Speisen meiden.

X Gebühr frei	Krankenkasse bzw. Kostenträger Barmer	
Geb.-pfl.	Name, Vorname des Versicherten M. Wolfram Hofstr. 6 20000 Musterburg	geb. am 11.10.51
noctu		
Sonstige		
Unfall	Kassen-Nr. 0180008 | Versicherten-Nr. 012345678000	Status 1
Arbeitsunfall	Betriebsstätten-Nr. 1234567 | Arzt-Nr. 1234567	Datum 07.08.08

BVG	Hilfsmittel	Impfstoff	Spr.-St. Bedarf	Begr.-Pflicht	Apotheken-Nummer / IK
6	7	8	9		

Zuzahlung | Gesamt-Brutto

Arzneimittel-/Hilfsmittel-Nr.	Faktor	Taxe
1. Verordnung		
2. Verordnung		
3. Verordnung		

Rp. (Bitte Leerräume durchstreichen)

aut idem X	Metoprolol AL 200 ret N3	1 x 1
aut idem X	Tarka N3	1 x 1
aut idem		

Vertragsarztstempel

1234567
Dr. med. Christoph Aller
Facharzt für Allgemeinmedizin
Hauptstr. 3
Musterstadt
Tel: 0100/10020

Unterschrift des Arztes

Muster 16 (7.2008)

6664

Bei Arbeitsunfall auszufüllen!

Abgabedatum in der Apotheke

Unfalltag	Unfallbetrieb oder Arbeitgebernummer

1234567Y

Kassenrezept eines Allgemeinarztes für einen 56-jährigen Patienten

Formale Kontrolle	Ergebnis
Krankenkasse: Name, Kassennummer	vollständig
Patientendaten: Name, Anschrift, Geburtsdatum, Vers.-Nr., Status	vollständig
Arztdaten: Stempel, Unterschrift, Betriebsstätten-, Kassenarzt-Nr.	vollständig
Ausstellungsdatum: Gültigkeit vier Wochen nach Ausstellung?	ja
Aut-idem-Kreuze	ja
Befreiung	ja

Was muss abgegeben und beachtet werden?

Metoprolol AL® 200 ret, 100 Tabl., N3. Die vom Arzt angegebene Dosierung auf die FAM-Packung übertragen.

Tarka® N3. in 2 Stärken verfügbar (180/2 u. 240/2), Abklärung beim Patienten oder Rücksprache beim Arzt, welche Dosierung eingesetzt wird. Nach Kassenverträgen ohne weitere Angabe nur niedrigste Dosierung abrechenbar. Hier nach Rücksprache: 180/2. Evtl. verfügbare Importe abgeben. Die vom Arzt angegebene Dosierung auf die FAM-Packung übertragen.

Fragen zum Einstieg ins Beratungsgespräch

Kennen Sie diese beiden Blutdruckmittel? In welcher Stärke haben Sie diese Mittel bisher eingenommen? Wie sind Ihre Blutdruckwerte?

Patientenberatung zur Verordnung

Metoprolol AL® 200 ret (Metoprolol). Betablocker zur Blutdrucksenkung. Regelmäßige Einnahme nach ärztlicher Verordnung, meist 1 x 1 morgens. NW meist nur in der Einstellungsphase (häufig: Müdigkeit, Schwindel, Kopfschmerzen; gelegentlich: kalte Extremitäten, Magen-Darm-Beschwerden, Atemnot).

Tarka® (Verapamil + Trandolapril). Calciumantagonist + ACE-Hemmer zur Kombinationsbehandlung der Hypertonie. Regelmäßige Einnahme nach ärztlicher Verordnung, meist 1 x 1 morgens. NW: Magen-Darm-Beschwerden (häufig), Beinödeme, Flush/Erythem, Kopfschmerzen, Schwindel. WW: Verapamil mit Betablockern u. Amiodaron: AV-Block, Kardiodepression möglich, Bradykardie, Hypotonie.

Kommentar. Dreierkombination zur Behandlung der schwer einstellbaren Hypertonie. Je nach Verträglichkeit Rücksprache mit dem Arzt erforderlich! Vorschlag: Änderung der antihypertensiven Therapie z. B. auf ACE-Hemmer + Diuretikum.

Vorsicht bei der Selbstmedikation

- Bei der Behandlung mit anderen Arzneimitteln in der Selbstmedikation oder nach ärztlicher Verordnung sind mögliche Wechselwirkungen zu beachten.
- Bei der Selbstmedikation von Schwindel: Ursache evtl. übermäßige Blutdrucksenkung, Kontrolle und Abklärung durch den Arzt.
- Bei chronischem Husten an NW der ACE-Hemmer denken: Rücksprache und Therapieänderung durch den Arzt erforderlich.
- Bei Schnupfenmitteln auf Sympathomimetika (z. B. Xylometazolin, Pseudoephedrin) verzichten.
- Bei regelmäßiger Einnahme von nichtsteroidalen Antirheumatika (auch ASS 500 mg, Ibuprofen, Diclofenac in der Selbstmedikation) kommt es zu einer Wirkabschwächung von Antihypertonika und einer Erhöhung des Blutdrucks. Engmaschige Blutdruckkontrolle mit Neueinstellung des Blutdrucks notwendig. In der Selbstmedikation auf Paracetamol ausweichen.

Zusatzempfehlungen

- Regelmäßige Kontrolle des Blutdrucks, in der Apotheke oder mit eigenem Blutdruckmessgerät.
- Alkoholhaltige Getränke einschränken (Beeinflussung der Gefäßweite, unnötige Blutdruckschwankungen).

Krankenkasse bzw. Kostenträger

AOK Westfalen Lippe

Name, Vorname des Versicherten

Sprechstundenbedarf

geb. am

Kassen-Nr.	Versicherten-Nr.	Status
3411401		1000 1

Betriebsstätten-Nr.	Arzt-Nr.	Datum
1234567	1234-5	31.03.08

Gebühr frei | Geb.-pfl. | noctu | Sonstige | Unfall | Arbeitsunfall

BVG	Hilfsmittel	Impfstoff	Spr.-St. Bedarf	Begr.-Pflicht	Apotheken-Nummer / IK
6	7	8	X		

Zuzahlung | Gesamt-Brutto

Arzneimittel-/Hilfsmittel-Nr.	Faktor	Taxe
1. Verordnung		
2. Verordnung		
3. Verordnung		

Rp. (Bitte Leerräume durchstreichen)

aut idem — Elmex Gelee, 38 g N2 2 OP

aut idem — Paracetamol ratiopharm 20 Tab, N2, 2 OP

aut idem

Vertragsarztstempel

1234-5
Dr. med. dent. Klaus Schmelz
Zahnarzt
Peinstr. 14
Musterstadt
Tel: 0100/10010

Unterschrift des Arztes

Muster 16 (7.2008)

6664

Bei Arbeitsunfall auszufüllen!

Abgabedatum in der Apotheke

Unfalltag	Unfallbetrieb oder Arbeitgebernummer

1234567Y

Kassenrezept eines Zahnarztes über Sprechstundenbedarf

Formale Kontrolle	Ergebnis
Krankenkasse: Name, Kassennummer	vollständig
Patientendaten: Name, Anschrift, Geburtsdatum, Vers.-Nr., Status	Sprechstundenbedarf
Arztdaten: Stempel, Unterschrift, Betriebsstätten-, Kassenarzt-Nr.	vollständig
Ausstellungsdatum: Gültigkeit vier Wochen nach Ausstellung?	ja
Aut-idem-Kreuze	nein
Befreiung	ja
Feld 9 „Sprechstundenbedarf“ angekreuzt	ja

Was muss beliefert werden?

Elmex® Gelee, 38 g, N2, 2 Packungen.

Paracetamol ratiopharm®, 20 Tabl., N2, 2 Packungen.

Fragen zum Einstieg ins Beratungsgespräch

Welche Hinweise zur Anwendung geben Sie den Patienten mit auf den Weg?

Beratung des Praxispersonals zur Verordnung

Elmex® Gelee Dentalgel (Dectaflur, Olaflur, Natriumfluorid). Gelee zur Zahnschmelzhärtung und Kariesprophylaxe. Anwendung in der Praxis zur Individualprophylaxe von Erwachsenen und Kindern. Anwendung durch den Patienten zu Hause: 1 x wöchentlich abends nach dem Zähneputzen für mind. zwei Minuten auf die Zähne mit einer Zahnbürste auftragen. Rest ausspucken, nicht nachspülen.

Paracetamol ratiopharm® (Paracetamol). Hauptsächlich zentralwirkendes Schmerzmittel gegen leichte Schmerzen. Zur Nachbehandlung nach größeren Eingriffen werden einem Patienten z. B. 2 Tabl. aus der Praxis mitgegeben. Dosierung: max. 3–4 x 2 Tabl.

Vorsicht bei der Selbstmedikation

- Entfällt.

Zusatzempfehlungen

- Entfällt.

Gebühr frei | Geb.-pfl. | noctu | Sonstige | Unfall | Arbeitsunfall

Krankenkasse bzw. Kostenträger
Barmer

Name, Vorname des Versicherten
S.
Anna Lena
Hölter Egge 5
4000 Musterdorf

geb. am
15.06.90

Kassen-Nr.	Versicherten-Nr.	Status
3480007	012345678000	1 1

Betriebsstätten-Nr.	Arzt-Nr.	Datum
1234567	1234567	21.04.08

BVG	Hilfsmittel	Impfstoff	Spr.-St. Bedarf	Begr.-Pflicht	Apotheken-Nummer / IK
6	7	8	9		

Zuzahlung	Gesamt-Brutto

Arzneimittel-/Hilfsmittel-Nr.	Faktor	Taxe
1. Verordnung		
2. Verordnung		
3. Verordnung		

Rp. (Bitte Leerräume durchstreichen)

aut idem — Miranova

aut idem — Dragees 3 x 21 N2

aut idem — Verordnung nach §24a SGB V

6664

Abgabedatum in der Apotheke

Vertragsarztstempel

1234567
Dr. med. Karla Bahr
Fachärztin für Gynäkologie
und Geburtshilfe
Hauptstr. 9
Musterstadt
Tel: 0100/11060

Unterschrift des Arztes
Muster 16 (7.2008)

Bei Arbeitsunfall auszufüllen!

Unfalltag	Unfallbetrieb oder Arbeitgebernummer

1234567Y

Kassenrezept einer Frauenärztin für eine 17-jährige Patientin

Formale Kontrolle	Ergebnis
Krankenkasse: Name, Kassennummer	vollständig
Patientendaten: Name, Anschrift, Geburtsdatum, Vers.-Nr., Status	vollständig
Arztdaten: Stempel, Unterschrift, Betriebsstätten-, Kassenarzt-Nr.	vollständig
Ausstellungsdatum: Gültigkeit vier Wochen nach Ausstellung?	ja
Aut-idem-Kreuze	nein
Befreiung	ja

Was muss abgegeben und beachtet werden?

Miranova®, 63 Drg., N2.

Verordnung nach §24a SGB V. Kontrazeptiva können zu Lasten der gesetzlichen Krankenkassen für Jugendliche bis Vollendung des 20. Lebensjahrs verordnet werden. Für Patientinnen > 18 J. fällt die Rezeptzuzahlung an, hier für eine Jugendliche < 18 J. frei.

Fragen zum Einstieg ins Beratungsgespräch

Kennen Sie sich mit der Einnahme der Pille bereits aus? Haben Sie Fragen zur Einnahme der Pille? Nehmen Sie noch andere Arzneimittel ein?

Patientenberatung zur Verordnung

Miranova® (Ethinylestradiol + Levonorgestrel). Regelmäßige Einnahme tägl. 1 Tabl. möglichst zur gleichen Tageszeit über 21 Tage, 7 Tage Einnahmepause (Abbruchblutung).

Vorsicht bei der Selbstmedikation

- Johanniskrautpräparate beschleunigen den Abbau von Sexualhormonen. Wirksamkeit der Empfängnisverhütung nicht mehr gewährleistet. Einnahme von Johanniskraut vermeiden.
- Bei Auftreten von Durchfällen (Infektion, NW von Antibiotika) und bei Wechselwirkungen (z. B. mit Antibiotika, Verhinderung der Rückresorption) ist die Wirksamkeit von oralen Kontrazeptiva nicht mehr gewährleistet. Ausreichend lange Verwendung zusätzlicher Verhütungsmethoden (z. B. Kondome) notwendig, oft über den betroffenen Zyklus hinaus.

Zusatzempfehlungen

- Auf Rauchen verzichten. Rauchen verstärkt das Thromboserisiko der Pille.

Gebühr frei | Geb.-pfl. | noctu | Sonstige | Unfall | Arbeitsunfall

Krankenkasse bzw. Kostenträger
mhplus BKK

Name, Vorname des Versicherten
E.
Jessica
Bergstr. 94
40000 Musterdorf

geb. am
10.06.90

Kassen-Nr.	Versicherten-Nr.	Status
3480007	012345678000	1 1

Betriebsstätten-Nr.	Arzt-Nr.	Datum
1234567	1234567	21.08.08

BVG	Hilfs-mittel	Impf-stoff	Spr.-St. Bedarf	Begr.-Pflicht	Apotheken-Nummer / IK
6	7	8	9		

Zuzahlung | Gesamt-Brutto

Arzneimittel-/Hilfsmittel-Nr.	Faktor	Taxe
1. Verordnung		
2. Verordnung		
3. Verordnung		

Rp. (Bitte Leerräume durchstreichen)

aut idem

Unofem 1,5 mg

aut idem

aut idem

6664

Vertragsarztstempel

1234567
Dr. med. Karla Bahr
Fachärzitn für Gynäkologie
und Geburtshilfe
Hauptstr. 9
Musterstadt
Tel: 0100/10060

Abgabedatum in der Apotheke

Unterschrift des Arztes
Muster 16 (7.2008)

Bei Arbeitsunfall auszufüllen!

Unfalltag	Unfallbetrieb oder Arbeitgebernummer

1234567Y

Kassenrezept einer Frauenärztin für eine 18-jährige Patientin

Formale Kontrolle	Ergebnis
Krankenkasse: Name, Kassennummer	vollständig
Patientendaten: Name, Anschrift, Geburtsdatum, Vers.-Nr., Status	vollständig
Arztdaten: Stempel, Unterschrift, Betriebsstätten-, Kassenarzt-Nr.	vollständig
Ausstellungsdatum: Gültigkeit vier Wochen nach Ausstellung?	ja
Aut-idem-Kreuze	nein
Befreiung	nein

Was muss abgegeben und beachtet werden?

Unofem® 1,5 mg, 1 Tabl, N1.

Fragen zum Einstieg ins Beratungsgespräch

Was hat Ihnen die Ärztin zur Einnahme gesagt?

Patientenberatung zur Verordnung

Unofem® 1,5 mg (Levonorgestrel). Pille danach, hochdosierte Gestagengabe nach ungeschütztem Geschlechtsverkehr. Einmaldosis, Einnahme innerhalb von 72 Std. nach ungeschütztem Verkehr. NW: sehr häufig Spannungsgefühl in den Brüsten, Schmierblutungen oder unregelmäßige Blutungen, Hautausschlag, Urtikaria, Ödeme, Magen-Darm-Beschwerden, Kopfschmerzen, Müdigkeit und Schwindel. Einschränkung des Reaktionsvermögens.

Vorsicht bei der Selbstmedikation

- Johanniskraut schwächt die Wirkung der „Pille danach" ab. Wenn Johanniskraut bisher eingenommen wird, unsichere Wirkung der Pille, wenn es ab jetzt gewünscht wird, unsichere Wirkung einer zukünftigen hormonalen Kontrazeption.
- Durchfall und Erbrechen vermindert die Bioverfügbarkeit und damit die sichere Wirksamkeit der „Pille danach".

Zusatzempfehlungen

- Auf bisherige Verhütungsmethode ansprechen, wirksame Kontrazeptionsmethoden empfehlen.
- Notfallkontrazeption kann keine regelmäßige Kontrazeptionsmethode ersetzen.
- Nach Notfallkontrazeption ist eine Barrieremethode zu verwenden, bis die nächste reguläre Monatsblutung einsetzt.

Gebühr frei	Krankenkasse bzw. Kostenträger: Techniker Krankenkasse
Geb.-pfl.	Name, Vorname des Versicherten: B. Uta, Lichtenberg 9, 40000 Musterstadt — geb. am 02.08.53
noctu	
Sonstige	
Unfall	Kassen-Nr. 3477503 — Versicherten-Nr. 012345678000 — Status 1 1
Arbeits-unfall	Betriebsstätten-Nr. 1234567 — Arzt-Nr. 1234567 — Datum 07.04.08

BVG	Hilfs-mittel	Impf-stoff	Spr.-St. Bedarf	Begr.-Pflicht	Apotheken-Nummer / IK
6	7	8	9		

Zuzahlung | Gesamt-Brutto

Arzneimittel-/Hilfsmittel-Nr.	Faktor	Taxe
1. Verordnung		
2. Verordnung		
3. Verordnung		

Rp. (Bitte Leerräume durchstreichen)

aut idem — Estraderm TTS 50 1 OP

aut idem

aut idem

Vertragsarztstempel

Dr. med. Karla Bahr
Fachärztin für Gynäkologie und Geburtshilfe
Hauptstr. 9
Musterstadt
Tel: 0100/10060

Unterschrift des Arztes

Muster 16 (7.2008)

6664

Abgabedatum in der Apotheke

Bei Arbeitsunfall auszufüllen!

Unfalltag	Unfallbetrieb oder Arbeitgebernummer

1234567Y

Kassenrezept einer Frauenärztin für eine 54-jährige Patientin

Formale Kontrolle	Ergebnis
Krankenkasse: Name, Kassennummer	vollständig
Patientendaten: Name, Anschrift, Geburtsdatum, Vers.-Nr., Status	vollständig
Arztdaten: Stempel, Unterschrift, Betriebsstätten-, Kassenarzt-Nr.	vollständig
Ausstellungsdatum: Gültigkeit vier Wochen nach Ausstellung?	ja
Aut-idem-Kreuze	nein
Befreiung	nein

Was muss abgegeben und beachtet werden?

Estraderm TTS® 50, 6 Pfl., N1. Kleinste im Handel befindliche Packung. Rabattverträge beachten!

Fragen zum Einstieg ins Beratungsgespräch

Bekommen Sie die Hormonpflaster zum ersten Mal oder kennen Sie sie bereits? Was hat Ihnen die Ärztin zur Anwendung gesagt?

Patientenberatung zur Verordnung

Estraderm TTS® 50 (Estradiol 0,05 mg/h). Hormonsubstitutionstherapie bei beeinträchtigenden Estrogenmangelsymptomen nach der Menopause. Meist sequenzielle Gestagengabe während der letzten 12–14 Zyklustage; ohne weitere Gestagengabe: Patientin hysterektomiert. Anwendung bei Erstverordnung erklären: Auf die intakte, glatte, saubere, fettfreie, möglicht unbehaarte Haut kleben (empfohlen wird die hintere Hüftpartie, nicht im Brustbereich). Verwendung von zwei Pflastern pro Woche, drei Wochen lang, danach eine Woche Pause. Klebestelle regelmäßig wechseln. Reversible Rötung der beklebten Hautstelle häufig. Absetzen bei Anzeichen von thromboembolischen Erkrankungen, erstmalig migräneartigen Kopfschmerzen, plötzlichen Seh- oder Hörstörungen; bei längerer Bettlägerigkeit.

Kommentar. Erklärungsbedürftige Arzneiform. Hoher Informationsbedarf auch nach längerer Anwendung möglich. Auf NW der längerfristigen Einnahme hinweisen.

Vorsicht bei der Selbstmedikation

- Bei der Behandlung mit anderen Arzneimitteln in der Selbstmedikation oder nach ärztlicher Verordnung sind mögliche Wechselwirkungen zu beachten
- Johanniskraut schwächt die Wirkung des Estradiols durch beschleunigten Abbau ab. Möglichst auf Johanniskraut verzichten. Evtl. Dosisanpassung durch Gynäkologin.

Zusatzempfehlungen

- Möglichst Rauchverzicht, Erhöhung des thromboembolischen Risikos durch Rauchen.
- Regelmäßige Krebsvorsorgeuntersuchungen empfehlen (Erhöhung des Brustkrebs- und bei Monotherapie des Endometriumkrebsrisikos).

X Gebühr frei	Krankenkasse bzw. Kostenträger		
	Fahrzeughaltung BG Berl.		
Geb.-pfl.	Name, Vorname des Versicherten		
noctu	S.		
	Kevin		geb. am
	August-Bebel-Str. 12		22.02.88
Sonstige	03986 Musterlitz		
Unfall	Kassen-Nr.	Versicherten-Nr.	Status
X Arbeits-unfall	Betriebsstätten-Nr.	Arzt-Nr.	Datum
	1234567	1234567	06.06.08

BVG	Hilfsmittel	Impfstoff	Spr.-St. Bedarf	Begr.-Pflicht	Apotheken-Nummer / IK
6	7	8	9		

Zuzahlung	Gesamt-Brutto

Arzneimittel-/Hilfsmittel-Nr.	Faktor	Taxe
1. Verordnung		
2. Verordnung		
3. Verordnung		

Rp. (Bitte Leerräume durchstreichen)

aut idem — Sterile Pflaster 7x5x7,5 cm Nr. 20

aut idem

aut idem

Vertragsarztstempel

1234567
Dr. med. Klaus Messer
Facharzt für Chirurgie
Hauptstr. 11
Musterstadt
Tel: 0100/10090

Unterschrift des Arztes

Muster 16 (7.2008)

6664

Abgabedatum in der Apotheke

Bei Arbeitsunfall auszufüllen!

Unfalltag	Unfallbetrieb oder Arbeitgebernummer
27.05.08	TLS Horsabe

1234567Y

Kassenrezept eines Chirurgen für einen 20-jährigen Patienten

Formale Kontrolle	Ergebnis
Krankenkasse: Name, Kassennummer	ausreichend
Patientendaten: Name, Anschrift, Geburtsdatum, Vers.-Nr., Status	ausreichend
Arztdaten: Stempel, Unterschrift, Betriebsstätten-, Kassenarzt-Nr.	vollständig
Ausstellungsdatum: Gültigkeit vier Wochen nach Ausstellung?	ja
Aut-idem-Kreuze	nein
Befreiung	ja
Arbeitsunfall, Unfalltag, Unfallbetrieb	vollständig

Was muss abgegeben und beachtet werden?

Sterile Pflaster 7,5 x 7,5 cm, 20 St. Verbandstoffverordnung.

Verordnung zu Lasten der Berufsgenossenschaft (BG): Krankheit im Zusammenhang mit einem Arbeitsunfall oder Folgen daraus, besondere Lieferverträge und -bedingungen, z. B. für den Patienten zuzahlungsfrei.

Fragen zum Einstieg ins Beratungsgespräch

Sind Sie mit dem Aufkleben der sterilen Pflaster vertraut? Werden Sie selbst den Verbandwechsel durchführen oder gehen Sie damit zum Arzt?

Patientenberatung zur Verordnung

Sterile Pflaster. Zur sterilen Wundabdeckung. Einzeln abgepackte rundum klebende Wundverbände.

Vorsicht bei der Selbstmedikation

- Möglichst keine Selbstmedikation der Wunde ohne Anweisung des Arztes.

Zusatzempfehlungen

- Je nach Bedarf weitere Materialien zur Wundversogung.
- Duschfolie.

Gebühr frei	Krankenkasse bzw. Kostenträger
Geb.-pfl. X	BKK für Heilberufe
noctu	Name, Vorname des Versicherten
Sonstige	M. Annabel Im Winkel 62 40000 Musterdorf geb. am 26.06.68
Unfall	Kassen-Nr. 4628222 · Versicherten-Nr. 012345678000 · Status 1000 1
Arbeits-unfall	Betriebsstätten-Nr. 1234567 · Arzt-Nr. 1234567 · Datum 10.04.08

BVG	Hilfs-mittel	Impf-stoff	Spr.-St. Bedarf	Begr.-Pflicht	Apotheken-Nummer / IK
6	7	8	9		

Zuzahlung	Gesamt-Brutto

Arzneimittel-/Hilfsmittel-Nr.	Faktor	Taxe
1. Verordnung		
2. Verordnung		
3. Verordnung		

Rp. (Bitte Leerräume durchstreichen)

aut idem — Urbason solubile forte 1000 mg 5 St N2

aut idem — Isotonische Kochsalz 0,9 % INF
10 X 250 ml N2

aut idem — Infusionsbestecke 5x

6664

Vertragsarztstempel

1234567
Dr. med. Christa Klar
Fachärztin für Neurologie
Hauptstr. 6
Musterstadt
Tel: 0100/10080

Abgabedatum in der Apotheke

Unterschrift des Arztes
Muster 16 (7.2008)

Bei Arbeitsunfall auszufüllen!

Unfalltag	Unfallbetrieb oder Arbeitgebernummer

1234567Y

Kassenrezept einer Neurologin für eine 39-jährige Patientin

Formale Kontrolle	Ergebnis
Krankenkasse: Name, Kassennummer	vollständig
Patientendaten: Name, Anschrift, Geburtsdatum, Vers.-Nr., Status	vollständig
Arztdaten: Stempel, Unterschrift, Betriebsstätten-, Kassenarzt-Nr.	vollständig
Ausstellungsdatum: Gültigkeit vier Wochen nach Ausstellung?	ja
Aut-idem-Kreuze	nein
Befreiung	nein

Was muss abgegeben und beachtet werden?

Urbason solubile forte® 1000 mg, 5 St. Pulver und Lösungsmittel zur Herstellung einer Infusionszubereitung. 1 OP mit 5 St. nur für krankenhausbeliefernde Apotheken, stückeln 3 St N1 + 1 St N1 + 1 St. N1.

Isotonische Kochsalzlösung, 0,9 %ig, zur Infusion, 10 x 250 ml.

Infusionsbestecke, 5 St.: z. B. IntraFix® Air 5 OP.

Fragen zum Einstieg ins Beratungsgespräch

Bekommen Sie die Infusion in der Praxis? Ist das Ihre erste Urbason®-Infusion? Was für Erfahrungen hatten Sie bei der letzten Infusion? Haben Sie noch ein anderes Rezept von der Ärztin mitbekommen?

Patientenberatung zur Verordnung

Urbason solubile forte® 1000mg (Methylprednisolon). Ambulante Kurzzeit-Infusionstherapie, aus der Neurologie meist zur Behandlung eines akuten MS-Schubs. Infusion an fünf aufeinander folgenden Tagen, möglichst früh morgens. Geringes NW-Risiko bei kurzzeitiger Anwendung: Magen-Darm-Ulzera (Magenschutz), Schwindel, Kopfschmerzen, Muskelschwäche, Schlafstörungen, Muskel- und Gelenkschmerzen bei zu schneller Dosisreduktion (ausschleichende Dosierung), Natriumretention mit Ödembildung, Erhöhung des Osteoporoserisikos bei häufiger Anwendung.

Isotonische Kochsalzlösung. Infusionsflasche zur Aufnahme des Methylprednisolons.

Infusionsbestecke. Verbindung zwischen Infusionsflasche und Kanüle, Tropfkammer mit oder ohne Belüftung und Durchflussregler.

Kommentar. Zur Infusion fehlende Hilfsmittel: Butterfly-Verweilkanüle für den intravenösen Zugang (evtl. in der Praxis vorhanden). Weitere Therapie: Magenschleimhautschutz (z. B. Omeprazol), ausschleichende Cortisontherapie (Methylprednisolon-Tabletten, Einnahme nach ärztlichem Einnahmeschema).

Vorsicht bei der Selbstmedikation

- Bei der Behandlung mit anderen Arzneimitteln in der Selbstmedikation oder nach ärztlicher Verordnung sind mögliche Wechselwirkungen zu beachten.
- Bei Muskel- und Gelenkschmerzen nach Ende der Infusionstherapie ist die Ursache häufig eine zu schnelle Dosisreduktion, ausschleichende Cortisontherapie nach ärztlicher Verordnung möglich.
- Bei Auftreten von Gastrointestinalbeschwerden: konsequenter Magenschutz durch den Arzt (Omeprazol). Keine Selbstbehandlung.
- Bei der gleichzeitigen Verwendung von nichtsteroidalen Antirheumatika (Ibuprofen, Diclofenac, Naproxen) steigt das Risiko von Magen-Darm-Ulzera. Möglichst auf Paracetamol wechseln.

Zusatzempfehlungen

- Calcium- und Vitamin-D_3-Substitution zur Osteoporoseprophylaxe bei häufigeren Schubbehandlungen.
- Ausgewogene, kochsalzarme, kaliumreiche Kost zur Ödemreduktion. Bananen, Obst, Gemüse.
- Unter der Cortisontherapie keine Kontaktlinsen tragen.
- Bei Diabetikern: Unter Cortisontherapie Anstieg der Blutzuckerwerte. Regelmäßige Selbstkontrolle und Anpassung der Therapie erforderlich.

Gebühr frei	Krankenkasse bzw. Kostenträger
	Vereinigte IKK

Geb.-pfl. X

noctu

Sonstige

Unfall

Arbeitsunfall

Name, Vorname des Versicherten

R.
Michael
Gedulderweg 56
50000 Mustertal

geb. am 29.08.74

Kassen-Nr.	Versicherten-Nr.	Status
3500693	012345678000	1000 1

Betriebsstätten-Nr.	Arzt-Nr.	Datum
1234567	1234567	18.03.08

BVG	Hilfs-mittel	Impf-stoff	Spr.-St. Bedarf	Begr.-Pflicht	Apotheken-Nummer / IK
6	7	8	9		

Zuzahlung

Gesamt-Brutto

Arzneimittel-/Hilfsmittel-Nr.	Faktor	Taxe
1. Verordnung		
2. Verordnung		
3. Verordnung		

Rp. (Bitte Leerräume durchstreichen)

aut idem

Betaferon 250 µg/ml Sammelp TRS N2 15 St
Bayer Vital GmbH PZN 4674913

aut idem

Ibuprofen Stada 400 N2

aut idem

6664

Vertragsarztstempel

1234567
Dr. med. Christa Klar
Fachärztin für Neurologie
Hauptstr. 6
Musterstadt
Tel: 0100/10080

Abgabedatum in der Apotheke

Unterschrift des Arztes

Muster 16 (7.2008)

Bei Arbeitsunfall auszufüllen!

Unfalltag	Unfallbetrieb oder Arbeitgebernummer

1234567Y

Kassenrezept einer Neurologin für einen 33-jährigen Patienten

Formale Kontrolle	Ergebnis
Krankenkasse: Name, Kassennummer	vollständig
Patientendaten: Name, Anschrift, Geburtsdatum, Vers.-Nr., Status	vollständig
Arztdaten: Stempel, Unterschrift, Betriebsstätten-, Kassenarzt-Nr.	vollständig
Ausstellungsdatum: Gültigkeit vier Wochen nach Ausstellung?	ja
Aut-idem-Kreuze	nein
Befreiung	nein

Was muss abgegeben und beachtet werden?

Betaferon® 250 µg/ml TRS 15 St, N2. Pulver und Lösungsmittel zur Herstellung einer Injektionslösung. Importquote beachten. Wenn vorhanden und lieferbar Import abgeben.

Ibuprofen Stada® 400, 50 Tabl., N2. Rabattverträge beachten!

Fragen zum Einstieg ins Beratungsgespräch

Kommen Sie gut mit den Betaferon®-Spritzen zurecht? Vertragen Sie sie gut?

Patientenberatung zur Verordnung

Betaferon® (Interferon beta-1b). Immunmodulierendes Interferon zur Basistherapie der Multiplen Sklerose (MS). Anwendung: s.c.-Injektion alle zwei Tage in wechselnde Hautareale (Oberschenkel, Bauch, Gesäß, Oberarm), um das Risiko für Hautnekrosen zu reduzieren. Häufige NW: Grippeähnliche Symptome wie Kopf- und Gliederschmerzen, Schüttelfrost, Fieber), Reaktionen an der Einstichstelle, zahlreiche andere NW. Regelmäßige Blutbildkontrolle durch den Arzt.

Ibuprofen Stada® (Ibuprofen). Mittelstark wirkendes Analgetikum und Antipyretikum. Dosierung bei Bedarf evtl. prophylaktisch zur Injektion 1 x 1 Tabl. mit einem großen Glas Wasser am besten zu einer Mahlzeit.

Kommentar. Interferon beta-1b zur Basistherapie der schubweise verlaufenden und sekundär progredienten Multiplen Sklerose. Ibuprofen als Co-Medikation gegen die auftretenden NW der Interferon-Injektion.

Vorsicht bei der Selbstmedikation

- Bei grippeähnlichen Symptomen, Muskel- und Gelenkschmerzen, Schüttelfrost, Fieber nach der Injektion prophylaktisch Ibuprofen (400 mg) oder Paracetamol (500–1000 mg) einnehmen.
- Mittel zur „Abwehrstärkung", andere Immunmodulatoren vermeiden. Unbekannter Einfluss auf MS und auf Interferon-Wirkung.

Zusatzempfehlungen

- Bei grippeähnlichen Symptomen, Muskel- und Gelenkschmerzen, Schüttelfrost, Fieber nach der Injektion Anwendung abends vornehmen, um NW zu „verschlafen".
- Zur Verringerung von Hautirritationen Injektionsstelle kühlen.

Gebühr frei: X	Krankenkasse bzw. Kostenträger	BVG	Hilfsmittel	Impfstoff	Spr.-St. Bedarf	Begr.-Pflicht	Apotheken-Nummer / IK
	AOK Mecklenburg-Vorpommern	6	7	8	9		

Geb.-pfl.

noctu

Sonstige

Unfall

Arbeitsunfall

Name, Vorname des Versicherten

J.
Sarah
Am Buxloh 5a
10000 Musterin

geb. am 29.01.92

Kassen-Nr.	Versicherten-Nr.	Status
0395611	012345678000	3000 1

Betriebsstätten-Nr.	Arzt-Nr.	Datum
1234567	1234567	07.04.08

Zuzahlung | Gesamt-Brutto

Arzneimittel-/Hilfsmittel-Nr.	Faktor	Taxe
1. Verordnung		
2. Verordnung		
3. Verordnung		

Rp. (Bitte Leerräume durchstreichen)

aut idem

Timox 150 mg FTA 50 ST N1

aut idem

aut idem

Vertragsarztstempel

1234567
Dr. med. Christa Klar
Fachärztin für Neurologie
Hauptstr. 6
Musterstadt
Tel: 0100/10080

6664

Abgabedatum in der Apotheke

Unterschrift des Arztes

Muster 16 (7.2008)

Bei Arbeitsunfall auszufüllen!

Unfalltag	Unfallbetrieb oder Arbeitgebernummer

1234567Y

Kassenrezept einer Neurologin für eine 16-jährige Patientin

Formale Kontrolle	Ergebnis
Krankenkasse: Name, Kassennummer	vollständig
Patientendaten: Name, Anschrift, Geburtsdatum, Vers.-Nr., Status	vollständig
Arztdaten: Stempel, Unterschrift, Betriebsstätten-, Kassenarzt-Nr.	vollständig
Ausstellungsdatum: Gültigkeit vier Wochen nach Ausstellung?	ja
Aut-idem-Kreuze	nein
Befreiung	ja

Was muss abgegeben und beachtet werden?

Timox® 150 mg, 50 Filmtabl., N1. Rabattverträge beachten.

Fragen zum Einstieg ins Beratungsgespräch

Ist das Mittel neu für Dich (für Sie) oder bekommst Du (bekommen Sie) es schon länger? In welcher Dosierung nimmst Du (nehmen Sie) die Tabletten ein?

Richten Sie die Beratung hauptsächlich an die 16-jährige Patientin, auch wenn sie von einem Erwachsenen begleitet wird.

Patientenberatung zur Verordnung

Timox® 150 mg (Oxacarbazepin 150 mg). Antiepileptikum zur Behandlung bei fokalen Anfällen mit und ohne generalisierte tonisch-klonische Anfälle in Mono- oder Kombinationstherapie für Erwachsene und Kinder ab 6 J. Einschleichende Dosierung nach ärztlicher Verordnung von ca. 10 mg/kg KG/d in 2 ED bis max. 56 mg/kg KG/d (bei 50 kg Körpergewicht z. B. ca. 2 x 250 mg bis max. 2 x 1400 mg). Regelmäßige Einnahme erforderlich. NW sehr häufig Müdigkeit, Schwindel, Schläfrigkeit. Vorsicht im Straßenverkehr!

Vorsicht bei der Selbstmedikation

- Zentraldämpfende Arzneimittel (Antihistaminika, Antitussiva) verstärken die zentralen NW des Oxacarbazepins.

Zusatzempfehlungen

- Oxacarbazepin führt zu Unwirksamkeit der oralen Kontrazeptiva. Zur effektiven Verhütung z. B. Kondome oder IUP verwenden.
- Andere Ärzte auf Medikation aufmerksam machen. WW beachten. Über Induktion von Cytochrom-P-450-Enzymen beschleunigter Abbau von Carbamazepin, Phenobarbital, Phenytoin und oralen Kontrazeptiva.
- Auf Alkohol verzichten: „Du weißt, dass Du zu Deinen Arzneimitteln keinen Alkohol trinken darfst. Trotzdem wirst Du hin und wieder etwas trinken. Sei dabei sehr vorsichtig, lass es lieber sein. Du kannst dabei sehr schnell sehr müde werden. Setze Deine Tabletten auf keinen Fall ab."

Gebühr frei

Geb.-pfl. X

noctu

Sonstige

Unfall

Arbeits-unfall

Krankenkasse bzw. Kostenträger

DAK

Name, Vorname des Versicherten

B.

Josef

Im Osterkamp 16

00000 Musterwitz

geb. am 26.09.38

Kassen-Nr.	Versicherten-Nr.	Status
5067999	012345678000	5000 1

Betriebsstätten-Nr.	Arzt-Nr.	Datum
1234567	1234567	16.10.08

BVG	Hilfs-mittel	Impf-stoff	Spr.-St. Bedarf	Begr.-Pflicht	Apotheken-Nummer / IK
6	7	8	9		

Zuzahlung

Gesamt-Brutto

Arzneimittel-/Hilfsmittel-Nr.	Faktor	Taxe
1. Verordnung		
2. Verordnung		
3. Verordnung		

Rp. (Bitte Leerräume durchstreichen)

X aut idem

Madopar 125 T TAB 100 ST N3 Westen
Pharma GmbH PZN: 4664180

aut idem

MCP ratio 4 mg/ml TRO 100 ML N2
Ratiopharm GmbH PZN: 2295318

aut idem

6664

Vertragsarztstempel

1234567
Dr. med. Christa Klar
Fachärztin für Neurologie
Hauptstr. 6
Musterstadt
Tel: 0100/10080

Abgabedatum in der Apotheke

Unterschrift des Arztes

Muster 16 (7.2008)

Bei Arbeitsunfall auszufüllen!

Unfalltag	Unfallbetrieb oder Arbeitgebernummer

1234567Y

Kassenrezept einer Neurologin für einen 70-jährigen Patienten

Formale Kontrolle	Ergebnis
Krankenkasse: Name, Kassennummer	vollständig
Patientendaten: Name, Anschrift, Geburtsdatum, Vers.-Nr., Status	vollständig
Arztdaten: Stempel, Unterschrift, Betriebsstätten-, Kassenarzt-Nr.	vollständig
Ausstellungsdatum: Gültigkeit vier Wochen nach Ausstellung?	ja
Aut-idem-Kreuze	ja/nein
Befreiung	nein

Was muss abgegeben und beachtet werden?

Madopar® 125 T, 100 Tabl., N3. Importverordnung. Außer Handel, Austausch durch alternativen Import unter Berücksichtigung der Liefer- und Rabattverträge.

MCP ratiopharm®, 100 ml Tropfen, N2. Rabattverträge beachten!

Fragen zum Einstieg ins Beratungsgespräch

Ist von diesen Mitteln etwas neu für Sie? Haben Sie die MCP-Tropfen gegen Übelkeit schon einmal bekommen?

Patientenberatung zur Verordnung

Madopar® 125 T (Levodopa 100 mg + Benserazid 25 mg). Levodopa als Prodrug für den fehlenden Neurotransmitter Dopamin in Kombination mit peripher wirkendem Decarboxylasehemmer Benserazid zur Behandlung aller Symptome des Morbus Parkinson. Dosierung in Absprache mit dem Arzt meist 3 x tägl. Regelmäßige Einnahme 30 Minuten vor einer Hauptmahlzeit, bei Unverträglichkeit mit einem Stück Brot. NW: zu Beginn häufig Übelkeit, Erbrechen, später Wirkschwankungen, Schlafstörungen.

MCP ratiopharm® (Metoclopramid). Zentralwirksamer Dopaminantagonist zur Behandlung von Übelkeit und Erbrechen. Dosierung üblicherweise 30 Minuten vor einer Mahlzeit. NW: Diarrhö, Müdigkeit, Kopfschmerz, Schwindel. WW mit Levodopa (gegenseitige Abschwächung der Wirkung)!

Kommentar. Rücksprache mit dem Arzt erforderlich. Wechsel auf Domperidon.

Vorsicht bei der Selbstmedikation

- Zentraldämpfende Arzneimittel (Antihistaminika, Antitussiva) verstärken die zentralen NW (Müdigkeit, Verwirrtheit) der Medikation.

Zusatzempfehlungen

- Proteinreiche Nahrung führt zu einer Verringerung der Resorption von Levodopa. Einnahme eine halbe Stunde vor oder zwei Stunden im Anschluss an eine solche Mahlzeit.
- Andere Ärzte auf Medikation aufmerksam machen. WW beachten. Sympathomimetika werden durch Levodopa in ihrer Wirkung verstärkt, Neuroleptika und Opioide z. B. schwächen die Wirkung von Levodopa ab. Ärzte und Apotheker auf Dauereinnahme dieser Arzneimittel hinweisen.

Gebühr frei	X 0
Geb.-pfl.	
noctu	
Sonstige	
Unfall	
Arbeits-unfall	

Krankenkasse bzw. Kostenträger

KN Knappschaft 18701

Name, Vorname des Versicherten

W.
Erika
Hubbelweg 15
40000 Musterdorf

geb. am 19.04.42

Kassen-Nr.	Versicherten-Nr.	Status
3505006	01234567	5000 1

Betriebsstätten-Nr.	Arzt-Nr.	Datum
1234567	1234567	11.09.08

BVG	Hilfs-mittel	Impf-stoff	Spr.-St. Bedarf	Begr.-Pflicht	Apotheken-Nummer / IK
6	7	8	9		

Zuzahlung	Gesamt-Brutto

Arzneimittel-/Hilfsmittel-Nr.	Faktor	Taxe
1. Verordnung		
2. Verordnung		
3. Verordnung		

Rp. (Bitte Leerräume durchstreichen)

aut idem

DIABUR 5000 TTR 50 ST

aut idem

aut idem

Vertragsarztstempel

1234567
Dr. med. Christoph Aller
Facharzt für Allgemeinmedizin
Hauptstr. 3
Musterstadt
Tel: 01000/10020

Unterschrift des Arztes

6664

Abgabedatum in der Apotheke

Bei Arbeitsunfall auszufüllen!

Unfalltag	Unfallbetrieb oder Arbeitgebernummer

Muster 16 (7.2008)

1234567Y

Kassenrezept eines Allgemeinarztes für eine 66-jährige Patientin

Formale Kontrolle	Ergebnis
Krankenkasse: Name, Kassennummer	vollständig
Patientendaten: Name, Anschrift, Geburtsdatum, Vers.-Nr., Status	vollständig
Arztdaten: Stempel, Unterschrift, Betriebsstätten-, Kassenarzt-Nr.	vollständig
Ausstellungsdatum: Gültigkeit vier Wochen nach Ausstellung?	ja
Aut-idem-Kreuze	nein
Befreiung	ja
Feld 7 „Hilfsmittel" angekreuzt	nein

Was muss abgegeben und beachtet werden?

Diabur®-Test 5000 Glucose, 50 Teststreifen. Hilfsmittel für Diabetiker. Feld 7 „Hilfsmittel" nachträglich ankreuzen. Teststreifen zur Blutzuckermessung sind von der Zuzahlung befreit.

Erhalt des Hilfsmittels vom Patienten auf der Rezeptrückseite bestätigen lassen.

Fragen zum Einstieg ins Beratungsgespräch

Sie kennen sich mit der Anwendung der Teststreifen schon aus? Wie häufig kontrollieren Sie Ihre Zuckerkonzentration im Urin? Wie sind Ihre Ergebnisse?

Patientenberatung zur Verordnung

Diabur®-Test 5000. Teststreifen zur Bestimmung der Glucosekonzentration im Harn mit Hilfe einer Farbreaktion. Nachweis von Glucose im Harn lässt auf eine Blutglucosekonzentration von > 160 mg/dl schließen (Überschreitung der Nierenschwelle. Therapieziel: Nachweis negativ. Zur Therapiekontrolle für Diabetiker unter einer Therapie mit oralen Antidiabetika. Anwendung 2–3 x pro Woche ca. 1–2 Std. nach einer kohlenhydratreichen Mahlzeit. Bei Nachweis von Glucose im Harn (Glucosurie) Arzt aufsuchen, Therapieanpassung notwendig.

Vorsicht bei der Selbstmedikation

- Bei der Behandlung von Schmerzen: Die regelmäßige Einnahme von ASS (> 1,5 g/Tag) und anderen nichtsteroidalen Antirheumatika (Naproxen, Diclofenac in der Selbstmedikation) steigert die Insulinwirkung und erhöht die Gefahr der Hypoglykämie.
- Arzneisäfte enthalten meist blutzuckerwirksame Zucker, Tropfen oft Alkohol.

Zusatzempfehlungen

- Durchführung der Harnkontrolle nach einer ausgiebigen, kohlenhydrathaltigen Mahlzeit.
- Regelmäßige Blutdruckmessungen. Bei Diabetikern gilt als Ziel ein Blutdruck von < 130/85 mmHg, bei Vorliegen einer Mikroalbuminurie oder diabetischen Nephropathie < 120/80 mmHg (falls toleriert).
- Gesunde Ernährung zuführen, Körpergewicht normalisieren.
- Regelmäßige körperliche Bewegung, Ausdauersport. Körperliche Überanstrengung meiden (Gefahr der Unterzuckerung, Hypoglykämie).
- Auf alkoholhaltige Getränke möglichst verzichten. Akute Einwirkung von Alkohol senkt den Blutzucker, chronischer Alkoholkonsum erhöht die Blutzuckerspiegel.
- Regelmäßige Kontrolle der Augen durch den Augenarzt.
- Professionelle Fußpflege zur Vermeidung von Verletzungen und Entzündungen.

Gebühr frei | Geb.-pfl. X | noctu | Sonstige | Unfall | Arbeitsunfall

Krankenkasse bzw. Kostenträger
Technikerkrankenkasse Ha 19605

Name, Vorname des Versicherten
W.
Klaus
Auf Bruchhausen 11
40000 Musterdorf

geb. am
27.11.51

Kassen-Nr.	Versicherten-Nr.	Status
1575519	01234567	1000 1

Betriebsstätten-Nr.	Arzt-Nr.	Datum
1234567	1234567	08.08.08

BVG	Hilfsmittel	Impfstoff	Spr.-St. Bedarf	Begr.-Pflicht	Apotheken-Nummer / IK
6	7	8	9		

Zuzahlung

Gesamt-Brutto

Arzneimittel-/Hilfsmittel-Nr.	Faktor	Taxe
1. Verordnung		
2. Verordnung		
3. Verordnung		

Rp. (Bitte Leerräume durchstreichen)

aut idem

1 OP ALK depot SQ 802, 2 x Flasche 4
Wespengift

aut idem

aut idem

6664

Vertragsarztstempel

1234567
Dr. med. S. Amsterdam
Arzt für Dermatologie und Allergologie
Hauptstr. 13
Musterstadt
Tel: 01000/10400

Unterschrift des Arztes
Muster 16 (7.2008)

Abgabedatum in der Apotheke

Bei Arbeitsunfall auszufüllen!

Unfalltag	Unfallbetrieb oder Arbeitgebernummer

1234567Y

Kassenrezept eines Allergologen für einen 56-jährigen Patienten

Formale Kontrolle	Ergebnis
Krankenkasse: Name, Kassennummer	vollständig
Patientendaten: Name, Anschrift, Geburtsdatum, Vers.-Nr., Status	vollständig
Arztdaten: Stempel, Unterschrift, Betriebsstätten-, Kassenarzt-Nr.	vollständig
Ausstellungsdatum: Gültigkeit vier Wochen nach Ausstellung?	ja
Aut-idem-Kreuze	nein
Befreiung	nein

Was muss abgegeben und beachtet werden?

ALK depot® SQ 802, Flasche 4. Spezifische Hyposensibilisierungslösung, spezieller Anforderungsschein notwendig. Bei langen Lieferzeiten Abrechnung auch nach über 4 Wochen nach Rezeptausstellung möglich.

Fragen zum Einstieg ins Beratungsgespräch

Sie kennen sich mit der Hyposensibilisierung schon aus?

Patientenberatung zur Verordnung

ALK depot® SQ 802, Flasche 4 (Hyposensibilisierung gegen Wespengift, Fortsetzungsbehandlung). Hyposensibilisierungstherapie. Durch regelmäßige, über mindestens mehrere Monate erfolgende subkutane Injektion des auslösenden Allergens (hier: Wespengift) in unterschwellig, langsam ansteigenden Konzentrationen schrittweises Herabsetzen der allergenspezifischen Reaktionsbereitschaft des Körpers. Durchführung beim Allergologen unter ärztlicher Aufsicht (Vorsicht vor anaphylaktischem Schock). Anfangsbehandlung: Flaschen 1–4 in steigender Konzentration, Fortsetzungsbehandlung: Flasche 4.

Vorsicht bei der Selbstmedikation

- Bei der Behandlung mit anderen Arzneimitteln in der Selbstmedikation oder nach ärztlicher Verordnung sind mögliche Wechselwirkungen zu beachten.
- Auf Wirkstoffe mit der Kontraindikation „Allergie" verzichten, z. B. auf ASS, Ibuprofen und Naproxen, bei gleichzeitiger Pollenallergie evtl. auf pflanzliche Arzneimittel.

Zusatzempfehlungen

- Notfallmedikamente mit sich führen, z. B. Adrenalin-Injektion (Fastject®), schnellwirksames Antiallergikum (z. B. Fenistil®-Tropfen).
- Verhaltensmaßnahmen zur Vorbeugung: Insektenschutz, Repellents, Fliegengitter, keine Mahlzeiten im Freien, nicht barfuß laufen.

Gebühr frei	
X Geb.-pfl.	
noctu	
Sonstige	
Unfall	
Arbeitsunfall	

Krankenkasse bzw. Kostenträger
BARMER 19601

Name, Vorname des Versicherten
K.
Margarete
Hattinger Str. 40
40000 Musterdorf

geb. am
24.12.34

Kassen-Nr.	Versicherten-Nr.	Status
3480007	01234567	5134 M 1

Betriebsstätten-Nr.	Arzt-Nr.	Datum
1234567	1234567	10.09.08

BVG	Hilfsmittel	Impfstoff	Spr.-St. Bedarf	Begr.-Pflicht	Apotheken-Nummer / IK
6	X	8	9		

Zuzahlung Gesamt-Brutto

Arzneimittel-/Hilfsmittel-Nr.	Faktor	Taxe
1. Verordnung		
2. Verordnung		
3. Verordnung		

Rp. (Bitte Leerräume durchstreichen)

aut idem

1 x Blutdruckmessgerät
D: art. Hypertonie

aut idem

aut idem

6664

Vertragsarztstempel

1234567
Dr. med. Frank Innerster
Facharzt für Innere Medizin
Hauptstr. 7
Musterstadt
Tel: 01000/10040

Abgabedatum in der Apotheke

Unterschrift des Arztes
Muster 16 (7.2008)

Bei Arbeitsunfall auszufüllen!

Unfalltag	Unfallbetrieb oder Arbeitgebernummer

1234567Y

Kassenrezept eines Internisten für eine 73-jährige Patientin

Formale Kontrolle	Ergebnis
Krankenkasse: Name, Kassennummer	vollständig
Patientendaten: Name, Anschrift, Geburtsdatum, Vers.-Nr., Status	vollständig
Arztdaten: Stempel, Unterschrift, Betriebsstätten-, Kassenarzt-Nr.	vollständig
Ausstellungsdatum: Gültigkeit vier Wochen nach Ausstellung?	ja
Aut-idem-Kreuze	nein
Befreiung	nein
Feld 7 „Hilfsmittel" angekreuzt	ja

Was muss abgegeben und beachtet werden?

Blutdruckmessgerät. Weitere Angaben automatisch/halbautomatisch, Oberarm- oder Handgelenkmessgerät notwendig. Messung des Oberarmumfangs zur Auswahl einer geeigneten Manschette. Abrechnung je nach Kasse per Festbetrag (Ersatzkassen) oder nach Kostenvoranschlag und Genehmigung durch die Krankenkasse. Zuzahlung für den Patienten 10 % des Abrechnungspreises (maximal 10 € plus evtl. Mehrkosten durch den Patienten).

Erhalt des Hilfsmittels auf der Rezeptrückseite vom Patienten bestätigen lassen

Fragen zum Einstieg ins Beratungsgespräch

Haben Sie sich schon ein Blutdruckmessgerät ausgesucht? Hat Ihnen der Arzt schon ein Blutdruckgerät empfohlen?

Patientenberatung zur Verordnung

Blutdruckmessgerät. Hilfsmittel zur Kontrolle des Blutdrucks bei der antihypertensiven Therapie. Messung nach festen Regeln (s. Zusatzempfehlungen) entweder zu unterschiedlichen im Tagesverlauf, um einen Blutdruckverlauf zu erhalten, oder immer zur selben Tageszeit unter gleichen Bedingungen, um den Therapieerfolg zu erkennen und tageszeitliche Schwankungen auszuschließen.

Kommentar. Bei Herzrhythmusstörungen kein Gerät mit oszillometrischer Messung, sondern mit akustischer Messung (über Mikrofon) empfehlen.

Vorsicht bei der Selbstmedikation

- Bei der Behandlung von Schmerzen: die langfristige Einnahme von ASS und nichtsteroidalen Antirheumatika erhöhen den Blutdruck. Möglichst niedrige Dosen, möglichst kurzfristig verwenden. Bei Dauereinnahme Anpassung der antihypertensiven Therapie erforderlich.
- Bei der Behandlung von Schnupfen, Grippe, Erkältung: Auf die systemische Anwendung von Sympathomimetika verzichten.

Zusatzempfehlungen

- Zum Messen an einen ruhigen Platz setzen. Drei Minuten zur Ruhe kommen. Nach Empfehlung des Geräteherstellers messen: Manschette anlegen, aufpumpen, Luft ablassen, Messwert ablesen. Ausreichend große Manschette verwenden. Bei der Messung nicht sprechen.
- Eintragen der Messwerte in einen Blutdruckpass, um Verlauf kontrollieren zu können.
- Pflanzliche Beruhigungsmittel, Entspannungsmethoden können den stressbedingten hohen Blutdruck normalisieren.
- Regelmäßige Einnahme der blutdrucksenkenden Medikation, auch wenn der Blutdruck optimal ist, um die Einstellung aufrecht zu erhalten.
- Gesunde Ernährung. Alkoholhaltige Getränke möglichst einschränken, Alkohol hat einen Einfluss auf die Weite der Blutgefäße und führt deshalb zu unerwünschten Blutdruckschwankungen.

Gebühr frei

Geb.-pfl. X

noctu

Sonstige

Unfall

Arbeitsunfall

Krankenkasse bzw. Kostenträger

BKK RWE C9409

Name, Vorname des Versicherten

H.
Andrea
Eckstr. 54
40000 Musterdorf

geb. am 10.04.71

Kassen-Nr.	Versicherten-Nr.	Status
2131240	012345678000	300 1

Betriebsstätten-Nr.	Arzt-Nr.	Datum
1234567	1234567	07.04.08

BVG	Hilfs-mittel	Impf-stoff	Spr.-St. Bedarf	Begr.-Pflicht	Apotheken-Nummer / IK
6	7	8	9		

Zuzahlung

Gesamt-Brutto

Arzneimittel-/Hilfsmittel-Nr.	Faktor	Taxe
1. Verordnung		
2. Verordnung		
3. Verordnung		

Rp. (Bitte Leerräume durchstreichen)

aut idem Azulfidine Filmtbl. N3

aut idem Entocort Kapseln N2

aut idem

6664

Vertragsarztstempel

1234567
Dr. med. Frank Innerster
Facharzt für Innere Medizin
Hauptstr. 7
Musterstadt
Tel: 0100/10040

Unterschrift des Arztes

Abgabedatum in der Apotheke

Muster 16 (7.2008)

Bei Arbeitsunfall auszufüllen!

Unfalltag	Unfallbetrieb oder Arbeitgebernummer

1234567Y

Kassenrezept eines Internisten für eine 37-jährige Patientin

Formale Kontrolle	Ergebnis
Krankenkasse: Name, Kassennummer	vollständig
Patientendaten: Name, Anschrift, Geburtsdatum, Vers.-Nr., Status	vollständig
Arztdaten: Stempel, Unterschrift, Betriebsstätten-, Kassenarzt-Nr.	vollständig
Ausstellungsdatum: Gültigkeit vier Wochen nach Ausstellung?	ja
Aut-idem-Kreuze	nein
Befreiung	nein

Was muss abgegeben und beachtet werden?

Azulfidine®, 200 magensaftresistente Tabl., N3. Rabattverträge beachten!

Entocort® Kapseln, 50 Retardkaps., N2. Rabattverträge beachten!

Fragen zum Einstieg ins Beratungsgespräch

Sie kennen sich bestimmt mit der Anwendung der Tabletten aus? Wie lange sollen Sie die Entocort® Kapseln nehmen?

Die Patientin hat in drei Tagen Geburtstag.

Patientenberatung zur Verordnung

Azulfidine® (Sulfasalazin 500 mg). Chemotherapeutikum zur Akutbehandlung und Rezidivprophylaxe des Morbus Crohn bzw. der Colitis ulcerosa. Einnahme je nach ärztlicher Anweisung abhängig von der Stärke der Beschwerden, häufig 3 x tägl. 1 Tabl. NW: Magen-Darm-Beschwerden, entzündlicher Hautausschlag, Kopfschmerzen.

Entocort® Kapseln (Hydrocortison 3 mg). Systemische Cortisontherapie zur Therapie der Entzündung. Anwendung üblicherweise für 10–14 Tage 1 x tägl. 3 Kapseln (9 mg), möglichst früh vor 7 Uhr, um den zirkadianen Rhythmus der endogenen Cortisolproduktion zu simulieren. Anschließend nach ärztlicher Anweisung ausschleichen. NW bei kurzfristiger Anwendung (< 10 Tage) Dyspepsie, Muskelkämpfe, Herzklopfen, Sehstörungen, Nervosität, Schlaflosigkeit, selten schwerwiegend. Bei längerfristiger Anwendung häufig: Natriumretention mit Ödembildung, Herabsetzung der Infektresistenz, Haut- und Muskelatrophien, Vollmondgesicht, Stammfettsucht u. a. m. NW werden zum Erreichen des Nutzens (Kupieren des Entzündungsschubs in Kauf genommen.

Kommentar. Kombination und systemische Behandlung gibt einen Hinweis auf Morbus Crohn.

Vorsicht bei der Selbstmedikation

- Bei der Behandlung mit anderen Arzneimitteln in der Selbstmedikation oder nach ärztlicher Verordnung sind mögliche Wechselwirkungen zu beachten.
- ASS und NSAR erhöhen das Risiko von Magen-Darm-Blutungen und der Entstehung von Ulzera. Paracetamol zur Schmerzbehandlung bevorzugen.
- Bei Auftreten von Magenschmerzen Rücksprache mit dem Arzt: Ulkusprophylaxe mit Protonenpumpenblockern statt Selbstmedikation.

Zusatzempfehlungen

- Reichliche Flüssigkeitszufuhr zur Verbesserung der Verträglichkeit von Sulfasalazin.
- Folsäuresubstitution bei chronischer Sulfasalazineinnahme empfehlenswert, notwendig bei Frauen mit Kinderwunsch.
- Gesunde, calciumreiche Ernährung, Gemüse und Obst bevorzugen, Fett und Salz meiden. Regelmäßige Bewegung, Ausdauersport und Krafttraining zur Osteoporoseprophylaxe (NW der Cortisontherapie).
- Für Diabetiker: Cortison verringert die Wirkung von Antidiabetika und erhöht den Blutzuckerspiegel, regelmäßige Kontrollen und Anpassung der Therapie.

Gebühr frei (X)	Krankenkasse bzw. Kostenträger
	BKK Gesundheit/West 00060

Geb.-pfl. | noctu | Sonstige | Unfall | Arbeitsunfall

Name, Vorname des Versicherten

V.
Shemsije
Hauptstr.22
70000 Musterzell

geb. am 08.07.02

Kassen-Nr.	Versicherten-Nr.	Status
7829712	01234567	3000 1

Betriebsstätten-Nr.	Arzt-Nr.	Datum
1234567	1234567	07.04.08

BVG	Hilfsmittel	Impfstoff	Spr.-St. Bedarf	Begr.-Pflicht	Apotheken-Nummer / IK
6	7	8	9		

Zuzahlung | Gesamt-Brutto

Arzneimittel-/Hilfsmittel-Nr.	Faktor	Taxe
1. Verordnung		
2. Verordnung		
3. Verordnung		

Rp. (Bitte Leerräume durchstreichen)

aut idem | Euphorbium comp. Nasenspray

aut idem | Bronchicum Elixier 130 ml

aut idem

Vertragsarztstempel

1234567
Dr. Petra Drilling
Kinderärztin
Hauptstr. 11
Musterstadt
Tel: 0100/10050

Unterschrift des Arztes

Muster 16 (7.2008)

6664

Bei Arbeitsunfall auszufüllen!

Abgabedatum in der Apotheke

Unfalltag	Unfallbetrieb oder Arbeitgebernummer

1234567Y

Kassenrezept einer Kinderärztin für ein 5-jähriges Mädchen

Formale Kontrolle	Ergebnis
Krankenkasse: Name, Kassennummer	vollständig
Patientendaten: Name, Anschrift, Geburtsdatum, Vers.-Nr., Status	vollständig
Arztdaten: Stempel, Unterschrift, Betriebsstätten-, Kassenarzt-Nr.	vollständig
Ausstellungsdatum: Gültigkeit vier Wochen nach Ausstellung?	ja
Aut-idem-Kreuze	nein
Befreiung	ja

Was muss abgegeben und beachtet werden?

Euphorbium compositum Nasentropfen SN, 20 ml, N1.

Bronchicum® Elixier, 130 ml.

Apothekenpflichtige Arzneimittel, erstattungsfähig für Kinder unter 12 Jahren und Jugendlichen mit Entwicklungsstörungen < 18 Jahren.

Fragen zum Einstieg ins Beratungsgespräch

Zum Kind. Hat Dir die Ärztin etwas zu deiner Medizin gesagt?

Zum betreuenden Elternteil. Kennen Sie die Arzneimittel schon? Was hat Ihnen die Ärztin bereits zur Anwendung der Arzneimittel gesagt?

Der ausländische Name kann einen Hinweis auf Sprach- und Verständnisprobleme geben. Achten Sie vor allem in diesen Fällen darauf, sich Rückmeldung darüber geben zu lassen, ob der Patient bzw. seine Betreuungsperson Sie versteht.

Beziehen Sie das Kind in Ihr Beratungsgespräch mit ein. Sprechen Sie nicht über seinen Kopf hinweg.

Patientenberatung zur Verordnung

Euphorbium comp. Nasenspray (u. a. Euphorbium D4, Luffa D2). Homöopathisches Mittel zur unterstützenden Behandlung beim Symptom der „trockenen Nase" (Rhinitis sicca), bei der Behinderung der Nasenatmung bei Heuschnupfen und bei chronischen Sinusitiden. Anwendung 3–4 x tägl. 1 Sprühstoß in jedes Nasenloch.

Bronchicum® Elixier (Primel- und Thymianextrakt). Zur symptomatischen Behandlung von Husten, Bronchitis, Verschleimung der Bronchien. Dosierung je nach Alter und Gewicht 2–3 x tägl.

Vorsicht bei der Selbstmedikation

- Keine hustenblockende Säfte zusätzlich zu Bronchicum®.

Zusatzempfehlungen

- Zur Unterstützung der Schleimlösung Husten- und Bronchialtee oder Erkältungstee.
- Gegen weitere Erkältungssymptome z. B. Erkältungssalben zum Einreiben von Brust und Rücken, altersgerechtes Fiebermittel (Paracetamol oder Ibuprofen).
- Bei krampfartigem Husten kann eine Erhöhung der Luftfeuchtigkeit Linderung bringen (Dampfbad, Inhalation).

Gebühr frei X

Geb.-pfl.

noctu

Sonstige

Unfall

Arbeitsunfall

Krankenkasse bzw. Kostenträger

AOK Main-Tauber-Kreis 61130

Name, Vorname des Versicherten

M.
Ricardo
Konstanzer Str. 44
70000 Musterzell

geb. am 07.10.06

Kassen-Nr.	Versicherten-Nr.	Status
8018369	01234567	3000 1

Betriebsstätten-Nr.	Arzt-Nr.	Datum
1234567	1234567	12.09.08

BVG	Hilfsmittel	Impfstoff	Spr.-St. Bedarf	Begl.-Pflicht	Apotheken-Nummer / IK
6	7	8	9		

Zuzahlung

Gesamt-Brutto

Arzneimittel-/Hilfsmittel-Nr.	Faktor	Taxe
1. Verordnung		
2. Verordnung		
3. Verordnung		

Rp. (Bitte Leerräume durchstreichen)

aut idem   Kanamytrex Augentropfen N1

aut idem   Prospan Hustensaft 100 ml

aut idem

6664

Abgabedatum in der Apotheke

Vertragsarztstempel

1234567
Dr. Petra Drilling
Kinderärztin
Hauptstr. 11
Musterstadt
Tel: 0100/10001

Unterschrift des Arztes
Muster 16 (7.2008)

Bei Arbeitsunfall auszufüllen!

Unfalltag	Unfallbetrieb oder Arbeitgebernummer

1234567Y

Kassenrezept einer Kinderärztin für einen 23 Monate alten Jungen

Formale Kontrolle	Ergebnis
Krankenkasse: Name, Kassennummer	vollständig
Patientendaten: Name, Anschrift, Geburtsdatum, Vers.-Nr., Status	vollständig
Arztdaten: Stempel, Unterschrift, Betriebsstätten-, Kassenarzt-Nr.	vollständig
Ausstellungsdatum: Gültigkeit vier Wochen nach Ausstellung?	ja
Aut-idem-Kreuze	nein
Befreiung	ja

Was muss abgegeben und beachtet werden?

Kanamytrex® Augentropfen, N1. Rabattverträge beachten!

Prospan® Hustensaft 100 ml, N1. Apothekenpflichtiges Arzneimittel, erstattungsfähig für Kinder unter 12 Jahren und Jugendliche < 18 Jahren mit Entwicklungsstörungen.

Fragen zum Einstieg ins Beratungsgespräch

Zum betreuenden Elternteil: Kennen Sie die Arzneimittel schon? Was hat Ihnen die Ärztin bereits zur Anwendung der Arzneimittel gesagt?

Patientenberatung zur Verordnung

Kanamytrex® Augentropfen (Kanamycin). Zur Behandlung von bakteriellen Infektionen der Lider, der Binde- oder der Hornhaut. Allgemeiner Hinweis zur Anwendung von Augentropfen: Tropfen möglichst in den äußeren Augenwinkel, nach dem Tropfen Augen für wenige Minuten schließen, evtl. leichten Druck auf den Tränenkanal ausüben, um den Abtransport des Wirkstoffs zu verlangsamen. Dosierung: mehrmals tägl., meist alle 2–3 Std. je ein Tropfen in das betroffene Auge. Augentropfen sind geöffnet 4 Wochen verwendbar.

Prospan® Hustensaft (Efeublätterextrakt). Zur symptomatischen Behandlung bei Katarrhen der Atemwege wie Keuchhusten oder spastischer Bronchitis oder chronisch-entzündlichen Bronchialerkrankungen. Dosierung je nach Alter und Gewicht.

Vorsicht bei der Selbstmedikation

- In der Selbstbehandlung der Augen auf Naturprodukte (z. B. Kompressen mit Kamillentee) wegen der unbekannten Keimbelastung verzichten.
- Weitere Augentropfen mit ausreichendem Abstand (30 Min.) anwenden.

Zusatzempfehlungen

- Zur Unterstützung der Schleimlösung Husten- und Bronchialtee oder Erkältungstee.
- Gegen weitere Erkältungssymptome z. B. abschwellendes Nasenspray gegen Schnupfen oder verstopfte Nase, Erkältungssalben zum Einreiben von Brust und Rücken, altersgerechtes Fiebermittel (Paracetamol oder Ibuprofen).
- Bei krampfartigem Husten kann eine Erhöhung der Luftfeuchtigkeit Linderung bringen (Dampfbad, Inhalation).

Krankenkasse bzw. Kostenträger

Gebühr frei X | Vereinigte IKK 00020

Geb.-pfl.

noctu

Sonstige

Unfall

Arbeitsunfall

Name, Vorname des Versicherten

K.
Marianne
Althofstr. 1
40000 Musterdorf

geb. am 18.08.32

Kassen-Nr.	Versicherten-Nr.	Status
3500693	012345678000	5000 1

Betriebsstätten-Nr.	Arzt-Nr.	Datum
1234567	1234567	04.09.08

BVG	Hilfsmittel	Impfstoff	Spr.-St. Bedarf	Begr.-Pflicht	Apotheken-Nummer / IK
6	7	8	9		

Zuzahlung

Gesamt-Brutto

Arzneimittel-/Hilfsmittel-Nr.	Faktor	Taxe
1. Verordnung		
2. Verordnung		
3. Verordnung		

Rp. (Bitte Leerräume durchstreichen)

X aut idem — Klacid pro XII

X aut idem — Simvastatin ratio 40 mg L

X aut idem

6664

Vertragsarztstempel

1234567
Dr. med. Frank Innerster
Facharzt für Innere Medizin
Hauptstr. 7
Musterstadt
Tel: 0100/10040

Unterschrift des Arztes

Muster 16 (7.2008)

Abgabedatum in der Apotheke

Bei Arbeitsunfall auszufüllen!

Unfalltag	Unfallbetrieb oder Arbeitgebernummer

1234567Y

Kassenrezept eines Internisten für einen 76-jährigen Patienten

Formale Kontrolle	Ergebnis
Krankenkasse: Name, Kassennummer	vollständig
Patientendaten: Name, Anschrift, Geburtsdatum, Vers.-Nr., Status	vollständig
Arztdaten: Stempel, Unterschrift, Betriebsstätten-, Kassenarzt-Nr.	vollständig
Ausstellungsdatum: Gültigkeit vier Wochen nach Ausstellung?	ja
Aut-idem-Kreuze	ja
Befreiung	ja

Was muss abgegeben und beachtet werden?

Klacid® Pro, 12 Filmtabl., N1. Compliancegerechte Blisterpackung als Dosierhilfe. Zuzahlung über Festbetrag.

Simvastatin ratiopharm® 40 mg, 50 Tabl., N2.

Fragen zum Einstieg ins Beratungsgespräch

Sie waren wegen einer akuten Infektion beim Arzt? Hat er Ihnen etwas zur Dosierung des Antibiotikums gesagt? Nehmen Sie die Simvastatin-Tabletten (den Cholesterinsenker) gleichzeitig ein?

Patientenberatung zur Verordnung

Klacid® pro (Clarithromycin 250 mg) Makrolid-Antibiotikum zur Behandlung von Infektionen des Respirationstrakts, im HNO-Bereich oder der Haut. Einnahme am 1. Tag morgens und abends je 2 Filmtabl. (500 mg), ab dem 2. Tag morgens und abends je 1 Tabl. (250 mg), Therapie für fünf Tage bis zum Ende der Packung. Therapie nicht vorzeitig abbrechen NW: Häufig Magen-Darm-Beschwerden, Geschmacks- und Geruchsbeeinträchtigungen; bei lang anhaltenden Durchfällen Arzt aufsuchen.

Simvastatin ratiopharm® 40 (Simvastatin). CSE-Hemmer zur Senkung des Cholesterol-Blutspiegels. Langfristige Einnahme einmal täglich abends. Das Trinken von Grapefruitsaft vermeiden. Bei Muskelschmerzen und Muskelschwäche Arzt aufsuchen. NW: gelegentlich Magen-Darm-Beschwerden, Kopfschmerzen. Erhöhung des Myopathierisikos durch Makrolid-Antibiotika, Antimykotika vom Azol-Typ, Fibrate und Nicotinsäurederivate, HIV-Proteaseinhibitoren und Ciclosporin – Kombination meiden!

Kommentar. Rücksprache mit dem Arzt erforderlich! Kombinationen von Clarithromycin oder Erythromycin mit Simvastatin, Atorvastatin oder Lovastatin führen zu einem erhöhten Risiko für Myopathien, Rhabdomyolysen und Nierenversagen (über CYP-3A4-WW): Keine gleichzeitige Einnahme! Empfehlung: Antibiotikum wechseln (z. B. Azithromycin – keine relevanten WW), CSE-Hemmer wechseln (auf Pravastatin) oder CSE-Hemmer für Zeit der Antibiotikatherapie aussetzen (Vorsicht vor Complianceproblemen!).

Vorsicht bei der Selbstmedikation

- Bei der Behandlung mit anderen Arzneimitteln in der Selbstmedikation oder nach ärztlicher Verordnung sind mögliche Wechselwirkungen zu beachten.
- Bei Auftreten von Muskelschmerzen oder Muskelschwäche Simvastatin absetzen und Arzt aufsuchen (Myopathie durch Statine).
- Bei lang anhaltenden, schweren Durchfällen unter oder im Anschluss an eine Antibiotikatherapie: Arzt aufsuchen (Gefahr der pseudomembranösen Kolitis).
- Unter Antibiotikatherapie kann es zu einer Wirkabschwächung von Hormonersatzpräparaten (und oralen Kontrazeptiva) kommen.

Zusatzempfehlungen

- Auf Grapefruitsaft verzichten (Änderung der Metabolisierung von Simvastatin).
- Cholesterinarme Diät einhalten.

Bezugsdatum

Apotheken-Nummer

PRIVAT

Gesamt-Brutto

Name, Vorname des Versicherten

G.
Carsten
Essener Str. 125
40000 Musterdorf

geb. am

10.04.73

Arzneimittel-/Hilfsmittel-/Heilmittel-Nr. | Faktor | Taxe

Unfall

Versicherungsnummer

Personennummer

Karte gültig bis

Datum

18.08.08

Rp. (Bitte Leerräume durchstreichen)

aut idem

aut idem

aut idem

Cialis 20 mg
Filmtabletten No. IV

Dr. med. Werner Bach
Facharzt für Urologie
Wasserstr. 13
Musterstadt
Tel: 0100/10030

PKVH

Unterschrift des Arztes

Privatrezept eines Urologen für einen 35-jährigen Patienten

Formale Kontrolle	Ergebnis
Krankenkasse: Name, Kassennummer	Privatrezept
Patientendaten: Name, Anschrift, Geburtsdatum	vollständig
Arztdaten: Stempel, Unterschrift, Kassenarzt-Nr.	ausreichend
Ausstellungsdatum: Gültigkeit **drei Monate** nach Ausstellung?	ja
Aut-idem-Kreuze	nein
Befreiung	nein

Was muss abgegeben und beachtet werden?

Cialis® 20 mg, 4 Filmtabl., N1. Evtl. günstigeren Import anbieten.

Fragen zum Einstieg ins Beratungsgespräch

Sie sind vom Arzt ausreichend informiert worden? Oder haben Sie noch Fragen zu dem Mittel? Sie kennen sich mit den Tabletten bereits aus?

Diskretes Beratungsangebot ohne den Namen der Tabletten oder die Indikation zu nennen.

Patientenberatung zur Verordnung

Cialis® 20 mg (Tadalafil). Mittel zur Behandlung der erektilen Dysfunktion. Wirkung nur, wenn eine sexuelle Stimulation vorliegt. Einnahme 30 Min.–12 Std. vor einer sexuellen Aktivität, Wirkdauer 24–36 Std. Maximal 1 x täglich, keine tägliche Einnahme. NW: sehr häufig Kopfschmerzen, Dyspepsie, häufig: Schwindel, Hautrötung (Flush), Rücken- und Muskelschmerzen. Bei Auftreten von Sehstörungen und beim Auftreten einer schmerzhaft verzögerten Erektion, Mittel absetzen und Arzt aufsuchen. Zur Vermeidung von WW jedem behandelnden Arzt mitteilen, dass dieses Mittel verwendet wird. Zahlreiche KI: Einnahme organischer Nitrate, kardiale Erkrankungen wie instabile Angina pectoris, unkontrollierter Bluthochdruck oder Arrhythmien, kürzlich vorangegangener Herzinfarkt oder Schlaganfall, Hypotonie.

Kommentar. Ausführliche Beratung nur im Beratungszimmer, um Privatsphäre des Patienten zu bewahren. Keine ungefragte Beratung geben, nur mit ausdrücklicher Zustimmung bzw. auf Nachfrage des Patienten.

Vorsicht bei der Selbstmedikation

- Patienten sollten bei jeder Neuverordnung ihren Arzt darüber informieren, dass sie dieses Mittel verwenden (vielfältige WW vor allem mit Nitraten, aber auch mit Erythromycin, Clarithromycin, Ketoconazol, Itraconazol, Carbamazin, Phenytoin u. a.m.)
- Bei Auftreten von Sehstörungen Mittel absetzen und Arzt aufsuchen.

Zusatzempfehlungen

- Auf Grapefruitsaft verzichten: Grapefruit hemmt den Abbau des Wirkstoffs.

Krankenkasse bzw. Kostenträger

Barmer

Gebühr frei

X Geb.-pfl.

noctu

Sonstige

Unfall

Arbeits-unfall

Name, Vorname des Versicherten

G.
Lieselotte
Ziegelweg 5
60000. Musterhausen

geb. am
05.06.45

Kassen-Nr.	Versicherten-Nr.	Status
51800098	123456700	1

Betriebsstätten-Nr.	Arzt-Nr.	Datum
1234567	1234567	13.11.08

BVG	Hilfs-mittel	Impf-stoff	Spr.-St. Bedarf	Begr.-Pflicht	Apotheken-Nummer / IK
6	7	8	9		

Zuzahlung

Gesamt-Brutto

Arzneimittel-/Hilfsmittel-Nr.	Faktor	Taxe
1. Verordnung		
2. Verordnung		
3. Verordnung		

Rp. (Bitte Leerräume durchstreichen)

aut idem

Triapten Antiviralcreme 2g N1

aut idem

aut idem

6664

Vertragsarztstempel

1234567
Dr. med. G. Fach
Facharzt für Innere Medizin
Beispielstr. 5
Musterhausen
Tel: 0200/10300

Unterschrift des Arztes

Muster 16 (7.2008)

Abgabedatum in der Apotheke

Bei Arbeitsunfall auszufüllen!

Unfalltag	Unfallbetrieb oder Arbeitgebernummer

1234567Y

Kassenrezept eines Internisten für eine 63-jährige Patientin

Formale Kontrolle	Ergebnis
Krankenkasse: Name, Kassennummer	vollständig
Patientendaten: Name, Anschrift, Geburtsdatum, Vers.-Nr., Status	vollständig
Arztdaten: Stempel, Unterschrift, Betriebsstätten- u. Kassenarzt-Nr.	vollständig
Ausstellungsdatum: Gültigkeit vier Wochen nach Ausstellung?	ja
Aut-idem-Kreuze	nein
Befreiung	nein

Was muss abgegeben und beachtet werden?

Triapten® Antiviralcreme, 2 g Creme, N1.

Fragen zum Einstieg ins Beratungsgespräch

Hat Ihnen der Arzt gesagt wie Sie die Creme anwenden sollen? Was haben Sie sonst schon gegen den Herpes unternommen?

Patientenberatung zur Verordnung

Triapten® (Foscarnet). Foscarnet ist ein Virustatikum, das die Replikation von Herpes-simplex-Viren hemmt. Es ist als 2 %ige Creme bei Lippenherpes geeignet, falls Aciclovir keine ausreichende Wirkung zeigt. Die Creme wird alle drei Stunden, mind. 6 x täglich auf die betroffenen Hautstellen aufgetragen. Die Creme ist nicht für Schleimhäute geeignet. Am sinnvollsten ist es, wenn so schnell wie möglich mit der Behandlung begonnen wird, möglichst schon bei den ersten Anzeichen wie Brennen, Kribbeln, Juckreiz. Nach 5–8 Tagen sollten die Bläschen verschwunden sein. Behandlungserfolg ist abhängig von der konsequenten Anwendung, vor allem in den ersten beiden Tagen. Mögliche NW: Selten kann es bei der topischen Behandlung zu Unverträglichkeitsreaktionen kommen.

Kommentar. Herpes labialis war offensichtlich. Die Kundin fühlte sich dadurch stark beeinträchtigt.

Vorsicht bei der Selbstmedikation

- Aciclovir in der Selbstmedikation braucht nicht mehr empfohlen zu werden, da die Kundin dies ohne Erfolg schon öfter ausprobiert hat.

Zusatzempfehlungen

- Hinweise auf eine gesunde Lebensweise. Herpes labialis ist oft ein Indikator für ein schwaches Immunsystem. Immunstärkende Maßnahmen sind hier sicher sinnvoll, z. B. Sport, Wechselduschen.
- Vitamine zur Immunstärkung können empfohlen werden, wie Orthomol® immun, Centrum® Generation 50+.
- Echinacea wirkt abwehrsteigernd, hier können der Presssaft (Echinacin®) oder Kombinationspräparate mit Echinacea empfohlen werden (Esberitox®).
- Sonnenlicht kann ein Mitauslöser eines Lippenherpes sein, Lippenpflegestifte mit hohen Sonnenschutzfaktoren schützen und pflegen die Lippen.

Gebühr frei

Geb.-pfl. X

noctu

Sonstige

Unfall

Arbeitsunfall

Krankenkasse bzw. Kostenträger

KKH

Name, Vorname des Versicherten

B.
Claudia
Ulmenstr. 34
60000 Musterhausen

geb. am 23.06.62

Kassen-Nr.	Versicherten-Nr.	Status
5175503	123456700	5366 1

Betriebsstätten-Nr.	Arzt-Nr.	Datum
1234567	1234567	07.09.08

BVG	Hilfs-mittel	Impf-stoff	Spr.-St. Bedarf	Begl.-Pflicht	Apotheken-Nummer / IK
6	7	8	9		

Zuzahlung

Gesamt-Brutto

Arzneimittel-/Hilfsmittel-Nr.	Faktor	Taxe
1. Verordnung		
2. Verordnung		
3. Verordnung		

Rp. (Bitte Leerräume durchstreichen)

aut idem

aut idem

aut idem

Metrogel 50 g Gel N2

Vertragsarztstempel

1234567
Dr. med. M. Acnes
Facharzt für Dermatologie
Beispielstr. 5
Musterhausen
Tel: 0100/10100

6664

Abgabedatum in der Apotheke

Unterschrift des Arztes

Muster 16 (7.2008)

Bei Arbeitsunfall auszufüllen!

Unfalltag	Unfallbetrieb oder Arbeitgebernummer

1234567Y

Kassenrezept eines Hautarztes für eine 46-jährige Patientin

Formale Kontrolle	Ergebnis
Krankenkasse: Name, Kassennummer	vollständig
Patientendaten: Name, Anschrift, Geburtsdatum, Vers.-Nr., Status	vollständig
Arztdaten: Stempel, Unterschrift, Betriebsstätten- u. Kassenarzt-Nr.	vollständig
Ausstellungsdatum: Gültigkeit vier Wochen nach Ausstellung?	ja
Aut-idem-Kreuze	nein
Befreiung	nein

Was muss abgegeben und beachtet werden?

Metrogel®, 50 g, N2. Rabattverträge beachten!

Fragen zum Einstieg ins Beratungsgespräch

Haben Sie das Gel schon einmal verwendet? Wenn ja, wie lang? Haben sich Ihre Beschwerden gebessert? Was hat Ihnen der Arzt dazu gesagt?

Patientenberatung zur Verordnung

Metrogel® (Metronidazol). Antibakterielle und antiprotozoische Wirkung. Bakterizide Wirkung gegen anaerobe Bakterien und Protozoen. Indikation: Rosazea. Anwendung: Nach der Hautreinigung morgens und abends auf die betroffenen Hautstellen auftragen, Augen und Schleimhäute aussparen. Dauer der Anwendung: zwölf Wochen, kann verlängert werden, wenn sich die Beschwerden unter der Behandlung verbessern. Ist nach der ersten Phase keine Besserung zu sehen, ist eine Fortführung der Therapie nicht sinnvoll. Mögliche leichte NW: Hautrötungen, Brennen, Juckreiz. Kontraindikationen: Nicht bei Kindern anwenden. Vorsicht bei Patienten mit Leberschäden, bei Erkrankungen des Nervensystems und des blutbildenden Systems, in der Schwangerschaft und Stillzeit (auch lokal aufgetragenes Metronidazol geht in die Muttermilch über). Allergien gegen einen der Inhaltsstoffe, bitte beachten: Metrogel enthält PHB-Ester.

Kommentar. Rosazea ist eine chronisch verlaufende Hautkrankheit im Gesicht, Beginn oft erst ab dem 50. Lebensjahr. Lokalisation an Wangen und Nase, Rötungen, Schuppungen, Papeln, Pusteln. Die Frau ist für eine Rosazea noch ziemlich jung (46 Jahre). Auf Nachfrage erzählte sie, dass die Rosazea vor 6 Wochen erkannt wurde. Dies ist ihre zweite Verordnung von Metrogel®.

Vorsicht bei der Selbstmedikation

- Es ist nicht sinnvoll, sich noch zusätzliche Cremes mit anderen Wirkstoffen (Hydrocortison etc.) zu kaufen. Hier ist es angeraten, auf den Arzt zu verweisen.

Zusatzempfehlungen

- Hinweise auf eine gesunde Lebensweise. Kaffee- und Alkoholkonsum einschränken, da als Mitauslöser möglich. Alkoholunverträglichkeit durch Metronidazol.
- Hier empfiehlt sich ein Beratungsangebot zum Thema Hautpflege, da die Gesichtshaut durch die Rosazea sehr empfindlich ist. Ein mildes Waschgel kann empfohlen werden, z. B. Roche Posay®, Eucerin®.
- Ein Make-up ist eine gute Empfehlung, da die betroffenen Frauen oft sehr unter der Rosazea leiden.

Gebühr frei	X
Geb.-pfl.	
noctu	
Sonstige	
Unfall	
Arbeitsunfall	

Krankenkasse bzw. Kostenträger

AOK Westfalen-Lippe 18111

Name, Vorname des Versicherten

geb. am

Kassen-Nr.	Versicherten-Nr.	Status

Betriebsstätten-Nr.	Arzt-Nr.	Datum
1234567	1234567	01.04.08

BVG	Hilfs-mittel	Impf-stoff	Spr.-St. Bedarf	Begr. Pflicht	Apotheken-Nummer / IK
6	7	X	X		

Zuzahlung	Gesamt-Brutto

Arzneimittel-/Hilfsmittel-Nr.	Faktor	Taxe
1. Verordnung		
2. Verordnung		
3. Verordnung		

Rp. (Bitte Leerräume durchstreichen)

aut idem 1 x 20 Tetanol pur FS

aut idem 1 x 10 Tetagam

aut idem

6664

Abgabedatum in der Apotheke

Bei Arbeitsunfall auszufüllen!

Unfalltag	Unfallbetrieb oder Arbeitgebernummer

Vertragsarztstempel

1234567
Dr. med. Wilhelm Ost
Facharzt für Orthopädie
Bergstraße 1
Musterstadt
Tel: 0100/10070

Unterschrift des Arztes

Muster 16 (7.2008)

1234567Y

Kassenrezept eines Orthopäden über Sprechstundenbedarf

Formale Kontrolle	Ergebnis
Krankenkasse: Name, Kassennummer	ausreichend
Patientendaten: Name, Anschrift, Geburtsdatum, Vers.-Nr., Status	Sprechstundenbedarf
Arztdaten: Stempel, Unterschrift, Betriebsstätten-, Kassenarzt-Nr.	vollständig
Ausstellungsdatum: Gültigkeit vier Wochen nach Ausstellung?	ja
Aut-idem-Kreuze	nein
Befreiung	ja
Feld 8 „Impfstoff" und Feld 9 „Sprechstundenbedarf" angekreuzt	ja

Was muss abgegeben und beachtet werden?

Tetanol® pur Fertigspr., 20 St.

Tetagam® P Fertigspr. 10 St., N2. Dokumentation nach dem Gesetz zur Regelung des Transfusionswesens (Transfusionsgesetz, TFG).

Um Retaxationen zu vermeiden, kann die Kassennummer handschriflich ergänzt werden.

Fragen zum Einstieg ins Beratungsgespräch

Wo lagern Sie den Impfstoff in der Praxis? Wie dokumentieren Sie die Verwendung von Tetagam®?

Beratung des Praxispersonals

Tetanol® pur (Tetanus-Toxoid). Aktive Immunisierung gegen Wundstarrkrampf nach Impfempfehlung ab 3. Lebensmonat u. Tetanusprophylaxe im Verletzungsfall. Grundimmunisierung: drei Injektionen zum Zeitpunkt 0, 4–6 Wochen und 6–12 Monate. Auffrischimpfungen nach jeweils 10 Jahren.

Tetagam® P (Immunglobulin vom Menschen mit Antikörper gegen Tetanus-Toxin). Zur postexpositionellen Prophylaxe (passive Immunisierung) nach tetanusgefährlichen Verletzungen bei Patienten, deren Impfstatus nicht ausreichend bekannt ist. Meist in Kombination mit aktiver Immunisierung.

Vorsicht bei der Selbstmedikation

- Entfällt.

Zusatzempfehlungen

- Entfällt.

Gebühr frei	Krankenkasse bzw. Kostenträger KKH 72603
Geb.-pfl. X	Name, Vorname des Versicherten L. Ute Cornelsenstr. 25 10000 Musterlin geb. am 23.06.47
noctu	
Sonstige	
Unfall	Kassen-Nr. 9575505 | Versicherten-Nr. 012345678000 | Status 5000 1
Arbeitsunfall	Betriebsstätten-Nr. 1234567 | Arzt-Nr. 1234567 | Datum 25.04.08

BVG	Hilfsmittel	Impfstoff	Spr.-St. Bedarf	Begr. Pflicht	Apotheken-Nummer / IK
6	7	8	9		

Zuzahlung | Gesamt-Brutto

Arzneimittel-/Hilfsmittel-Nr.	Faktor	Taxe
1. Verordnung		
2. Verordnung		
3. Verordnung		

Rp. (Bitte Leerräume durchstreichen)

aut idem

Tamiflu 75 mg N1

aut idem

aut idem

Vertragsarztstempel

1234567
Dr. med. Christoph Aller
Facharzt für Allgemeinmedizin
Hauptstr. 3
Musterstadt
Tel: 0100/10020

Unterschrift des Arztes

Muster 16 (7.2008)

6664

Abgabedatum in der Apotheke

Bei Arbeitsunfall auszufüllen!

Unfalltag	Unfallbetrieb oder Arbeitgebernummer

1234567Y

Kassenrezept eines Allgemeinarztes für eine 58-jährige Patientin

Formale Kontrolle	Ergebnis
Krankenkasse: Name, Kassennummer	vollständig
Patientendaten: Name, Anschrift, Geburtsdatum, Vers.-Nr., Status	vollständig
Arztdaten: Stempel, Unterschrift, Betriebsstätten-, Kassenarzt-Nr.	vollständig
Ausstellungsdatum: Gültigkeit vier Wochen nach Ausstellung?	ja
Aut-idem-Kreuze	nein
Befreiung	nein

Was muss abgegeben und beachtet werden?

Tamiflu® 75 mg, 10 Kapseln, N1.

Fragen zum Einstieg ins Beratungsgespräch

Was hat Ihnen der Arzt schon zur Einnahme gesagt?

Patientenberatung zur Verordnung

Tamiflu® 75 mg (Oseltamivir). Behandlung der Influenza bei Auftreten typischer schwerer Symtome oder Kontakt mit einem klinisch diagnostizierten Influenzafall. Dosierung zur Behandlung: 2 x 1 Tabl. alle 12 Std. für fünf Tage. Zur Prophylaxe: 1 x 1 Tabl. alle 24 Std. für zehn Tage. Häufige NW: Magen-Darm-Beschwerden, Übelkeit, Erbrechen.

Vorsicht bei der Selbstmedikation

- Bei Auftreten von starken Beschwerden, wie starken Kopf- und Gliederschmerzen oder Fieber > 39,5° C den Arzt konsultieren.

Zusatzempfehlungen

- Symptomatische Behandlung aller auftretenden Beschwerden.

Gebühr frei	Krankenkasse bzw. Kostenträger		
X Geb.-pfl.	BKK Conti		
noctu	Name, Vorname des Versicherten U. Hillary Am scharfen Eck 3b 20000 Musterhausen		geb. am 08.03.76
Sonstige			
Unfall	Kassen-Nr. 2123374	Versicherten-Nr. 012345678000	Status 1 1
Arbeits-unfall	Betriebsstätten-Nr. 1234567	Arzt-Nr. 1234567	Datum 17.10.08

BVG	Hilfs-mittel	Impf-stoff	Spr.-St. Bedarf	Begr.-Pflicht	Apotheken-Nummer / IK
6	7	8	9		

Zuzahlung	Gesamt-Brutto

Arzneimittel-/Hilfsmittel-Nr.	Faktor	Taxe
1. Verordnung		
2. Verordnung		
3. Verordnung		

Rp. (Bitte Leerräume durchstreichen)

Vertragsarztstempel

X aut idem — GONAL F 1050 IE./1.75 ML, MERCK (3515590) TRS 1 ST

X aut idem — PREDALON 5000 IE, ORGAN (831296) AMP 3 ST

aut idem

§27a SGB V

6664

1234567
Prof. Dr. med. Michael Bahr
Gynäkologie und Geburtshilfe
Hauptstr. 9
Musterstadt
Tel: 0100/10060

Abgabedatum in der Apotheke

Unterschrift des Arztes
Muster 16 (7.2008)

Bei Arbeitsunfall auszufüllen!

Unfalltag	Unfallbetrieb oder Arbeitgebernummer

1234567Y

Kassenrezept eines Frauenarztes für eine 32-jährige Patientin

Formale Kontrolle	Ergebnis
Krankenkasse: Name, Kassennummer	vollständig
Patientendaten: Name, Anschrift, Geburtsdatum, Vers.-Nr., Status	vollständig
Arztdaten: Stempel, Unterschrift, Betriebsstätten-, Kassenarzt-Nr.	vollständig
Ausstellungsdatum: Gültigkeit vier Wochen nach Ausstellung?	ja
Aut-idem-Kreuze	ja
Befreiung	nein

Was muss abgegeben und beachtet werden?

Gonal® F 1050 I.E./1,75 ml, TRS, 1 St., N1. Evtl. Import abgeben.

Predalon® 5000 I.E., 3 AMP., N1.

Verordnung nach §27a SGB V „Künstliche Befruchtung". Arzneimittel zur Behandlung bei Unfruchtbarkeit: Eigenanteil der Patientinnen 50 % der Kosten.

Fragen zum Einstieg ins Beratungsgespräch

Bekommen Sie diese Spritzen zum ersten Mal?

Patientenberatung zur Verordnung

Gonal® F (Follitropin alfa). Zur Stimulation der Follikelreifung (multifollikuläre Reifung) zur Vorbereitung auf eine Technik der assistierten Konzeption (z. B. In-vitro-Fertilisation, IVF). Anwendung: ab dem 2. oder 3. Zyklustag eine Spritze s.c. Dosierung individuell, sonografische Kontrolle der Follikelreifung durch behandelnden Gynäkologen. NW: Risiko der Hyperstimulation: Ödeme im Bauch- und Brustraum, Atemnot, Oligurie. Mehrlingsschwangerschaften.

Predalon® (Choriongonadotropin). Zur Ovulationsauslösung nach Stimulation des Follikelwachstums. Anwendung: einmal 5000 I.E. i.m.

Kommentar. Kombination zur Anwendung unter fachärztlicher Kontrolle.

Vorsicht bei der Selbstmedikation

- Verzicht auf möglichst alle anderen Arzneimittel, um fruchtschädigende Wirkung zu vermeiden.
- Bei Bauchschmerzen, Wassereinlagerungen, Atemnot sofort Arzt aufsuchen.

Zusatzempfehlungen

- Gesunde Lebensweise: ausreichend Schlaf, gesunde Mischkost, auf Rauchen verzichten, Alkohol meiden.
- Entspannungsmethoden.

Krankenkasse bzw. Kostenträger

IKK Direkt Ost

Gebühr frei

Geb.-pfl. X

noctu

Sonstige

Unfall

Arbeitsunfall

Name, Vorname des Versicherten

S.
Brigitta
Am Polte 3a
10000 Musterau

geb. am 06.09.61

Kassen-Nr.	Versicherten-Nr.	Status
1302655	012345678000	1000 1

Betriebsstätten-Nr.	Arzt-Nr.	Datum
1234567	1234567	07.10.08

BVG 6 | Hilfsmittel 7 | Impfstoff 8 | Spr.-St. Bedarf 9 | Begr. Pflicht | Apotheken-Nummer / IK

Zuzahlung | Gesamt-Brutto

Arzneimittel-/Hilfsmittel-Nr.	Faktor	Taxe
1. Verordnung		
2. Verordnung		
3. Verordnung		

Rp. (Bitte Leerräume durchstreichen)

X aut idem

Restex Tabletten TAB N2 50 ST Roche
Pharma AG PZN: 576154 (0-0-1)

aut idem

aut idem

6664

Vertragsarztstempel

1234567
Dr. med. Christa Klar
Fachärztin für Neurologie
Hauptstr. 6
Musterstadt
Tel: 0100/10080

Abgabedatum in der Apotheke

Unterschrift des Arztes
Muster 16 (7.2008)

Bei Arbeitsunfall auszufüllen!

Unfalltag	Unfallbetrieb oder Arbeitgebernummer

1234567Y

Kassenrezept einer Neurologin für eine 47-jährige Patientin

Formale Kontrolle	Ergebnis
Krankenkasse: Name, Kassennummer	vollständig
Patientendaten: Name, Anschrift, Geburtsdatum, Vers.-Nr., Status	vollständig
Arztdaten: Stempel, Unterschrift, Betriebsstätten-, Kassenarzt-Nr.	vollständig
Ausstellungsdatum: Gültigkeit vier Wochen nach Ausstellung?	ja
Aut-idem-Kreuze	ja
Befreiung	nein

Was muss abgegeben und beachtet werden?

Restex® Tabletten, 50 Tabl., N2. Die vom Arzt angegebene Dosierung auf die FAM-Packung übertragen.

Fragen zum Einstieg ins Beratungsgespräch

Kennen Sie das Mittel schon oder bekommen Sie es zum ersten Mal? Hat Ihnen die Ärztin etwas zur Dosierung gesagt?

Patientenberatung zur Verordnung

Restex® Tabletten (Levodopa 100 mg + Benserazid 25 mg). Zur Behandlung des Restless-Legs-Syndroms. Levodopa als Prodrug für den motorisch hemmenden Neurotransmitter Dopamin in Kombination mit peripher wirkendem Decarboxylasehemmer Benserazid. Dosierung nach ärztlicher Verordnung: abends 1 Tablette eine Std. vor dem Schlafengehen. NW: selten Übelkeit, Erbrechen; möglich sind Tagesmüdigkeit und Schlafattacken. Vorsicht im Straßenverkehr!

Vorsicht bei der Selbstmedikation

- Zentraldämpfende Arzneimittel (Antihistaminika, Antitussiva) verstärken die zentralen NW (Tagesmüdigkeit, Schlafattacken) der Medikation.

Zusatzempfehlungen

- Proteinreiche Nahrung führt zu einer Verringerung der Resorption von Levodopa. Einnahme eine halbe Stunde vor oder zwei Stunden im Anschluss an eine solche Mahlzeit.
- Andere Ärzte auf Medikation aufmerksam machen. WW beachten. Sympathomimetika werden durch Levodopa in ihrer Wirkung verstärkt, Neuroleptika und Opioide z. B. schwächen die Wirkung von Levodopa ab.

Krankenkasse bzw. Kostenträger

Deutsche Angestellten Krankenkasse

X Gebühr frei | Geb.-pfl. | noctu | Sonstige | Unfall | Arbeitsunfall

Name, Vorname des Versicherten

L.
Erich
Berliner Str. 176
10000 Musterin

geb. am 15.02.30

Kassen-Nr.	Versicherten-Nr.	Status
0167999	012345678000	5000 1

Betriebsstätten-Nr.	Arzt-Nr.	Datum
1234567	1234567	16.10.08

BVG	Hilfsmittel	Impfstoff	Spr.-St. Bedarf	Begr.-Pflicht	Apotheken-Nummer / IK
6	7	8	9		

Zuzahlung | Gesamt-Brutto

Arzneimittel-/Hilfsmittel-Nr.	Faktor	Taxe
1. Verordnung		
2. Verordnung		
3. Verordnung		

Rp. (Bitte Leerräume durchstreichen)

X aut idem — Sifrol 0,7MG TAB 100 PZN: 0578176

aut idem — Neupro 8MG/24H PFT N2 28 ST Westen Pharma GmbH PZN: 1910891

aut idem

6664

Bei Arbeitsunfall auszufüllen!

Abgabedatum in der Apotheke

Vertragsarztstempel

1234567
Dr. med. Christa Klar
Fachärztin für Neurologie
Hauptstr. 6
Musterstadt
Tel: 0100/10080

Unterschrift des Arztes

Muster 16 (7.2008)

Unfalltag	Unfallbetrieb oder Arbeitgebernummer

1234567Y

Kassenrezept einer Neurologin für einen 78-jährigen Patienten

Formale Kontrolle	Ergebnis
Krankenkasse: Name, Kassennummer	vollständig
Patientendaten: Name, Anschrift, Geburtsdatum, Vers.-Nr., Status	vollständig
Arztdaten: Stempel, Unterschrift, Betriebsstätten-, Kassenarzt-Nr.	vollständig
Ausstellungsdatum: Gültigkeit vier Wochen nach Ausstellung?	ja
Aut-idem-Kreuze	ja/nein
Befreiung	ja

Was muss abgegeben und beachtet werden?

Sifrol® 0,7 mg, 100 Tabl., N3. Importverordnung.

Neupro® 8 mg/24 h, 28 Pflaster, N2. Importverordnung.

Fragen zum Einstieg ins Beratungsgespräch

Ist eines der Mittel neu für Sie? Wie kommen Sie mit dem Pflaster zurecht? Wie geht es Ihnen im Laufe des Tages mit Ihrer Medikation?

Patientenberatung zur Verordnung

Sifrol® 0,7 mg (Pramipexol). Parkinsonmittel. Dopaminagonist in Mono- oder Kombinationstherapie. Dosierung meist 3 x tägl. Einschleichend 0,088–0,7 mg. NW: sehr häufig Übelkeit, Dyskinesien, häufig Obstipation, Müdigkeit, Verwirrtheit. Eingeschränktes Reaktionsvermögen.

Neupro® 8 mg/24 h (Rotigotin). Parkinsonmittel. Dopaminagonist in Monotherapie zur symptomatischen Behandlung im Frühstadium oder in Kombination mit Levodopa während des Krankheitsverlaufs bei End-of-Dose- oder On-off-Fluktuationen (Wirkungsverluste im Verlauf der Langzeitanwendung). Transdermales Pflaster: alle 24 Stunden ein neues Pflaster auf eine unbehaarte Körperstelle kleben. NW: wie Pramipexol.

Kommentar. Kombinationstherapie des fortgeschrittenen Morbus Parkinson. Sehr individuelle Therapie und scheinbare Doppelverordnungen (zwei Dopaminagonisten) möglich.

Vorsicht bei der Selbstmedikation

- Zentraldämpfende Arzneimittel (Antihistaminika, Antitussiva) verstärken die zentralen NW (Müdigkeit, Verwirrtheit) der Medikation.

Zusatzempfehlungen

- Proteinreiche Nahrung führt zu einer Verringerung der Resorption von Levodopa. Einnahme eine halbe Stunde vor oder zwei Stunden im Anschluss an eine solche Mahlzeit.
- Andere Ärzte auf Medikation aufmerksam machen. WW beachten. Sympathomimetika werden durch Levodopa in ihrer Wirkung verstärkt, Neuroleptika und Opioide z. B. schwächen die Wirkung von Levodopa.
- Gegen Übelkeit darf kein Metoclopramid (MCP) eingesetzt werden, weil es als zentral-antidopaminerges Mittel die Wirkung von Levodopa abschwächt, stattdessen z. B. Verordnung von Domperidon.

Bundesdruckerei 01.98

AOK	LKK	BKK	IKK	VdAK	AEV	Knappschaft	UV*)

BVG: 6 | Spr.St. Bedarf: 9 | Apotheken-Nummer/IK

Gebühr frei

X Geb.-pfl.

noctu

Sonst.

Unfall

Arbeitsunfall*)

Postbeamte B

Name, Vorname des Patienten

W.
Anneliese
Essener Str. 144
40000 Musterdorf

geb. am 27.07.26

Zuzahlung | Gesamt-Brutto

Pharmazentral-Nr. | Faktor | Taxe

Kassen-Nr.	Versicherten-Nr.	Status
1	234567	1000

Vertragsarzt-Nr.	VK gültig bis	Datum
1234567	1234567	01.09.08

Rp. (Bitte Leerräume durchstreichen)

aut idem

Targin 10/5 mg (zehn/fünf)
RET 100 (hundert) St

aut idem

Dosierung laut ärztlicher Anweisung

aut idem

555ᴴ XXXXXXX XXXXXXXXXXXXXXXXᴴ

Arztstempel
Unterschrift des Arztes

1234567
Dr. med. Christoph Aller
Facharzt für Allgemeinmedizin
Hauptstr. 3
Musterstadt
Tel: 0100/10020

Aller

*) Unfalltag/Unfallbetrieb

Feld nicht beschriften

Betäubungsmittelrezept eines Allgemeinarztes für eine 82-jährige Patientin

Formale Kontrolle	Ergebnis
Krankenkasse: Name, Kassennummer	ausreichend
Patientendaten: Name, Anschrift, Geburtsdatum, Vers.-Nr., Status	ausreichend
Arztdaten: Stempel mit **Arztbezeichnung, genauer Adresse und Telefonnummer,** Unterschrift, Betriebsstätten-, Kassenarzt-Nr.	vollständig
Ausstellungsdatum: **Gültigkeit sieben Tage** nach Ausstellung?	ja
Besondere Anforderungen auf BtM-Rezept: **Gebrauchsanweisung mit Einzel- und Tagesgabe oder „Gemäß schriftlicher Anweisung"**	vollständig
Aut-idem-Kreuze	nein
Befreiung	nein

Was muss abgegeben und beachtet werden?

Targin® 10/5mg Retardtabl. 100 St., N3. Verschreibungshöchstmenge (15000 mg) eingehalten.

Dokumentation nach Betäubungsmittelverordnung. Die vom Arzt angegebene Dosierung auf die FAM-Packung übertragen.

Fragen zum Einstieg ins Beratungsgespräch

Ihre Schmerzmittel kennen Sie bereits? Haben Sie irgendwelche Fragen oder Probleme bei der Anwendung? Zu welcher Tageszeit nehmen Sie die Tabletten ein?

Das Alter der Patientin gibt einen Hinweis auf mögliche Hörprobleme. Sprechen Sie deutlich. Halten Sie Blickkontakt, um Rückmeldung zu erhalten, ob Sie verstanden werden.

Patientenberatung zur Verordnung

Targin® 10/5 mg (Oxycodon/Naloxon) Starkes (Opioid-)Analgetikum zur Langzeit-Basis-Therapie von starken Schmerzen. Kombination mit Naloxon (Opioidantagonist) zur Prophylaxe einer opioidinduzierten Obstipation. Einnahme nach festem Zeitschema 2 x täglich alle 12 Stunden mit einem großen Glas Wasser in aufrechter Haltung. Häufige NW sind Kopfschmerzen, Müdigkeit, Übelkeit.

Vorsicht bei der Selbstmedikation

- Bei der Behandlung mit anderen Arzneimitteln in der Selbstmedikation oder nach ärztlicher Verordnung sind mögliche Wechselwirkungen zu beachten.
- Bei starker Müdigkeit, Erbrechen, Übelkeit keine Selbstmedikation, Rücksprache mit dem Arzt (evtl. Überdosierung).

Zusatzempfehlungen

- Bei auftretender Verstopfung Einnahme von Quellstoffen (Plantago ovata, Macrogole) empfehlen.
- Retardtabletten zu Hause besonders geschützt aufbewahren.
- Auf Alkohol verzichten: Verstärkung der sedierenden NW.

Bundesdruckerei 01.96

AOK	LKK	BKK	IKK	VdAK	AEV	Knappschaft	UV*)

Gebühr frei

Geb.-pfl.

noctu

Sonst.

Unfall

Arbeitsunfall*)

Deutscher Ring

Name, Vorname des Patienten

R.
Kevin
Meisenweg 11
40000 Musterdorf

geb. am
29.11.01

Kassen-Nr.	Versicherten-Nr.	Status
4011		1000 1

Vertragsarzt-Nr.	VK gültig bis	Datum
1234567	1234567	17.09.08

BVG 6

Bedarf 9

Apotheken-Nummer/IK

Zuzahlung

Gesamt-Brutto

Pharmazentral-Nr.

Faktor

Taxe

Rp. (Bitte Leerräume durchstreichen)

aut idem

Medikinet 10 mg TAB 100 ST N3

aut idem

(10-10-10)
Nach ärztlicher Anweisung.

aut idem

555⊣ xxxxxxx⌡ xxxxxxxxxxxxxxx⊣

Arztstempel
Unterschrift des Arztes

1234567
Dr. med. Christoph Aller
Facharzt für Allgemeinmedizin
Hauptstr. 3
Musterstadt
Tel: 0100/10020

*) Unfalltag/Unfallbetrieb

Feld nicht beschriften

Betäubungsmittelrezept eines Allgemeinarztes für einen 6-jährigen Jungen

Formale Kontrolle	Ergebnis
Krankenkasse: Name, Kassennummer	Privatrezept
Patientendaten: Name, Anschrift, Geburtsdatum, Vers.-Nr., Status	ausreichend
Arztdaten: Stempel mit **Arztbezeichnung, genauer Adresse und Telefonnummer,** Unterschrift, Betriebsstätten-, Kassenarzt-Nr.	vollständig
Ausstellungsdatum: Gültigkeit sieben Tage nach Ausstellung?	ja
Besondere Anforderungen auf BtM-Rezept: **Gebrauchsanweisung mit Einzel- und Tagesgabe oder „Gemäß schriftlicher Anweisung"**	vollständig
Aut-idem-Kreuze	nein
Befreiung	ja

Was muss abgegeben und beachtet werden?

Medikinet® 10 mg, 100 Tabl., N3. Verschreibungshöchstmenge (2000 mg) eingehalten. Dokumentation nach Betäubungsmittelverordnung. Rabattverträge beachten! Die vom Arzt angegebene Dosierung auf die FAM-Packung übertragen.

Fragen zum Einstieg ins Beratungsgespräch

Zum Patienten. Helfen Dir die Tabletten gut?

Zur Begleitperson. Merken Sie, dass Ihr Sohn gut mit dem Mittel zurechtkommt? Wann nimmt er die letzte Tablette des Tages ein? Hat er ausreichend Appetit?

Beziehen Sie den Patienten in Ihr Beratungsgespräch mit ein.

Patientenberatung zur Verordnung

Medikinet® 10 mg (Methylphenidat). Mittel gegen hyperkinetische Störung bzw. Aufmerksamkeitsdefizit/Hyperaktivitätsstörung (ADHS) bei Kindern (zentrales Stimulans). Einnahme einschleichend bis max. 60 mg/d in 2–3 Tagesdosen, evtl. retardiert in 1 Tagesdosis. Hier nach ärztlicher Anweisung: 3 x tägl. 1 Tabl., die letzte Tabl. möglichst vor 16 Uhr, um Schlafstörungen zu vermeiden. NW: häufig Kopfschmerzen, Müdigkeit, Schwindel, Schlaflosigkeit, Nervosität, Appetitlosigkeit.

Kommentar. Therapie mit Methylphenidat üblicherweise in Kombination mit begleitender Psychotherapie.

Vorsicht bei der Selbstmedikation

- Bei der Behandlung mit anderen Arzneimitteln in der Selbstmedikation oder nach ärztlicher Verordnung sind mögliche Wechselwirkungen zu beachten.
- Bei anhaltender Schlaflosigkeit, bei ausgeprägter Appetitlosigkeit mit Gewichtsverlust Rücksprache mit dem Arzt (evtl. Dosisanpassung).
- Bei psychischen Auffälligkeiten (Traurigkeit, Wahnvorstellungen) sofort Kontakt mit dem behandelnden Arzt suchen.

Zusatzempfehlungen

- Bei schwerer Appetitlosigkeit Einnahme der Dosis 1 Std. nach den Mahlzeiten.
- Tabletten besonders geschützt zu Hause aufbewahren, nicht in die Hände des Kindes geben.
- Regelmäßige begleitende Psychotherapie notwendig für Therapieerfolg.
- Bei Besserung können unter ärztlicher Anweisung Absetzversuche sinnvoll sein.

Bundesdruckerei

AOK	LKK	BKK	IKK	VdAK	AEV	Knappschaft	UV*)

Gebühr frei

Geb.-pfl.

noctu

Sonst.

Unfall

Arbeitsunfall*)

AOK Göttingen

Name, Vorname des Patienten

P.
Helmut
Bäckerstr. 46
70000 Musteringen

geb. am
07.07.28

Kassen-Nr.	Versicherten-Nr.	Status
8018531	01234567	5000 1

Vertragsarzt-Nr.	VK gültig bis	Datum
1234567	1234567	04.04.08

BVG: 6

Bedarf: 9

Apotheken-Nummer/IK

Zuzahlung

Gesamt-Brutto

Pharmazentral-Nr.	Faktor	Taxe

Rp. (Bitte Leerräume durchstreichen)

X aut idem

NORSPAN 50 UG/H PFT 8 ST N2 (acht)
(PZN: 683619/GRÜNENTHAL GMBH)
Dosierung gemäß ärztlicher
Anordnung „A“

aut idem

aut idem

555H XXXXXXXꟷXXXXXXXXXXXXXXH

Arztstempel
Unterschrift des Arztes

1234567
Dr. med. Dirk Taub
Arzt für Anästhesiologie
Hauptstr. 1c
Musterstadt
Tel: 0100/110300

*) Unfalltag/Unfallbetrieb

Feld nicht beschriften

1234567Y

Betäubungsmittelrezept eines Anästhesisten für einen 79-jährigen Patienten

Formale Kontrolle	Ergebnis
Krankenkasse: Name, Kassennummer	vollständig
Patientendaten: Name, Anschrift, Geburtsdatum, Vers.-Nr., Status	vollständig
Arztdaten: Stempel mit **Arztbezeichnung, genauer Adresse und Telefonnummer,** Unterschrift, Betriebsstätten-, Kassenarzt-Nr.	vollständig
Ausstellungsdatum: **Gültigkeit sieben Tage** nach Ausstellung?	ja
Besondere Anforderungen auf BtM-Rezept: **Gebrauchsanweisung mit Einzel- und Tagesgabe oder „Gemäß schriftlicher Anweisung“**	vollständig
Aut-idem-Kreuze	ja
Befreiung	nein

Was muss abgegeben und beachtet werden?

Norspan® 5 µg/h 8 Pfl., N2. 50 ug. Druckfehler. Rücksprache mit dem Arzt wegen korrekter Dosierung. Dokumentation nach Betäubungsmittelverordnung.

Verschreibungshöchstmengen beachten. 1 Pflaster enthält 5 mg Buprenorphin, Gesamtabgabe bei 8 Pflastern 40 mg, verordnungsfähige Höchstmenge bei Ärzten 800 mg eingehalten. Kein „A“ für Ausnahme von der BtM-Verschreibungsverordnung (§2 Abs. 2) notwendig. Die vom Arzt

Fragen zum Einstieg ins Beratungsgespräch

Bekommen Sie die Schmerzpflaster zum ersten Mal oder kennen Sie sie bereits?

Patientenberatung zur Verordnung

Norspan® 5µg/h (Buprenorphin). Starkes (Opioid-)Analgetikum zur Behandlung von starken Schmerzen in Form eines transdermalen Pflasters. Pflaster auf ein sauberes, trockenes, unbehaartes gesundes Hautareal am Körper kleben. Pflasterwechsel alle sieben Tage, Hautstelle zum Aufkleben wechseln. Häufige NW sind Kopfschmerzen, Müdigkeit, Übelkeit, Verstopfung.

Kommentar. Zur Behandlung starker Schmerzen im Rahmen einer kontrollierten Schmerztherapie. Oft Zusatzmedikation notwendig: z. B. weitere schnellwirksame Opioide zur Schmerzkupierung, (osmotische) Laxanzien zur Prophylaxe und Behandlung der Obstipation, Antiemetikum.

Vorsicht bei der Selbstmedikation

- Bei der Behandlung mit anderen Arzneimitteln in der Selbstmedikation oder nach ärztlicher Verordnung sind mögliche Wechselwirkungen zu beachten
- Bei Fieber und Wärmeeinwirkung höhere Wirkstoffaufnahme durch die Haut: Vorsicht Überdosierung! Keine wärmenden Salben bzw. Pflaster empfehlen.
- Bei starker Müdigkeit, Erbrechen, Übelkeit keine Selbstmedikation, Rücksprache mit dem Arzt (evtl. Überdosierung).
- Bei eingeschränkter Atemtätigkeit (Überdosierung!) Pflaster entfernen, Patienten wach halten, Notarzt rufen!

Zusatzempfehlungen

- Bei Verstopfung regelmäßige Einnahme von Quellstoffen (Plantago ovata, Macrogole) empfehlen. Lactulose führt häufig zu starkem Meteorismus.
- Schmerzpflaster zu Hause besonders geschützt aufbewahren.
- Zum Entsorgen Klebeflächen aufeinanderkleben, Hautkontakt meiden. Gefahr: Hoher Restgehalt Buprenorphin im gebrauchten Pflaster.

Gebühr frei | Geb.-pfl. | noctu | Sonstige | Unfall | Arbeitsunfall

Krankenkasse bzw. Kostenträger

mplus BKK 61421

Name, Vorname des Versicherten

S.
Marieluise
Hauptstr. 27
50000 Musterhof

geb. am 23.10.62

Kassen-Nr.	Versicherten-Nr.	Status
8035612	01234567	1000 1

Betriebsstätten-Nr.	Arzt-Nr.	Datum
1234567	1234567	04.04.08

BVG | Hilfsmittel | Impfstoff | Spr.-St. Bedarf | Begr.-Pflicht

6	7	8	9		

Zuzahlung | Gesamt-Brutto

Arzneimittel-/Hilfsmittel-Nr.	Faktor	Taxe
1. Verordnung		
2. Verordnung		
3. Verordnung		

Rp. (Bitte Leerräume durchstreichen)

aut idem

ASCOTOP 2,5MG SCHMELZTAB SMT 12 ST N1

aut idem

aut idem

6664

Vertragsarztstempel

1234567
Dr. med. Christoph Aller
Facharzt für Allgemeinmedizin
Hauptstr. 3
Musterstadt
Tel: 0100/10020

Abgabedatum in der Apotheke

Unterschrift des Arztes

Muster 16 (7.2008)

Bei Arbeitsunfall auszufüllen!

Unfalltag	Unfallbetrieb oder Arbeitgebernummer

1234567Y

Kassenrezept eines Allgemeinarztes für eine 45-jährige Patientin

Formale Kontrolle	Ergebnis
Krankenkasse: Name, Kassennummer	vollständig
Patientendaten: Name, Anschrift, Geburtsdatum, Vers.-Nr., Status	vollständig
Arztdaten: Stempel, Unterschrift, Betriebsstätten-, Kassenarzt-Nr.	unvollständig
Ausstellungsdatum: Gültigkeit vier Wochen nach Ausstellung?	ja
Aut-idem-Kreuze	nein
Befreiung	nein

Was muss abgegeben und beachtet werden?

Ascotop® 2,5 mg, 12 Schmelztabl., N1.

Achtung. Unterschrift des Arztes ergänzen lassen!

Fragen zum Einstieg ins Beratungsgespräch

Bekommen Sie die Tabletten gegen Migräne zum ersten Mal oder kennen Sie sie bereits? Wie nehmen Sie sie ein?

Patientenberatung zur Verordnung

Ascotop® 2,5 mg (Zolmitriptan). Migränetherapeutikum (5-HT-1-Rezeptoragonist). Einnahme so früh wie möglich nach Beginn des Migränekopfschmerzes. Einnahme ohne Wasser möglich: Schmelztablette auf die Zunge auflegen und mit dem Speichel hinunterschlucken. Wirkungseintritt möglicherweise verzögert. Falls nach vorübergehender Besserung wieder Migränesymptome auftreten, kann eine zweite Dosis genommen werden, frühestens 2 Std. nach der ersten Dosis, maximal 10 mg/d. Häufige NW: Enge und Hitzegefühl im Brust- und Bauchbereich.

Kommentar. Zur Verbesserung der Bioverfügbarkeit und Beschleunigung der Magenentleerung häufig in Kombination mit Prokinetika (MCP) verordnet.

Vorsicht bei der Selbstmedikation

- Bei heftigen Schmerzen im Brustkorb, Engegefühl mit Ausstrahlung in den Halsbereich sofortiger Arztbesuch (möglicherweise Koronarspasmen als NW).
- Bei der Selbstmedikation mit Schmerzmitteln Dauergebrauch vermeiden: Gefahr des Analgetika-bedingten Kopfschmerzes. Bei Kopfschmerzen häufiger als zehnmal im Monat ist die ärztliche Behandlung eines chronischen Kopfschmerzes erforderlich.
- Bei Nichtansprechen des Migränekopfschmerzes auf Zolmitriptan kann mit ASS oder Paracetamol weiterbehandelt werden. Kombination mit Prokinetika, z. B. ärztlich verordnetem MCP, sinnvoll.

Zusatzempfehlungen

- Einsatz eines Prokinetikums vor der Einnahme des Migränetherapeutikums, um die Magenentleerung zu fördern und damit den Wirkeintritt zu beschleunigen. Verordnung von Metoclopramid durch den behandelnden Arzt, Einsatz pflanzlicher „Magentropfen" mit Bitterstoffen.
- Bei Auftreten von mehr als drei Migräneattacken pro Monat Migräneprophylaxe durchführen. In der Selbstmedikation mit Magnesium (z. B. Magnesium-Diasporal®, 2 x 300 mg/d). Ärztliche verordnete Migräneprophylaxe möglich, z. B. mit Betablockern.
- Auftragen von Minzöl auf Schläfen oder Stirn (z. B. JHP® Rödler).
- Auslöser (Veränderungen des Schlaf-Wachrhythmus, Nahrungs- und Genussmittel) möglichst meiden.
- Stress reduzieren, Entspannungsmethoden lernen (Autogenes Training, Yoga).
- Evtl. pflanzliche Beruhigungsmittel, z. B. Baldrian, Melissenblätter, Lavendelöl.

Privat

Name, Vorname des Versicherten

H.
Susanne
Königin-Luise-Str. 2
10000 Musterlin

geb. am 15.05.74

Gesamt-Brutto

Arzneimittel-/Hilfsmittel-/Heilmittel-Nr.	Faktor	Taxe

Unfall

Versicherungsnummer

Personennummer

Karte gültig bis

Datum 23.04.08

Rp. (Bitte Leerräume durchstreichen)

aut idem

Lariam N1

aut idem

aut idem

1234567
Dr. med. Christoph Aller
Facharzt für Allgemeinmedizin
Hauptstr. 3
Musterstadt
Tel: 0100/10020

PKVH

Unterschrift des Arztes

Privatrezept eines Allgemeinarztes für eine 32-jährige Patientin

Formale Kontrolle	Ergebnis
Krankenkasse: Name, Kassennummer	Privatrezept
Patientendaten: Name, Anschrift, Geburtsdatum	vollständig
Arztdaten: Stempel, Unterschrift, Kassenarzt-Nr.	vollständig
Ausstellungsdatum: Gültigkeit **drei Monate** nach Ausstellung?	ja
Aut-idem-Kreuze	nein
Befreiung	nein

Was muss abgegeben und beachtet werden?

Lariam®, 8 Tabl., N1. Evtl. Import anbieten.

Fragen zum Einstieg ins Beratungsgespräch

Wann fahren Sie in den Urlaub bzw. in das Malariagebiet? Wann werden Sie mit der Einnahme der Malariaprophylaxe beginnen? Wohin werden Sie fliegen?

Patientenberatung zur Verordnung

Lariam® (Mefloquin). Mittel zur Prophylaxe der Malaria (in Gebieten mit hohem Malariarisiko, sog. C-Gebieten) und zur Stand-by-Therapie. Dosierung zur Prophylaxe: Mind. 1 Woche vor Reise in ein Endemiegebiet 1 Tablette, dann jeweils am gleichen Wochentag je 1 Tabl. pro Woche, nach Verlassen des Endemiegebiets noch 4 Dosen in wöchentlichen Abständen (8 Tabl. reichen für einen geplanten 3-wöchigen Aufenthalt). NW: Übelkeit, Erbrechen. Bei Auftreten von psychischen Symptomen (Angst, Stimmungsschwankungen, Halluzinationen) absetzen. Eingeschränktes Reaktionsvermögen!

Vorsicht bei der Selbstmedikation

- Gegen Muskel- bzw. Wadenkrämpfe kein Chinin in der Selbstmedikation verwenden.
- Auf sichere Kontrazeption bis zu vier Monate nach Einnahme von Lariam® achten.

Zusatzempfehlungen

- Auf allgemeinen Mückenschutz hinweisen: langärmelige Kleidung, Repellents (Autan®, Zedan®) Mosquitonetze.
- Allgemeine Impfempfehlungen: Diphtherie, Tetanus, Polio, Hepatitis A.
- Empfehlungen zur Reiseapotheke je nach Reiseziel und -art: z. B. Arzneimittel gegen Fieber und Schmerzen, Durchfall und Erbrechen, zur Elektrolytsubstitution, Thromboseprophylaxe beim langem Flug (Heparine nach ärztlicher Verordnung, evtl. ASS, Kompressionsstrümpfe), Desinfektionsmittel, Verbandmittel, Herpes labialis, Sonnenschutz, evtl. Breitbandantibiotikum (nach ärztlicher Verordnung).

Privat

Name, Vorname des Versicherten

N.
Georg
Amselweg.26
80000 Musterwang

geb. am

Unfall

Versicherungsnummer | Personennummer

Karte gültig bis | Datum 17.12.08

Gesamt-Brutto

Arzneimittel-/Hilfsmittel-/Heilmittel-Nr. | Faktor | Taxe

Rp. (Bitte Leerräume durchstreichen)

aut idem
Solidago H 32 100 ml Nestmann,
3 x 10 gtt

aut idem
Metamarianum B12 N 100 ml, Meta Fackler
3 x 10 gtt

aut idem

PKVH

1234567
Dr. med. G. Blüte
Facharzt für Innere Medizin,
Naturheilkunde
Beispielstr. 5
Musterwang
Tel: 0300/10002

Unterschrift des Arztes

Privatrezept eines Internisten für einen älteren Patienten

Formale Kontrolle	Ergebnis
Krankenkasse: Name, Kassennummer	Privatrezept
Patientendaten: Name, Anschrift, Geburtsdatum	unvollständig
Arztdaten: Stempel, Unterschrift, Adresse	vollständig
Ausstellungsdatum: Gültigkeit **3 Monate** nach Ausstellung?	ja

Was muss abgegeben und beachtet werden?

Solidago® H32 Nestmann, 100 ml. Die vom Arzt angegebene Dosierung auf die FAM-Packung übertragen.

Metamarianum® B 12 N, 100 ml. Die vom Arzt angegebene Dosierung auf die FAM-Packung übertragen.

Die Medikamente sind nicht rezeptpflichtig und somit für Erwachsene nicht auf Kassenrezept verordnungsfähig. Auf dem Rezept das Geburtsdatum der Patientin ergänzen.

Fragen zum Einstieg ins Beratungsgespräch

Was hat Ihnen der Arzt zu Ihren Medikamenten gesagt?

Patientenberatung zur Verordnung

Solidago® H32 Tropfen. Homöopathisches Komplexmittel mit Solidago-virgaurea-Urtinktur als Leitsubstanz und weiteren Substanzen in Tiefpotenzen als Mischung. Homöopathisches Arzneimittel, daher ohne Indikationsangabe. Man kann aufgrund der Goldruten-Urtinktur auf eine Problematik der Blase schließen.

Metamarianum® B12 N Tropfen. Homöopathische Mischung mit Cyanocobalamin (Vitamin B_{12}) in der Potenz D3. Homöopathisches Arzneimittel, daher ohne Indikationsangabe.

Kommentar. Beide Tropfen enthalten Alkohol, bitte weisen Sie den Patienten darauf hin.

Vorsicht bei der Selbstmedikation

- Vorsichtsmaßnahmen sind keine anzugeben, da die Indikation nicht bekannt ist.
- Es ist nicht sinnvoll, dass der Patient eigenmächtig noch weitere homöopathische Medikamente einnimmt.

Zusatzempfehlungen

- Ohne zu wissen, was der Patient hat, sind Zusatzempfehlungen schwierig.
- Auf Nachfrage bestätigte der Patient Probleme mit der Blase, so dass ein Blasen- und Nierentee zur Unterstützung empfohlen werden kann.

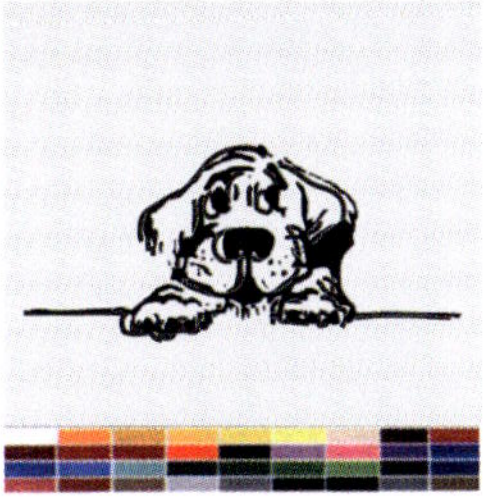

Dr. Britta Handzahm
Tierärztin
Seitstraße 1
Musterstadt

Tel.: 0100-10700

07. April 2008

Rp.

Dexa Gentamicin Augensalbe 1 OP

Corneregel Augengel 1 OP

Alle 2 Std. im Wechsel RA

Für die Katze von Familie G.

Dr. Britta Handzahm

Privatrezept einer Tierärztin für eine Katze

Formale Kontrolle	Ergebnis
Patientendaten: Tierart, Name des Halters	ausreichend
Arztdaten: Stempel, Unterschrift	ausreichend
Ausstellungsdatum: Gültigkeit **drei Monate** nach Ausstellung?	ja

Was muss abgegeben und beachtet werden?

Dexa-Gentamicin® Augensalbe, 2,5 g, N1. Die vom Arzt angegebene Dosierung auf die FAM-Packung übertragen.

Corneregel® Fluid, 10 ml, N1. Die vom Arzt angegebene Dosierung auf die FAM-Packung übertragen.

Fragen zum Einstieg ins Beratungsgespräch

Was hat Ihnen die Ärztin zur Anwendung der Augensalben gesagt?

Patientenberatung zur Verordnung

Dexa-Gentamicin® (Dexamethason, Gentamicin). Augensalbe zur Behandlung von gentamicinempfindlichen Entzündungen des vorderen Augenabschnittes (wie Bindehautentzündung, Lidrandentzündung, Hornhautentzündung, Gerstenkorn). Anwendung nach Anweisung der Ärztin: alle zwei Stunden im Wechsel mit Corneregel jeweils einen Salbenstrang in den Unterlidsack des rechten Auges (RA). Anwendung mehrere Tage über die Beschwerden hinaus, bis zum Kontrolltermin bei der Tierärztin (maximal 14 Tage). Angebrochene Packung maximal vier Wochen verwendbar.

Corneregel® Fluid (Dexpanthenol). Adjuvans zur Behandlung von Haut- und Schleimhautläsionen des Auges, Therapie von Hornhautschäden. Anwendung nach Anweisung der Ärztin im Wechsel mit Dexa-Gentamicin® je einen Tropfen in den Unterlidsack des rechten Auges bis zum Kontrolltermin. Packung maximal vier Wochen verwendbar.

Kommentar. Kombination zur Behandlung von Augenverletzung mit Hornhautschäden.

Vorsicht bei der Selbstmedikation

- Entfällt.

Zusatzempfehlungen

- Tier in der Behandlungszeit möglichst nicht aus dem Haus lassen, weil die Katze sich sonst dem regelmäßigen Zugriff verwehrt.

Dr. Christoph Aller
Facharzt für
Allgemeinmedizin

Hauptstr. 3

Musterstadt

Tel: 0100/10020

Datum

Rp.

03. 03. 2008

Xenical 120 mg N3 1 OP

Boxogetten N3 1 OP

Aller

Für

Ruth K. geb. 19.07.66

Hohe Egge 33

20000 Musterburg

Privatrezept eines Allgemeinarztes für eine 41-jährige Patientin

Formale Kontrolle	Ergebnis
Krankenkasse: Name, Kassennummer	Privatrezept
Patientendaten: Name, Anschrift, Geburtsdatum	vollständig
Arztdaten: Adresse, Unterschrift	vollständig
Ausstellungsdatum: Gültigkeit **drei Monate** nach Ausstellung?	ja

Was muss abgegeben und beachtet werden?

Xenical® 120 mg, 84 Kapseln, N3.

Boxogetten® S-Vencipon, 60 Dragees, N1.

Handschriftliche Ergänzung eines zweiten Antiadipositums mit hohem Missbrauchspotenzial. Rückruf beim Arzt erforderlich, ob es tatsächlich von ihm verordnet wurde oder ob es sich um eine **Rezeptfälschung** durch die Kundin handelt.

Fragen zum Einstieg ins Beratungsgespräch

Was hat Ihnen der Arzt zur Anwendung der Arzneimittel schon gesagt? Ist eines der Mittel neu für Sie? Bei der Anwendung von Xenical® sind einige Besonderheiten in der Ernährung wichtig. Sind Sie mit den Ernährungsempfehlungen schon vertraut?

Patientenberatung zur Verordnung

Xenical® 120 mg (Orlistat). Mittel zur Unterstützung einer Gewichtsreduktion im Rahmen einer energiereduzierten Diät. Durch Hemmung gastrointestestinaler Lipasen Verhinderung der Fettspaltung in resorbierbare Monoglyceride und Fettsäuren, Reduktion der Kalorienaufnahme. Nicht resorbierbare Fette werden mit dem Stuhl ausgeschieden. NW: Fettstühle (Steatorrhö), Stuhldrang, evtl. Stuhlinkontinenz bei großem Fettanteil in der Nahrung. Hinweis: Fettarme Kost muss bevorzugt werden, um NW zu verhindern. Dosierung: 3 x 1 Kapsel zu den Hauptmahlzeiten.

Boxogetten® S-Vencipon (Phenylpropanolamin). Mittel zur Unterstützung einer Gewichstsreduktion. Beeinflussung des Hungergefühls durch zentrale Erregung. Dosierung: 1 x tägl. 1 Dragee. NW: Erregung, Schlafstörungen, Herzklopfen, Tachykardie, Blutdruckanstieg, pektanginöse Beschwerden, Mundtrockenheit, Kopfschmerzen, Schwindel. Hinweis: Beeinflussung der Aufmerksamkeit, Vorsicht im Straßenverkehr! Gefahr der Abhängigkeit, Beschränkung der Einnahme auf 4–6 Wochen.

Kommentar. Gleiche Indikation beider Arzneimittel – unübliche Kombinationstherapie, Doppelverordnung? Handschriftliche Ergänzung des Mittels mit hohem Missbrauchspotenzial – Rezeptfälschung? Rücksprache mit dem Arzt erforderlich!

Vorsicht bei der Selbstmedikation

- Bei Wunsch nach Behandlung eines Durchfalls an NW von Orlistat denken. Ernährungsempfehlungen zur Reduktion der NW.
- Multivitaminpräparate mit fettlöslichen Vitaminen, Calcium + Vitamin D_3 mit zwei Stunden Abstand zum Orlistat einnehmen (Verringerung der Resorption möglich).
- Bei Phenylpropanolamin: keine (systemische) Zusatzmedikation mit Alphasympathomimetika (schleimhautabschwellende Wirktoffe in Grippemitteln, blutdrucksteigernde Mittel). Bei Schwindel an zu hohen Blutdruck denken.

Zusatzempfehlungen

- Fettreduzierte Ernährung, Ernährungsempfehlungen mitgeben. Broschüre zur Führung eines Fettkontos erklären und mitgeben.
- Nach 12-wöchiger Therapie mit Orlistat soll Gewichtsverlust mindestens 5 % des Ausgangsgewichts betragen, sonst Therapieabbruch.
- Orlistat-Kapsel nur zu Mahlzeiten einnehmen. Wenn eine Mahlzeit ausfällt, ist keine Einnahme erforderlich.
- Bei Phenylpropanolamin: regelmäßige Blutdruckmessungen.

Gebühr frei	
X Geb.-pfl.	
noctu	
Sonstige	
Unfall	
Arbeitsunfall	

Krankenkasse bzw. Kostenträger
AOK Hessen

Name, Vorname des Versicherten
H.
Elisabeth
Reinhardtstr. 2
60000 Musterhausen

geb. am
22.12.38

Kassen-Nr.	Versicherten-Nr.	Status
5313145	123456700	

Betriebsstätten-Nr.	Arzt-Nr.	Datum
1234567	1234567	01.12.08

6	7	8	9		

Zuzahlung | Gesamt-Brutto

Arzneimittel-/Hilfsmittel-Nr.	Faktor	Taxe
1. Verordnung		
2. Verordnung		
3. Verordnung		

Rp. (Bitte Leerräume durchstreichen)

X aut idem — Sulpivert 100 Tabletten N3

aut idem

aut idem

Vertragsarztstempel

1234567
Dr. med. M. Specht
Arzt für Allgemeinmedizin
Beispielstr. 10
Musterhausen
Tel: 0200/10500

Unterschrift des Arztes

6664

Abgabedatum in der Apotheke

Bei Arbeitsunfall auszufüllen!

Unfalltag	Unfallbetrieb oder Arbeitgebernummer

Muster 16 (7.2008)

1234567Y

Kassenrezept eines Allgemeinarztes für eine 80-jährige Patientin

Formale Kontrolle	Ergebnis
Krankenkasse: Name, Kassennummer	vollständig
Patientendaten: Name, Anschrift, Geburtsdatum, Vers.-Nr., Status	ausreichend
Arztdaten: Stempel, Unterschrift, Betriebsstätten- u. Kassenarzt-Nr.	vollständig
Ausstellungsdatum: Gültigkeit vier Wochen nach Ausstellung?	ja
Aut-idem-Kreuze	ja
Befreiung	nein

Was muss abgegeben und beachtet werden?

Sulpivert® 100 mg, 100 Tabl., N3.

Der Status muss nicht nachgetragen werden.

Fragen zum Einstieg ins Beratungsgespräch

Das Medikament kennen Sie sicher? (Es ist eine Dauermedikation anzunehmen aufgrund der Menge der Verordnung). Wie nehmen Sie Ihre Tabletten?

Patientenberatung zur Verordnung

Sulpivert® (Sulpirid 100 mg). mittelstarkes Neuroleptikum, D_2-Antagonist, das in niedriger Dosierung gegen Depressionen und Schwindelzustände eingesetzt wird, in diesem Fall gegen peripheren Lagerungsschwindel. In Dosierungen ab 300 mg, oft auch noch höher, Behandlung einer Schizophrenie. Sulpirid wirkt nicht dämpfend oder sedierend. Die Dosierung sollte so gering wie möglich sein, oft reicht es gerade bei älteren Menschen aus, die normale Erwachsenendosis zu reduzieren. Es wird einschleichend dosiert bei 1–3 x täglicher Gabe. Die Erhaltungsdosis beträgt in der Regel 3 x täglich 50–100 mg Sulpirid bei Schwindelzuständen. Mögliche NW: Müdigkeit, Schwindel, Mundtrockenheit, Kopfschmerzen, Tachykardien.

Kommentar. Vorsicht, keine Anwendung bei prolactinabhängigen Tumoren. Dosisreduktion ab Alter 65.

Vorsicht bei der Selbstmedikation

- Bei der Behandlung mit anderen Arzneimitteln in der Selbstmedikation oder nach ärztlicher Verordnung sind mögliche Wechselwirkungen zu beachten.
- Aluminiumhaltige Antazida dürfen nicht gemeinsam mit Sulpirid eingenommen werden (Reduktion der Resorption von Sulpirid).

Zusatzempfehlungen

- Linderung der anfänglichen Nebenwirkungen. Bei Mundtrockenheit können Lutschtabletten mit Salzen (Emser® Pastillen) oder Dexpanthenol (Panthenol 100 mg Jenapharm®) helfen.
- Homöopathische Zusatzmedikation ist nach ärztlicher Rücksprache möglich (Vertigoheel® Tabl).
- Nicht eigenmächtig die Tabletten absetzen.
- Pflanzliche Mittel gegen Schwindel: z. B. Ingwerwurzel (Zintona®).
- Beachtung weiterer WW: Alkohol und andere zentral wirksame Medikamente verstärken die Wirkung von Sulpirid. Auch bei Antiarrhythmika in Kombination mit Sulpirid kann das Risiko von Tachykardien noch verstärkt werden.

Gebühr frei

Geb.-pfl. X

noctu

Sonstige

Unfall

Arbeitsunfall

Krankenkasse bzw. Kostenträger

Techniker Krankenkasse

Name, Vorname des Versicherten

M.
Alma
Steinweg 4
60000 Musterhausen

geb. am 10.06.34

Kassen-Nr.	Versicherten-Nr.	Status
5177505	123456700	

Betriebsstätten-Nr.	Arzt-Nr.	Datum
	1234567	02.09.08

6 7 8 9

Zuzahlung

Gesamt-Brutto

Arzneimittel-/Hilfsmittel-Nr.	Faktor	Taxe
1. Verordnung		
2. Verordnung		
3. Verordnung		

Rp. (Bitte Leerräume durchstreichen)

aut idem

aut idem

aut idem

Tafil 0,5 mg Tabl. 50 Stück, N3
(3660205) Pfizer

Vertragsarztstempel

1234567
Dr. med. K. Gemein
Facharzt für Allgemeinmedizin
Beispielstr. 10
Musterhausen
Tel: 0200/10200

Unterschrift des Arztes
Muster 16 (7.2008)

6664

Abgabedatum in der Apotheke

Bei Arbeitsunfall auszufüllen!

Unfalltag	Unfallbetrieb oder Arbeitgebernummer

1234567Y

Kassenrezept eines Allgemeinarztes für eine 74-jährige Patientin

Formale Kontrolle	Ergebnis
Krankenkasse: Name, Kassennummer	vollständig
Patientendaten: Name, Anschrift, Geburtsdatum, Vers.-Nr., Status	ausreichend
Arztdaten: Stempel, Unterschrift, Betriebsstätten- u. Kassenarzt-Nr.	unvollständig
Ausstellungsdatum: Gültigkeit vier Wochen nach Ausstellung?	ja
Aut-idem-Kreuze	nein
Befreiung	nein

Was muss abgegeben und beachtet werden?

Tafil® 0,5 mg, 50 Tabl., N3. Rabattverträge beachten!

Der Status muss nicht nachgetragen werden. Die Betriebsstätten-Nr. beim Arzt erfragen und ergänzen.

Fragen zum Einstieg ins Beratungsgespräch

Das Medikament kennen Sie sicher? (Es ist eine Dauermedikation anzunehmen aufgrund der Menge der Verordnung). Wie nehmen Sie Ihre Tabletten?

Patientenberatung zur Verordnung

Tafil® 0,5 mg (Alprazolam). Benzodiazepin, meist als Tranquillans mit anxiolytischer Wirkung eingesetzt. Angriff am GABA-System, indem die Wirkung dieser hemmenden GABA-Neurone noch verstärkt wird. Einsatz kurzfristig bei Spannungszuständen und Schlafstörungen. Bei Angsterkrankungen sollten sie nicht als alleinige Maßnahme eingesetzt werden, vor allem, wenn Depressionen mit einhergehen. Die Dosierung sollte so gering wie möglich sein, oft reicht es gerade bei älteren Menschen aus, 0,25–0,5 mg Alprazolam vor dem Schlafengehen zu nehmen. Alprazolam hat eine relativ lange HWZ von 10–25 Stunden, bitte möglichen Hangover beachten. Die Anwendungsdauer sollte begrenzt sein (Gesamtdauer incl. Ausschleichphase max. 8–12 Wochen). Toleranzentwicklung ist möglich. Benzodiazepine müssen auf jeden Fall ausgeschlichen werden aufgrund möglicher Rebound-Effekte, die erst 2–4 Tage nach Absetzen des Präparates auftreten.

Bei älteren Menschen, die ein Benzodiazepin zum ersten Mal einnehmen, sollte auf die Sturzgefahr hingewiesen werden. Dies kann vor allem bei hoher Dosierung durch die muskelrelaxierende Wirkung des Medikamentes vorkommen. Weitere mögliche NW: Benommenheit, Sedierung (in diesem Fall erwünscht), Kopfschmerzen, Tachykardie, Atemdepression bei Patienten mit chronischen Atemwegserkrankungen (evtl. Dosisreduktion erforderlich).

Kommentar. Vorsicht vor psychischer und physischer Abhängigkeit!

Vorsicht bei der Selbstmedikation

- Bei der Behandlung mit anderen Arzneimitteln in der Selbstmedikation oder nach ärztlicher Verordnung sind mögliche Wechselwirkungen zu beachten.
- Möglichst keine „Psychopharmaka"(Johanniskraut) in der Selbstmedikation ohne Wissen des Arztes.
- Bei Einnahme anderer zentralwirksamer Arzneimittel: Verstärkung der NW.

Zusatzempfehlungen

- Schlaffördernde Gewohnheiten: Beseitigung aller Störquellen, regelmäßige Schlafzeiten, Verzicht auf Mittagsschlaf, Entspannungsmethoden, coffeinhaltige Getränke, Alkohol und reichhaltige Speisen nach 16 Uhr meiden.
- Beruhigungstees, Badezusätze, Duftöle.

Krankenkasse bzw. Kostenträger

AOK Hessen/BVG

Gebühr frei

Geb.-pfl. X

noctu

Sonstige

Unfall

Arbeits-unfall

Name, Vorname des Versicherten

S.
Hans
Haselstr. 45
60000 Musterhausen

geb. am 10.12.40

Kassen-Nr.	Versicherten-Nr.	Status
5313145	123456700	

Betriebsstätten-Nr.	Arzt-Nr.	Datum
	1234567	10.10.08

6	7	8	9		

Zuzahlung	Gesamt-Brutto

Arzneimittel-/Hilfsmittel-Nr.	Faktor	Taxe
1. Verordnung		
2. Verordnung		
3. Verordnung		

Rp. (Bitte Leerräume durchstreichen)

aut idem

Sifrol 0,35 Nr. 30

aut idem

aut idem

Vertragsarztstempel

1234567
Dr. med. K. Gemein
Facharzt für Allgemeinmedizin
Beispielstr. 10
Musterhausen
Tel: 0200/10200

Unterschrift des Arztes
Muster 16 (7.2008)

6664

Abgabedatum in der Apotheke

Bei Arbeitsunfall auszufüllen!

Unfalltag	Unfallbetrieb oder Arbeitgebernummer

1234567Y

Kassenrezept eines Allgemeinarztes für einen 67-jährigen Patienten

Formale Kontrolle	Ergebnis
Krankenkasse: Name, Kassennummer	vollständig
Patientendaten: Name, Anschrift, Geburtsdatum, Vers.-Nr., Status	ausreichend
Arztdaten: Stempel, Unterschrift, Betriebsstätten- u. Kassenarzt-Nr.	unvollständig
Ausstellungsdatum: Gültigkeit vier Wochen nach Ausstellung?	ja
Aut-idem-Kreuze	nein
Befreiung	nein

Was muss abgegeben und beachtet werden?

Sifrol® 0,35, 30 Tabl. N1. Rabattverträge und Importregelungen beachten!

BVG (Kriegsverletzung), keine Zuzahlung, obwohl der Patient nicht befreit ist!

Der Status muss nicht nachgetragen werden. Die Betriebsstätten-Nr. beim Arzt erfragen und ergänzen.

Fragen zum Einstieg ins Beratungsgespräch

Haben Sie dieses Medikament schon einmal genommen? (Es ist eine kleine Packung verordnet, so dass die Vermutung nahe liegt, dass die Therapie erst begonnen wird). Was hat Ihnen der Arzt zu den Tabletten gesagt?

Patientenberatung zur Verordnung

Sifrol® 0,35 mg (Pramipexol). Dopaminagonist, in der Frühphase des Morbus Parkinson als Monotherapeutikum, im fortgeschrittenen Stadium zur Kombination mit Levodopa, wenn die Wirkung von Levodopa nicht mehr ausreicht. Gute Wirkung gegen den Parkinson-Tremor. Durch Pramipexol werden zentrale Dopaminrezeptoren direkt stimuliert. Eine einschleichende Dosierung ist sinnvoll, ebenso wie ein abrupter Abbruch der Therapie vermieden werden sollte. Die Tagesdosis kann auf drei Einzelgaben verteilt werden, die Einnahme ist unabhängig von den Mahlzeiten möglich. Am Anfang der Therapie kann es zu lagebedingtem Blutdruckabfall kommen, es ist empfehlenswert, den Blutdruck öfter zu kontrollieren. Andere mögliche NW: Übelkeit, Erbrechen. Dies kann durch einen peripheren Dopaminantagonisten wie Domperidon abgeschwächt werden. Das Reaktionsvermögen kann herabgesetzt sein, vor allem zusammen mit Alkohol. Dyskinesien, Obstipation.

Kommentar. Morbus Parkinson als sekundäre Erkrankung einer Hirnverletzung aus dem 2. Weltkrieg.

Vorsicht bei der Selbstmedikation

- Bei der Behandlung mit anderen Arzneimitteln in der Selbstmedikation oder nach ärztlicher Verordnung sind mögliche Wechselwirkungen zu beachten.
- Möglichst keine „Psychopharmaka“ (Johanniskraut) in der Selbstmedikation ohne Wissen des Arztes.

Zusatzempfehlungen

- Linderung der anfänglichen Nebenwirkungen von Sifrol® Empfehlungen. Gegen Verdauungsstörungen: schonende Abführmittel wie Lactulose (Bifiteral®) oder Macrogole (Movicol®); gegen Übelkeit, Erbrechen: motilitätsregulierende Mittel wie Iberogast® (bittere Schleifenblume, Schöllkraut), Medacalm® (Pfefferminzöl, Kümmelöl).
- Auf den Blutdruck achten, bei Schwindel und Dyskinesien mit dem Arzt Rücksprache halten.
- Nicht eigenmächtig die Tabletten absetzen.
- Weitere Interaktionen beachten: Vorsicht bei psychischen Erkrankungen, vor allem bei Einnahme von Neuroleptika (geringfügige gegenseitige Wirkungsverminderung).

Krankenkasse bzw. Kostenträger

Gebühr frei: X	AOK Hessen
Geb.-pfl.	Name, Vorname des Versicherten: R. Kai, Schützenstr. 36, 60000 Musterhausen — geb. am 05.10.94
noctu	
Sonstige	
Unfall	Kassen-Nr. 5313145 — Versicherten-Nr. 123456700 — Status 100 1
Arbeitsunfall	Betriebsstätten-Nr. 1234567 — Arzt-Nr. 1234567 — Datum 05.12.08

6	7	8	9		

Zuzahlung — Gesamt-Brutto

Arzneimittel-/Hilfsmittel-Nr.	Faktor	Taxe
1. Verordnung		
2. Verordnung		
3. Verordnung		

Rp. (Bitte Leerräume durchstreichen)

aut idem — Risperdal 1 mg Ftbl 50 St

aut idem

aut idem

6664

Vertragsarztstempel

1234567
Dr. med. G. Kind
Facharzt für Kinderheilkunde
Beispielstr. 5
Musterhausen
Tel: 0200/10400

Unterschrift des Arztes
Muster 16 (7.2008)

Abgabedatum in der Apotheke

Bei Arbeitsunfall auszufüllen!

Unfalltag	Unfallbetrieb oder Arbeitgebernummer

1234567Y

Kassenrezept eines Kinderarztes für einen 14-jährigen Jungen

Formale Kontrolle	Ergebnis
Krankenkasse: Name, Kassennummer	vollständig
Patientendaten: Name, Anschrift, Geburtsdatum, Vers.-Nr., Status	vollständig
Arztdaten: Stempel, Unterschrift, Betriebsstätten- u. Kassenarzt-Nr.	vollständig
Ausstellungsdatum: Gültigkeit vier Wochen nach Ausstellung?	ja
Aut-idem-Kreuze	nein
Befreiung	ja

Was muss abgegeben und beachtet werden?

Risperdal®, 1 mg, 50 Filmtabletten, N2. Rabattverträge beachten!

Fragen zum Einstieg ins Beratungsgespräch

Zum Jugendlichen. Hat Dir der Arzt etwas zur Einnahme der Tabletten gesagt? Wie sollst Du die Tabletten einnehmen?

Zum begleitenden Elternteil. Wie soll Ihr Sohn die Tabletten einnehmen?

Patientenberatung zur Verordnung

Risperdal® 1 mg (Risperidon). Neuroleptikum, Benzisoxazol-Derivat. Bei Kindern und Jugendlichen bei „Verhaltensstörungen bei Intelligenzminderung" zugelassen. Bei Erwachsenen auch bei den Indikationen „schizophrene Psychosen" und „manische Episoden" zugelassen. Kinder > 5 Jahren, die Risperidon bekommen haben oft Probleme mit ihrer Impulssteuerung, ihr Verhalten ist aggressiv und störend bei verminderter Intelligenz. Mögliche NW: Kopfschmerzen, Schlaflosigkeit, Sedierung v.a. bei Kindern. Dosierung: bei Kindern < 50 kg KG wird mit 0,25 mg Risperidon begonnen, Steigerung jeden 2. Tag um weitere 0,25 mg. Erhaltungsdosis in der Regel 0,5 mg 1 x täglich. Bei Jugendlichen über 50 kg KG liegt die Erhaltungsdosis bei 1 mg täglich.

Kommentar. Der Jugendliche wiegt > 50 kg und nimmt das Medikament schon einige Zeit. Die Mutter bestätigt, dass er gut damit zurecht kommt.

Vorsicht bei der Selbstmedikation

- Bei der Behandlung mit anderen Arzneimitteln in der Selbstmedikation oder nach ärztlicher Verordnung sind mögliche Wechselwirkungen zu beachten.
- Kein Johanniskrautpräparat ohne ärztliche Rücksprache.
- Möglichst keine Selbstmedikation.
- Vorsicht bei zentralwirksamen Arzneimitteln (z. B. Hustenstiller): Verstärkung der sedierenden NW.

Zusatzempfehlungen

- Stärkung der sozialen Kompetenzen, Kontakt mit Lehrern und Betreuern pflegen, individuelle Förderung.
- Interaktionen mit anderen Arzneimitteln beachten: Vorsicht bei anderen zentralwirksamen Medikamenten, Cotrimoxazol.

Dr. Christoph Aller
Facharzt für
Allgemeinmedizin

Hauptstr. 3

Musterstadt

Tel: 0100/10020

Datum

Rp.

10. 11. 2008

Combivir FTA 60 ST N2

Reyataz 150 mg KAP 60 ST N2

Für

Karl P. geb. 26.04.1975

Essener Str. 209

20000 Musterburg

Privatrezept eines Allgemeinarztes für einen 33-jährigen Patienten

Formale Kontrolle	Ergebnis
Krankenkasse: Name, Kassennummer	Privatrezept
Patientendaten: Name, Anschrift, Geburtsdatum	vollständig
Arztdaten: Adresse, Unterschrift	vollständig
Ausstellungsdatum: Gültigkeit **drei Monate** nach Ausstellung?	ja

Was muss abgegeben und beachtet werden?

Combivir®, 60 FTA, N2. Evtl. günstigeren Import anbieten.

Reyataz® 150 mg, 60 KAP, N2. Evtl. günstigeren Import anbieten.

Fragen zum Einstieg ins Beratungsgespräch

Ist eines der Mittel neu für Sie? Haben Sie zu einem der Mittel Fragen? Kommen Sie gut mit der Therapie zurecht?

Patientenberatung zur Verordnung

Combivir® (Lamivudin + Zidovudin). Therapie der HIV-Infektion, Kombination zweier nukleosidischer Reverse-Transkriptase-Hemmer (NRTI). Dosierung: regelmäßig 2 x 1 Tabl. vor oder zu den Mahlzeiten. NW: zahlreich und häufig. Blutbildveränderungen. Gefahr der Lactazidose, Zeichen einer Hyperlactatämie: Verdauungsbeschwerden, Übelkeit, Erbrechen, Bauchschmerzen, Appetitlosigkeit und Appetitverlust, neurologische Symptome.

Reyataz® 150 mg (Atazanavir). Therapie der HIV-Infektion in Kombination mit NRTI. Dosierung: regelmäßig 2 x 1 Kapsel. NW: zahlreich und häufig. Benommenheit, Halluzinationen: Vorsicht im Straßenverkehr! Gewichtsveränderungen, Fettumverteilung im Verlauf der Therapie (Lipodystrophie). WW über CYP 3A4: Atazanavir Enzyminduktor und -substrat.

Kommentar. Behandlung des Patienten unter regelmäßiger Kontrolle eines erfahrenen Facharztes.

Vorsicht bei der Selbstmedikation

- Bei der Behandlung mit anderen Arzneimitteln in der Selbstmedikation oder nach ärztlicher Verordnung sind mögliche Wechselwirkungen zu beachten.
- Bei Schmerzbehandlung: ASS und Naproxen hemmen die Biotransformation von Zidovudin (Erhöhung der Plasmaspiegel, Erhöhung der NW-Rate)
- Johanniskraut ist in der Behandlung mit Atazanavir kontraindiziert (gegenseitige Wirkabschwächung).
- Bei auftretenden Verdauungsbeschwerden an Hyperlactatämie (NW von Zidovudin) denken: Blutbildkontrolle beim Arzt.

Zusatzempfehlungen

- Eventuell Vitalstoffpräparate zur optimalen Deckung des Bedarfs.

X Gebühr frei	Krankenkasse bzw. Kostenträger Audi BKK Ingolstadt
Geb.-pfl.	Name, Vorname des Versicherten U. Sabrina Eichenweg 33 80000 Musterwang
noctu	geb. am 27.05.80
Sonstige	
Unfall	Kassen-Nr. 8534160 | Versicherten-Nr. 123456700 | Status 3 1
Arbeitsunfall	Betriebsstätten-Nr. 1234567 | Arzt-Nr. 1234567 | Datum 12.12.08

BVG	Hilfsmittel	Impfstoff	Spr.-St. Bedarf	Begr.-Pflicht	Apotheken-Nummer / IK
6	7	8	9		

Zuzahlung | Gesamt-Brutto

Arzneimittel-/Hilfsmittel-Nr.	Faktor	Taxe
1. Verordnung		
2. Verordnung		
3. Verordnung		

Rp. (Bitte Leerräume durchstreichen)

aut idem

Cardiodoron Tropfen N1

aut idem

aut idem

Vertragsarztstempel

1234567
Prof. Dr. med. Michael Bahr
Gynäkologie und Geburtshilfe
Hauptstr. 9
Musterstadt
Tel: 0100/10060

Unterschrift des Arztes

Muster 16 (7.2008)

6664

Abgabedatum in der Apotheke

Bei Arbeitsunfall auszufüllen!

Unfalltag	Unfallbetrieb oder Arbeitgebernummer

1234567Y

Kassenrezept eines Frauenarztes für eine 28-jährige schwangere Patientin

Formale Kontrolle	Ergebnis
Krankenkasse: Name, Kassennummer	vollständig
Patientendaten: Name, Anschrift, Geburtsdatum, Vers.-Nr., Status	vollständig
Arztdaten: Stempel, Unterschrift, Betriebsstätten- u. Kassenarzt-Nr.	vollständig
Ausstellungsdatum: Gültigkeit vier Wochen nach Ausstellung?	ja
Aut-idem-Kreuze	nein
Befreiung	ja

Was muss abgegeben und beachtet werden?

Cardiodoron®, 20 ml, N1. Medikament der anthroposophischen Medizin.

Fragen zum Einstieg ins Beratungsgespräch

Was hat Ihnen der Arzt zu den Tropfen gesagt?

Patientenberatung zur Verordnung

Cardiodoron® Weleda (Onopordum acanthium flos, Hyoscyamus niger herba, Primula veris flos). Alkoholische Digestion aus den drei Pflanzen. Indikation bei der Störung vegetativer Rhythmen wie Kreislaufproblemen (orthostatische Dysregulation), Missempfindungen im Herzbereich (Dyskardien), Schlafstörungen. Die Herz-Kreislauf-Funktionen sollen reguliert werden, das rhythmische System wird durch die Bestandteile stabilisiert. Die Patientin soll das Mittel wegen ihres niedrigen Blutdrucks einnehmen. Schwangerschaft ist eine KI. Nach Rücksprache mit dem Arzt, der gute Erfahrungen mit Cardiodoron gemacht hat, soll sie die Tropfen nur bei Bedarf einnehmen und stark verdünnen, wegen des hohen Ethanolgehaltes von 24 %.

Kommentar. Eine Alternative wären Cardiodoron 5 %-Ampullen, die auch oral eingenommen werden könnten. Hier ist Schwangerschaft keine Gegenanzeige. Das kann auch mit dem Arzt besprochen werden.

Vorsicht bei der Selbstmedikation

- Generell gilt es, mit Medikamenten in der Schwangerschaft vorsichtig zu sein.

Zusatzempfehlungen

- Rosmarinwaschungen, Rosmarinbäder (Weleda Rosmarin Aktivierungsbad).
- Korodin®-Tropfen können auch in der Schwangerschaft genommen werden.
- Bei geschwollenen Beine helfen Stütz- oder Kompressionsstrümpfe.
- Moderate Bewegung und leichte sportliche Betätigung aktivieren den Kreislauf.
- Mineralstoff- und salzhaltige Ernährung, vor allem im Sommer.

Krankenkasse bzw. Kostenträger

Techniker Krankenkasse 19605

Gebühr frei	Geb.-pfl.	noctu	Sonstige	Unfall	Arbeits-unfall

Name, Vorname des Versicherten

P.
Martin
Loehener Egge 33
40000 Musterdorf

geb. am 27.05.28

Kassen-Nr.	Versicherten-Nr.	Status
3477503	012345678000	5000 1

Betriebsstätten-Nr.	Arzt-Nr.	Datum
1234567	1234567	03.04.08

6 7 8 9

Zuzahlung | Gesamt-Brutto

Arzneimittel-/Hilfsmittel-Nr.	Faktor	Taxe
1. Verordnung		
2. Verordnung		
3. Verordnung		

Rp. (Bitte Leerräume durchstreichen)

aut idem Arhotec Tabl. C

aut idem Methotrexat Lederle 5 mg XXX

aut idem

6664

Bei Arbeitsunfall auszufüllen!

Abgabedatum in der Apotheke

Vertragsarztstempel

1234567
Dr. med. Fritz Tat
Praktischer Arzt
Hauptstr. 1a
Musterstadt
Tel: 0100/10100

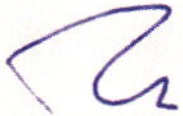

Unterschrift des Arztes

Muster 16 (7.2008)

Unfalltag	Unfallbetrieb oder Arbeitgebernummer

1234567Y

Kassenrezept eines Hausarztes für einen 79-jährigen Patienten

Formale Kontrolle	Ergebnis
Krankenkasse: Name, Kassennummer	vollständig
Patientendaten: Name, Anschrift, Geburtsdatum, Vers.-Nr., Status	vollständig
Arztdaten: Stempel, Unterschrift, Betriebsstätten-, Kassenarzt-Nr.	vollständig
Ausstellungsdatum: Gültigkeit vier Wochen nach Ausstellung?	ja
Aut-idem-Kreuze	nein
Befreiung	nein

Was muss abgegeben und beachtet werden?

Arthotec® Manteltabl., 100 St., N3. Schreibfehler.

Methotrexat Lederle® 5 mg, 30 Tabl., N3. Auf dem Markt sind Methotrexat 2,5 mg und 10 mg Lederle, andere Hersteller (z. B. MTX Hexal®) bieten 5 mg an, Rücksprache beim Arzt wegen der Dosierung, welches Arzneimittel gewünscht ist. Rabattverträge beachten!

Fragen zum Einstieg ins Beratungsgespräch

Sie bekommen die Medikamente gegen Rheuma regelmäßig? In welcher Dosierung sollen Sie die Methotrexat Tabletten einnehmen? Welche haben Sie bisher gehabt?

Patientenberatung zur Verordnung

Arthotec® (Diclofenac 50 mg im Kern, Misoprostol 0,2 mg im Mantel). Kombination aus Antirheumatikum zur symptomatischen Behandlung von rheumatoider Arthritis/chronischer Polyarthritis und Prostaglandin-E-Analogon zur Prophylaxe von Magen- und Zwölffingerdarmgeschwüren. Anwendung nach ärztlicher Verordnung 1–3 x täglich 1 Tabl. unzerkaut mit ausreichend Flüssigkeit zu einer Mahlzeit.
WW: Verstärkung der Methotrexat-NW.

Methotrexat Lederle® (Methotrexat). Basistherapeutikum (Folsäureantagonist) zur Behandlung der chronischen Polyarthritis (Stufe 2, aktive, progrediente Erkrankung). Einnahme einmal wöchentlich, möglichst unabhängig von einer Mahlzeit. Initialdosierung meist 7,5 mg/Woche, Dosissteigerung auf max. 30 mg/Woche möglich. Zahlreiche NW (Blutbildveränderungen, Schleimhautveränderungen) möglich. Regelmäßige Blutbildkontrollen.

Kommentar. Kombinationstherapie zur Behandlung der chronischen Polyarthritis bei Versagen der ersten Basistherapeutika (Chloroquin, Sulfasalazin). Regelmäßige Blutbildkontrollen erforderlich.

Vorsicht bei der Selbstmedikation

- Bei der Behandlung mit anderen Arzneimitteln in der Selbstmedikation oder nach ärztlicher Verordnung sind mögliche Wechselwirkungen zu beachten.
- Die regelmäßige Verwendung von nichtsteroidalen Antirheumatika verstärkt die NW-Rate von Methotrexat (MTX). Möglichst niedrige Dosierung einhalten.
- Bei Behandlung von Mundschleimhautveränderungen (Ulzerationen): NW von MTX, Rücksprache mit dem Arzt.
- Bei ungeklärtem Durchfall Arzt aufsuchen (mögliche NW der MTX-Therapie).
- Bei anhaltendem trockenem Reizhusten Arzt aufsuchen (mögliche NW der MTX-Therapie).
- Bei Gefäßentzündungen, herpetiformen Hautveränderungen, allergischen Reaktionen Arzt aufsuchen (mögliche NW der MTX-Therapie)
- Auf hohen Sonnenschutz achten.

Zusatzempfehlungen

- Folsäuresubstitution wird meist mitverordnet.
- Impfungen mit Lebendvaxinen vermeiden.
- Alkoholhaltige Getränke einschränken.
- Gesunde, ausgewogene Ernährung anstreben. Auf ausreichende Bewegung achten.

X Gebühr frei

Geb.-pfl.

noctu

Sonstige

Unfall

Arbeits-unfall

LKK Niederbayern

Name, Vorname des Versicherten

W.
Theresa
Am Pfarrhof 9
80000 Musterwang

geb. am
15.08.00

Kassen-Nr.	Versicherten-Nr.	Status
9008837	123456700	3 1

Betriebsstätten-Nr.	Arzt-Nr.	Datum
1234567	1234567	23.12.08

6 7 8 9

Zuzahlung

Gesamt-Brutto

Arzneimittel-/Hilfsmittel-Nr.	Faktor	Taxe
1. Verordnung		
2. Verordnung		
3. Verordnung		

Rp. (Bitte Leerräume durchstreichen)

aut idem

Aurum Hyoscyamus comp. 50 ml N1

aut idem

aut idem

Vertragsarztstempel

1234567
Dr. med. G. Kind
Facharzt für Kinderheilkunde
Beispielstr. 5
Musterhausen
Tel: 0200/10400

Unterschrift des Arztes

Muster 16 (7.2008)

6664

Abgabedatum in der Apotheke

Bei Arbeitsunfall auszufüllen!

Unfalltag	Unfallbetrieb oder Arbeitgebernummer

1234567Y

Kassenrezept eines Kinderarztes für ein 8-jähriges Mädchen

Formale Kontrolle	Ergebnis
Krankenkasse: Name, Kassennummer	vollständig
Patientendaten: Name, Anschrift, Geburtsdatum, Vers.-Nr., Status	vollständig
Arztdaten: Stempel, Unterschrift, Betriebsstätten- u. Kassenarzt-Nr.	vollständig
Ausstellungsdatum: Gültigkeit vier Wochen nach Ausstellung?	ja
Aut-idem-Kreuze	nein
Befreiung	ja

Was muss abgegeben und beachtet werden?

Aurum/Hyoscyamus comp., 50 ml, N1. Medikament der anthoposophischen Medizin (apothekenpflichtig) für ein Kind < 12 Jahren abgabefähig zu Lasten der gesetzlichen Krankenkassen.

Fragen zum Einstieg ins Beratungsgespräch

Was hat Ihnen der Arzt zu diesem Medikament gesagt?

Patientenberatung zur Verordnung

Aurum/Hyoscyamus comp. Weleda. Homöopathische Zubereitung der anthroposophischen Medizin. Zur Harmonisierung und Stabilisierung des rhythmischen Systems. Bei Kindern zur Behandlung von Einschlafstörungen und psychovegetativen Störungen. Therapieziel ist hier das Zusammenfinden von Empfindungs- und Lebensorganisation. Die einzelnen Bestandteile Aurum, Hyoscyamus und Stibium wirken gemäß dem anthroposophischen Menschenbild synergistisch. Das Mittel stabilisiert bei funktionellen, somatischen und psychovegetativen Störungen. Die Dosierung ist 2–4 x tgl. 8–15 Tropfen. Es ist bei psychovegetativen Störungen sinnvoll, das Medikament öfter (also 4 x) über den Tag verteilt einzunehmen. Es ist darauf hinzuweisen, dass das Mittel 18 Vol % Alkohol enthält. Für Kinder sind die Tropfen nur verdünnt mit Wasser einzunehmen. Bei mehr als 0,5 g Alkohol pro Einzelgabe sollte auf eine Anwendung bei Kindern verzichtet werden. Hier sollte deshalb die Dosis auf 4 x 5 Tr. reduziert werden (Rücksprache mit dem Arzt).

Kommentar. Der Vater war vom Arzt über die Einnahme informiert. Das Kind schläft im Moment schlecht, hat Angst vor der Schule. Es soll 4 x tgl 10 Tropfen nehmen. Die letzte Dosis kurz vor dem Schlafen.

Um die Problematik mit dem Alkoholgehalt zu umgehen, gibt es auch die Darreichungsform der Ampullen. Schulkinder ab 6 Jahren können 1–3 x pro Woche 1 Ampulle s. c. injiziert bekommen.

Vorsicht bei der Selbstmedikation

- Keine Beruhigungsmittel in der Selbstmedikation für Kinder.
- Keine weiteren homöopathischen oder anthroposophischen Mittel ohne Rücksprache mit dem Kinderarzt wegen der möglichen gegenseitigen Beeinflussung.

Zusatzempfehlungen

- Eine reizarme Umgebung vor allem am Abend ist schlaffördernd.
- Mit dem Kind viel an die frische Luft gehen.
- Mit dem Kind über die Schulprobleme reden, es ernst nehmen.
- Stärkung des Selbstbewusstseins und des Selbstwertgefühles des Kindes.
- Bei Bedarf therapeutische Hilfe in Anspruch nehmen.
- Kein Fernsehen, keine Computerspiele vor dem Schlafengehen.
- Melisse, Lavendel wirken beruhigend als Tee oder als ätherische Öle für die Duftlampe.

X Gebühr frei | SHV Kempten-Stadt/SHT

Geb.-pfl.

noctu

Sonstige

Unfall

Arbeitsunfall

Name, Vorname des Versicherten

G.
Pia
Meisenweg.2 1/2
80000 Musterwang

geb. am 12.09.59

Kassen-Nr.	Versicherten-Nr.	Status
0070809	123456700	1000

Betriebsstätten-Nr.	Arzt-Nr.	Datum
1234567	1234567	17.12.08

6	7	8	9		

Zuzahlung | Gesamt-Brutto

Arzneimittel-/Hilfsmittel-Nr.	Faktor	Taxe
1. Verordnung		
2. Verordnung		
3. Verordnung		

Rp. (Bitte Leerräume durchstreichen)

Vertragsarztstempel

aut idem | Niaspan 1000 mg Abott RET 56 St N3

aut idem | Nebacetin Salbe N1

aut idem

1234567
Dr. med. G. Fach
Facharzt für Innere Medizin
Beispielstr. 5
Musterhausen
Tel: 0200/10300

6664

Abgabedatum in der Apotheke

Unterschrift des Arztes

Muster 16 (7.2008)

Bei Arbeitsunfall auszufüllen!

Unfalltag	Unfallbetrieb oder Arbeitgebernummer

1234567Y

Kassenrezept eines Internisten für eine 49-jährige Patientin

Formale Kontrolle	Ergebnis
Krankenkasse: Name, Kassennummer	vollständig
Patientendaten: Name, Anschrift, Geburtsdatum, Vers.-Nr., Status	vollständig
Arztdaten: Stempel, Unterschrift, Betriebsstätten- u. Kassenarzt-Nr.	vollständig
Ausstellungsdatum: Gültigkeit vier Wochen nach Ausstellung?	ja
Aut-idem-Kreuze	nein
Befreiung	ja

Was muss abgegeben und beachtet werden?

Niaspan® 1000 mg, 56 RET, N3.

Nebacetin®, 15 g Salbe, N1.

Sozialhilfe-Rezepte sind gebührenfrei.

Fragen zum Einstieg ins Beratungsgespräch

Wissen Sie, wie Sie Ihre Tabletten einnehmen müssen? Was hat Ihnen der Arzt zur Anwendung der Salbe gesagt?

Patientenberatung zur Verordnung

Niaspan® 1000 mg (Nicotinsäure). Nicotinsäure ist eine Pyridin-3-Carbonsäure. Nicotinsäure kann aus Tryptophan synthetisiert werden. Nicotinsäure senkt den Serumlipidspiegel. Zuerst sinkt der Triglyceridspiegel, dann erst der Cholesterinspiegel. Das Lipidprofil wird durch die Einnahme zugunsten des HDL-Cholesterin verändert. Nicotinsäure wird als Monotherapie immer dann eingesetzt, wenn HMG-CoA-Reduktasehemmer nicht vertragen werden. Die Dosierung wird einschleichend gesteigert, die Erhaltungsdosis beträgt, je nach individueller Verträglichkeit 1000–2000 mg/Tag. Mögliche NW: Flush, Magen-Darm-Beschwerden, Juckreiz, Hautausschlag.

Nebacetin® (Neomycin, Bacitracin). Lokalantibiotikum bei Infektionen der Haut. Die NW sind gering. Die Salbe wird mehrmals täglich dünn aufgetragen, und noch 2–3 Tage länger als die Beschwerden andauern, angewendet. Die gesamte Dauer der Anwendung sollte 2–3 Wochen nicht überschreiten.

Kommentar. Die Patientin erhält schon längere Zeit Niaspan®. 98 St. N3 wären hier sicher günstiger gewesen. Der Hautausschlag, der sie manchmal plagt, hat sich infiziert und wird mit Nebacetin behandelt (mögliche NW des Niaspan?).

Vorsicht bei der Selbstmedikation

- Vorsicht bei der Einnahme von Schmerzmitteln. Bei dieser Indikation eher Paracetamol oder Ibuprofen empfehlen, keine Acetylsalicylsäure.
- Hat die Kundin Husten oder Sinusitis, so sind Präparate wie Gelomyrtol® forte oder auch Soledum Kapseln nicht geeignet, da mögliche Magen-Darm-Beschwerden (als NW) verstärkt werden könnten.

Zusatzempfehlungen

- Diät und eine gesunde Lebensweise sind weiterhin wichtig. Auf fettarme, cholesterinfreie Nahrungsmittel hinweisen (möglichst vollwertiges Getreide, Gemüse, Salat, Obst).
- Bewegung und Gewichtsreduktion, wo notwendig.
- Pflanzliche Öle mit mehrfach ungesättigten Fettsäuren empfehlen (Sonnenblumenöl, Leinöl...), pflanzliches Öl mit einfach ungesättigten Fettsäuren (Olivenöl).
- Lipostabil® als Phospholipide aus Sojabohnen sollen den Cholesterinspiegel leicht senken.
- Knoblauchpräparate (Kwai® forte) zur Vorbeugung gegen Arterienverkalkung und zur leichten Cholesterinsenkung.
- Empfehlung einer guten Pflegecreme für die Zeit, wenn der infizierte Hautausschlag abgeheilt ist (Bepanthen®, Asche® Basis Creme).

Gebühr frei X	Deutsche Angestellten Krankenkasse
Geb.-pfl.	Name, Vorname des Versicherten: L. Erich, Berliner Str. 176, 10000 Musterin — geb. am 15.02.30
noctu	
Sonstige	Kassen-Nr.: 0167999 — Versicherten-Nr.: 012345678000 — Status: 5000 1
Unfall	
Arbeitsunfall	Betriebsstätten-Nr.: 1234567 — Arzt-Nr.: 1234567 — Datum: 16.10.08

6 7 8 9

Zuzahlung | Gesamt-Brutto

Arzneimittel-/Hilfsmittel-Nr.	Faktor	Taxe
1. Verordnung		
2. Verordnung		
3. Verordnung		

Rp. (Bitte Leerräume durchstreichen)

X aut idem — Stalevo 150/37,5/200 mg FTA N3 175 ST
Orion Pharma GmbH PZN: 4867055

aut idem

aut idem

Vertragsarztstempel

1234567
Dr. med. Christa Klar
Fachärztin für Neurolcgie
Hauptstr. 6
Musterstadt
Tel: 0100/10080

Unterschrift des Arztes

Muster 16 (7.2008)

6664

Abgabedatum in der Apotheke

Bei Arbeitsunfall auszufüllen!

Unfalltag	Unfallbetrieb oder Arbeitgebernummer

1234567Y

Kassenrezept einer Neurologin für einen 78-jährigen Patienten

Formale Kontrolle	Ergebnis
Krankenkasse: Name, Kassennummer	vollständig
Patientendaten: Name, Anschrift, Geburtsdatum, Vers.-Nr., Status	vollständig
Arztdaten: Stempel, Unterschrift, Betriebsstätten-, Kassenarzt-Nr.	vollständig
Ausstellungsdatum: Gültigkeit vier Wochen nach Ausstellung?	ja
Aut-idem-Kreuz	ja
Befreiung	ja

Was muss abgegeben und beachtet werden?

Stalevo® 150/37,5/200 mg, 175 Filmtabl., N3.

Fragen zum Einstieg ins Beratungsgespräch

Wie häufig nehmen Sie das Mittel pro Tag ein? Wie geht es Ihnen im Laufe des Tages mit Ihrer Medikation?

Patientenberatung zur Verordnung

Stalevo® (Levodopa 150 mg, Carbidopa 37,5 mg + Entacapon 200 mg). Parkinsonmittel. Levodopa als Prodrug in Kombination mit peripher wirkendem Decarboxylasehemmer Carbidopa plus COMT-Hemmer Entacapon. Bei Patienten mit End-of-Dose-Fluktuationen. Individuelle Dosierung in Absprache mit dem Arzt meist 3 bis max. 10 x tägl. Regelmäßige Einnahme zum Essen. NW durch Levodopa: zu Beginn häufig Übelkeit, Erbrechen, später Wirkschwankungen, Schlafstörungen.

Kommentar. Kombinationstherapie des fortgeschrittenen Morbus Parkinson.

Vorsicht bei der Selbstmedikation

- Zentraldämpfende Arzneimittel (Antihistaminika, Antitussiva) verstärken die zentralen NW (Müdigkeit, Verwirrtheit) der Medikation.
- Bei Kombination mit Eisenpräparaten 2–3 Std. Einnahmeabstand einhalten.

Zusatzempfehlungen

- Proteinreiche Nahrung führt zu einer Verringerung der Resorption von Levodopa. Einnahme eine halbe Stunde vor oder zwei Stunden im Anschluss an eine solche Mahlzeit.
- Andere Ärzte auf Medikation aufmerksam machen. WW beachten. Sympathomimetika werden durch Levodopa in ihrer Wirkung verstärkt, Neuroleptika und Opioide z. B. schwächen die Wirkung von Levodopa. Entacapon verstärkt u. a. die Wirkungen von trizyklischen Antidepressiva, Maprotilin, Venlafaxin, Reboxetin.
- Gegen Übelkeit darf kein Metoclopramid (MCP) eingesetzt werden, weil es als zentral-antidopaminerges Mittel die Wirkung von Levodopa abschwächt, stattdessen z. B. Verordnung von Domperidon.

Gebühr frei	Krankenkasse bzw. Kostenträger BKK Conti		
Geb.-pfl. X	Name, Vorname des Versicherten H. Anneliese Donnertal 84 30000 Musterhausen		geb. am 02.04.53
noctu			
Sonstige			
Unfall	Kassen-Nr. 2123374	Versicherten-Nr. 012345678000	Status 1
Arbeits-unfall	Betriebsstätten-Nr. 1234567	Arzt-Nr. 1234567	Datum 22.08.08

BVG	Hilfs-mittel	Impf-stoff	Spr.-St. Bedarf	Begr.-Pflicht	Apotheken-Nummer / IK
6	7	8	9		

Zuzahlung	Gesamt-Brutto

Arzneimittel-/Hilfsmittel-Nr.	Faktor	Taxe
1. Verordnung		
2. Verordnung		
3. Verordnung		

Rp. (Bitte Leerräume durchstreichen)

aut idem

Iscador P C HG 0,1MG AMP 7X1 ML N1 2x

aut idem

aut idem

Vertragsarztstempel

1234567
Dr. Frank Innerster
Facharzt für Innere Medizin
Hauptstr. 7
Musterstadt
Tel: 0100/10040

Unterschrift des Arztes

Muster 16 (7.2008)

6664

Bei Arbeitsunfall auszufüllen!

Abgabedatum in der Apotheke

Unfalltag	Unfallbetrieb oder Arbeitgebernummer

1234567Y

Kassenrezept eines Internisten für eine 55-jährige Patientin

Formale Kontrolle	Ergebnis
Krankenkasse: Name, Kassennummer	vollständig
Patientendaten: Name, Anschrift, Geburtsdatum, Vers.-Nr., Status	vollständig
Arztdaten: Stempel, Unterschrift, Betriebsstätten- u. Kassenarzt-Nr.	vollständig
Ausstellungsdatum: Gültigkeit vier Wochen nach Ausstellung?	ja
Aut-idem-Kreuze	nein
Befreiung	nein

Was muss abgegeben und beachtet werden?

Iscador® P c. Hg 0,1 mg, 7 AMP, N1, 2 Packungen. Anthroposophisches, apothekenpflichtiges Arzneimittel, Erstattung der gesetzlichen Krankenkassen zur supportiven Krebstherapie. Zuzahlung pro Packung.

Fragen zum Einstieg ins Beratungsgespräch

Kommen Sie gut mit der Anwendung des Iscadors zurecht? Spritzen Sie es sich selbst?

Patientenberatung zur Verordnung

Iscador® P c. Hg (Kiefernmistelextrakt + potenziertem Quecksilbersulfat). Misteltherapie zur Verstärkung der autoregulativen Wirkung zur Unterstützung der Krebstherapie. In der Iscadortherapie ist Iscador P (für pini = der Kiefer [Gen.]) cum Hg (mit Quecksilbersulfat) Standardmittel zur Supportivbehandlung des Mammakarzinoms nach der Menopause. Anwendung nach ärztlicher Verordnung: subkutane Injektion in Tumornähe, 3 x wöchentlich, meist einschleichend beginnend mit Serie 0, danach Wechsel zu gewünschter Dosierung. NW: selten lokale Entzündungen, allergische Reaktionen.

Kommentar. Abkürzungen der Iscadorpräparate stehen für Wirtsbaum der Mistel: P – Pinus, Kiefer, M – Malus, Apfelbaum, Qu – Quercus, Eiche, U – Ulme. Ergänzungen: cum Arg. – mit Silbercarbonat, cum Cu. – mit Malachit, cum Hg – mit Quecksilbersulfat. Ausgewähltes Präparat je nach Geschlecht des Patienten und Tumorerkrankung. Standardtherapie Qu für männliche, M für weibliche Tumorpatienten.

Vorsicht bei der Selbstmedikation

- Bei postmenopausalen Beschwerden (wie Trockenheit oder häufige Infektionen der Scheide) auf Phytohormone (Cimicifuga, Soja, Rotklee) verzichten! Lokale Anwendung von pH-ansäuernden Substanzen (Milchsäure, Vitamin C) oder Milchsäurebakterien (Vagisan®, Vagi-C®, Vagiflor®).

Zusatzempfehlungen

- Gesunde Ernährung bevorzugen: ausreichende Vitamin- und Mineralstoffzufuhr, evtl. Ergänzung mit hochdosierten Vitalstoffmischungen (Orthomol vital® femin).

Krankenkasse bzw. Kostenträger

Gebühr frei	Techniker Krankenkasse		
Geb.-pfl. X	Name, Vorname des Versicherten		geb. am
noctu	O. Heinrich Hölter Damm 45 10000 Musterin		28.05.42
Sonstige			
Unfall	Kassen-Nr. 0177504	Versicherten-Nr. 012345678000	Status 5000 1
Arbeits-unfall	Betriebsstätten-Nr. 1234567	Arzt-Nr. 1234567	Datum 31.03.07

BVG	Hilfs-mittel	Impf-stoff	Spr.-St. Bedarf	Begr.-Pflicht	Apotheken-Nummer / IK
6	7	8	9		

Zuzahlung	Gesamt-Brutto

Arzneimittel-/Hilfsmittel-Nr.	Faktor	Taxe
1. Verordnung		
2. Verordnung		
3. Verordnung		

Rp. (Bitte Leerräume durchstreichen)

aut idem	Madopar 125 T TAB 100 (PZN: 4664180)
aut idem	Parkinsan 10 mg TMR 100 (PZN: 8449633)
aut idem	Sifrol 0,7 mg TAB 100 (PZN: 0578176)

6664

Vertragsarztstempel

1234567
Dr. med. Christa Klar
Fachärztin für Neurologie
Hauptstr. 6
Musterstadt
Tel: 0100/10080

Abgabedatum in der Apotheke

Unterschrift des Arztes

Muster 16 (7.2008)

Bei Arbeitsunfall auszufüllen!

Unfalltag	Unfallbetrieb oder Arbeitgebernummer

1234567Y

Kassenrezept einer Neurologin für einen 64-jährigen Patienten

Formale Kontrolle	Ergebnis
Krankenkasse: Name, Kassennummer	vollständig
Patientendaten: Name, Anschrift, Geburtsdatum, Vers.-Nr., Status	vollständig
Arztdaten: Stempel, Unterschrift, Betriebsstätten-, Kassenarzt-Nr.	vollständig
Ausstellungsdatum: Gültigkeit vier Wochen nach Ausstellung?	nein
Aut-idem-Kreuze	nein
Befreiung	nein

Was muss abgegeben und beachtet werden?

Madopar® 125 T, 100 Tabl., N3. Importverordnung. PZN führt zu einem Arzneimittel, das außer Vertrieb ist. Bei Ersatz Liefer- und Rabattverträge beachten!

Parkinsan® 10 mg, 100 Tabl., N3. Direktbestellung.

Sifrol® 0,7 mg, 100 Tabl., N3. Importverordnung. Rabattverträge beachten!

Achtung. Das Rezept vom Vorjahr darf nicht beliefert werden. Rücksprache mit dem Arzt über Ausstellung eines aktuellen Rezepts. Bei dringendem Bedarf evtl. Vorabbelieferung nach telefonischer Bestätigung

Fragen zum Einstieg ins Beratungsgespräch

Ist von diesen Mitteln etwas neu für Sie? Wie geht es Ihnen im Laufe des Tages mit Ihrer Medikation?

Patientenberatung zur Verordnung

Madopar® 125 T (Levodopa 100 mg + Benserazid 25 mg). Levodopa als Prodrug für den fehlenden Neurotransmitter Dopamin in Kombination mit peripher wirkendem Decarboxylasehemmer Benserazid zur Behandlung aller Symptome des Morbus Parkinson. Dosierung in Absprache mit dem Arzt meist 3 x tägl. Regelmäßige Einnahme 30 Minuten vor einer Hauptmahlzeit, bei Unverträglichkeit mit einem Stück Brot. NW: zu Beginn häufig Übelkeit, Erbrechen, später Wirkschwankungen, Schlafstörungen.

Parkinsan® 10 mg (Budipin). NMDA-Antagonist meist in Kombination mit L-Dopa. Dosierung. 3 x 10–20 mg. NW: ähnlich wie Levodopa, schwächer; zusätzlich Herzrhythmusstörungen (Torsades de Pointes).

Sifrol® 0,7 mg (Pramipexol). Dopaminagonist in Mono- oder Kombinationstherapie. Dosierung meist 3 x tägl. Einschleichend 0,088–0,7 mg. NW: sehr häufig Übelkeit, Dyskinesien, häufig Obstipation, Müdigkeit, Verwirrtheit.

Kommentar. Kombinationstherapie des fortgeschrittenen Morbus Parkinson.

Vorsicht bei der Selbstmedikation

- Zentraldämpfende Arzneimittel (Antihistaminika, Antitussiva) verstärken die zentralen NW (Müdigkeit, Verwirrtheit) der Medikation.
- Gegen Verstopfung kein dauerhafter Laxanziengebrauch: durch Verringerung des Kaliumspiegels verstärktes Risiko der Herzrhythmusstörungen durch Budipin). Quellstoffe wie Macrogole bevorzugen. Additive Sedierung durch Kombination mit Hypnotika, Sedativa, Opioiden, Antiepileptika.

Zusatzempfehlungen

- Proteinreiche Nahrung führt zu einer Verringerung der Resorption von Levodopa. Einnahme eine halbe Stunde vor oder zwei Stunden im Anschluss an eine solche Mahlzeit.
- Andere Ärzte auf Medikation aufmerksam machen. WW beachten. Sympathomimetika werden durch Levodopa in ihrer Wirkung verstärkt, Neuroleptika und Opioide z. B. schwächen die Wirkung von Levodopa. Budipin kann in Kombination mit anderen Stoffen wie Amiodaron, Antiarrhythmika, trizyklische Antidepressiva, Antiepileptika, Chinidin, Clarithromycin, Erythromycin, Norfloxacin, Terfenadin schwere Herzrhythmusstörungen auslösen (Torsades de Pointes).
- Gegen Übelkeit darf kein Metoclopramid (MCP) eingesetzt werden, weil es als zentral-antidopaminerges Mittel die Wirkung von Levodopa abschwächt, stattdessen z. B. Verordnung von Domperidon.

Stichwortverzeichnis

Die Zahlen entsprechen der Kartennummer auf der Rückseite der Karten

A

aa ad 136
Aarane® 140
Abbruchblutung 22
Abführmittel 35, 119
Acarbose 46
ACC® 78, 124
ACE-Hemmer 15, 18ff., 26, 29, 46, 82f., 104
Acetylcholin 124
Acetylcystein 13, 78, 106, 152
Acetylsalicylsäure siehe ASS
Acic® 67
Aciclovir 67, 114
Acimethin® 11, 38, 156
Acimol® 11, 38
Actos® 33
Actraphane 30 InnoLet® 32
ADHS 151
Adrenalin-Injektion 51
Adressdaten des Arztes 6, 7
Adstringenzien 35
Aescin 56
A-gen® 11, 38
Agranulozytose 152
Akkomodationslähmung 77
Akne 12
Alendron-Hexal® 31
Alendronsäure 31
ALK depot® 51
Alkoholintoleranz 32, 152
Allergien 51, 127, 158
Allo-ct® 89
Allopurinol 20, 87, 89, 104
– 100 1A Pharma® 104
– Hexal® 87
– -ratiopharm® 20
Alphablocker 82
Alphasympathomimetika 70, 154
Alprazolam 120
Aluminium 124
Aluminiumhydroxid 27
Alzheimer-Demenz 69
Amaryl® 36
Ambroxol 49
Aminkolpitis 60, 64
Amiodaron 99
Amitryptilin 9
– -neuraxpharm® 9
Amoxicillin 61, 106, 152
Amoxicillin-Exanthem 152
Analekzem 35
Analgetika 9, 31f., 34, 67, 71, 78, 152
anaphylaktischer Schock 51
Änderung des Rezeptdatums 7
Angina-pectoris-Anfall 89, 91
Angst 146
Angsterkrankung 109, 120, 122
Angststörung 122
Angstsyndrom 109
Antazida 12, 26f., 29, 31, 48, 61, 71, 108f., 115, 121, 124, 130
Anthelminthikum 137
Anthranoide 16f., 19, 21
Anthroposophie 62, 133
Antiadipositum 154

Antiallergikum 51, 127, 158
Antiarrhythmika 85f., 99, 121
Antibiotika 13, 30, 32, 47f., 61, 64, 92, 106, 145, 152
–, bakteriostatische 47f.
Anticholinergika 69ff., 124
Antidementiva 69f., 81
Antidepressiva 9, 71, 96f., 99, 101, 122, 129
Antidiabetika 43, 45, 84, 94f., 97
–, orale 46, 50
Antiemetika 29, 93, 115, 148
Antiepileptika 71, 96ff., 99
Antiestrogen 63
Antihistaminika 9, 15, 29, 67, 87, 97ff., 109, 113, 125, 127, 158
Antihypertonika 14f., 18, 21, 29, 82ff., 116
Antikoagulanzien 70, 87f., 96, 113
Antimykotika 65f., 83, 85f., 90ff., 157
Antiphlogistika 26ff., 31, 142
Antiprotozoika 112
Antipyretika 34, 71, 78
Antirheumatika 15, 21, 33, 38, 50, 52f.
–, nichtsteroidale siehe auch NSAR 18, 37, 142
Antistax® 56
Antitussiva 9, 29, 69, 97ff., 109, 118
Anxiolytika 120
Anziehhilfe 56
Aprovel® 21
Arbeitsunfall 36
Arilin® 64
Arnica D6 113
Arnika 58f.
Arterienverkalkung 131
Arthotec® 37
Arthralgie 58
Arthritis 37, 61
–, rheumatoide 38
Arztnummer 6, 7
Arztadressdaten, bei fehlendem Stempel 7
Ascensia® Contour®, Sensoren 44
Ascensia® Microfill®, Sensoren 44
Asche® Basis Creme 131
Ascotop® 30
Ascorbinsäure 62, 68
ASS 10, 14ff., 21, 38, 40ff., 44f., 50ff., 78, 81, 87f., 93ff., 113, 115, 131, 142f., 146, 155
ASS-ratiopharm® 10
Asthma 10, 76, 123, 135
– bronchiale 14, 76, 132, 140, 158
Asthmaanfall 14, 117
Asthmaschulung 135
Asthmastufenplan 140
Atacand® 16, 83
Atazanavir 155
Atemnot 49, 76, 140, 152
Atemstromstärke 135
Atemtherapie 135
Atemwege, Infekt 13
Atemwegsobstruktion 117
Atenolol 16
ätherische Öle 26ff. 29, 31, 38, 117, 132f., 142
AT-II-Antagonist 16 21, 29, 83
Atmadisc® 140
atopisches Ekzem 111
Atorvastatin 85, 92
Atropin 77
Atropin® EDO 77
Attends® 57
Aufbrauchsfrist 111
Auffrischimpfung 54
Aufmerksamkeitsdefizitstörung 151
Auge, trockenes 72

Augenentzündung 73
Augeninfektionen 74
Augeninnendruck, erhöhter 74ff.
Augenokklusionspflaster 128
Augensalbe 73, 153
Augentropfen 72ff.
–, antiallergische 158
Augentropfflasche 72
Augenverletzung 153
Augenwinkel 75ff., 79
Aurum/Hyoscyamus comp. 133
ausländische Arzneimittel 7
Ausstellungsdatum 6, 7
Autan® 146
Axura® 69
Azithromycin 92
Azol-Antimykotika 115, 127
Azulfidine® 38, 94

B

Bacitracin 131
Bakterien, anaerobe 112
Baldrian 40f., 115
– Dispert® 115
Baldriparan® 115
Ballaststoffe 35
Bandverletzung 58f.
Basalinsulin 44, 143
Basica® 11, 38, 156
Basistherapie 34
Beckenbodengymnastik 129
Beclometason 127
– -ratiopharm® 127
Beclometasondipropionat 123
Beloc-Zok® 21, 31, 84
Benserazid 99f., 103
Benzalkoniumchlorid 8
Benzisoxazol-Derivat 118
Benzodiazepin 120
Bepanthen® 13, 126, 127, 128, 131, 141
Bepanthol® 136, 137
Beratungshandzettel 129
Beratungszimmer 144
Berberil® 72
Berufsgenossenschaft 36, 111
Betablocker 14ff., 18, 21, 40f., 74, 76, 84ff., 123
Betaferon® 34
Betahistidindimesilat 125
Betahistin AL® 125
Betamann® 74
Betamethason 141
Beta-2-Agonist 140
Beta-2-Sympathomimetikum 14, 117, 123, 140
Betäubungsmittel 39
Betäubungsmittelrezept 7
Betäubungsmittelverordnung 148, 150f.
Betriebsstättennummer 7
Biciron® 72
Bifiteral® 116, 119
Biguanid 42, 84
Bindehautentzündung 127, 153
Bindehautreizung 72
Bioverfügbarkeit 20, 24, 40, 97, 104
Bisacodyl 16f., 19, 21
Bisoprolol 41, 86
– -ratiopharm® 86
Bisphosphonate 30f.
Bitterstoffe 40
Blasenentleerungsstörung 70, 129
Blasenentzündung 48
Blasenkontraktion 130
Blasenschließmuskel 129

Blasen- und Nierentee 147
Blutdruckabfall 19, 116
Blutdruckerhöhung 26, 29
Blutdruckkontrolle 82
Blutdruckmessgerät 52
Blutdruckpass 52
Blutdruckschwankungen 52
Blutdrucksenkung 15f., 18ff., 46, 82ff., 104
Blutgerinnung 88, 113
Blutgerinnungshemmung 113
Blutspiegelkontrolle 96
Blutzucker 43ff.
Blutzuckermessgerät 44
Blutzuckermessung 42f., 45, 143
Blutzuckerspiegel 50, 94f.
Bolusinsulin 143
Borreliose 61
Boxogetten® 154
Brausetabletten 155
Brechzentrum 115
Breitbandantibiotikum 146
Breitbandantimykotikum 136
Bronchialerkrankungen, chronisch-entzündliche 79
Bronchialobstruktion 74
Bronchicum® 80
Bronchitis 49, 80
–, spastische 79, 117
Bronchodilatator 124
Bronchospasmen 76
Bronchospray® 76
Brustkrebs 25
BtM-Rezept 39
BtM-Verschreibungsverordnung 148f.
BtMVV 148f.
Budipin 99
Buprenorphin 148
Butterfly-Verweilkanüle 33
Butylscopolaminiumbromid 11, 48, 70f., 156

C

Calcineurininhibitor 104
Calcimagon D3® 32
Calcipotriol 141
Calcium 12, 30ff., 48, 61, 154
– D3 Stada® 30
Calciumantagonist 15, 20, 85
Calciumkanalblocker siehe Calciumantagonist
Calciumspiegel, Serum 30
Candesartan 16, 83
Candidose 65, 124, 140
Carbamazepin 98, 144
Carbidopa 101
Cardiodepression 85
Cardiodoron® 139
Carvedilol 19
Cefaclor 13
Cefaclor Stada® 13
Cefalosporin 13, 113
Centrum® 114, 136
Cervikalstütze 59
Chemotherapeutikum 10, 12, 60f., 64, 94f.
–, bakteriostatisches 61
Chinidin 99
Chinin 146
Chloroquin 37
Cholesterol-Blutspiegel, Senkung 82ff., 90ff., 131
Cholesterolresorptionshemmer 84
Choriongonadotropin 105
chronische Polyarthritis 37f.
chronisch-obstruktive Lungenerkrankung 124

Cialis® 144
Ciclosporin 83, 86, 90ff.
Cimetidin 130
Cimicifuga 62f.
Ciprofloxacin 48, 129
Ciproflox-ct® 38
Clarithromycin 92, 99, 106, 144
Clemastin 29
Clexane® 113
Clindamycin 47
Clopidogrel 10, 115
Clotrimazol 136, 157
CoAprovel® 21
Colestyramin 12, 61
Colifoam® 95
Colitis ulcerosa 94f.
Colon descendens 95
Combivir® 155
COMT-Hemmer 101
Concor® COR 31
Contraceptivum® 11, 38
COPD 124
Corangin® 89
Corneregel® 153
Corticoide 35, 113, 123f., 126f., 136, 140f.
Cortisolproduktion 94
Cortisontherapie 94f.
Cotrimoxazol 10f., 118
Cranberrysaft 11, 48, 156
Cromoglicinsäure 140, 158
CSE-Hemmer 82ff., 90ff.
Cyanocobalamin 147
Cymbalta® 129
CYP 3A4 9, 20, 92, 104, 155
Cytochrom-P-450-Enzyme 98

D

Darifenacin 130
Darmflora 93
Darmspiegelung 68
Decarboxylasehemmer 99ff., 103
Dectaflur 22
Demenz 70, 81
Depression 9, 109, 120, 138
Dermatophyteninfektion 66, 157
Desinfektionsmittel 146
Detrusitol® 71
Dexa-Gentamicin® 153
Dexamethason 73, 136, 153
Dexpanthenol 121, 153
– Jenapharm® 124
Dextromethorphan 29, 67, 69
Diabetiker 65
–, insulinpflichtiger 44f.
– Typ-II 43, 45
diabetischer Fuß 42ff., 84, 143
Diabur® 50
Diarrhö siehe auch Durchfall 17, 93
Diclo dispers® 26
Diclofenac 14ff., 18f., 21, 26ff., 33, 37f., 45, 50, 53, 58f., 87, 142
– Dura® 38
– -ratiopharm® 28, 29
Digestion, alkoholische 139
Digitoxin 16
Digitoxinspiegel 16
Digitoxinüberdosierung 16
Dihydroergotamin 116

Dilatrend® 19
Dimenhydrinat 125
Diphenhydramin 29, 93, 122
Diphtherie 146
Diskus 14
Distorsion 58
Diuretikum 15ff., 21, 83
DOC® Salbe 58, 59
Dociton® 31
DoloCyl® 58, 59
Domperidon 99f., 102, 119
Dopamin 103
Dopaminagonist 99f., 119
Dopaminantagonist 119, 121
Dopaminrezeptoren 115, 119
Doppelverordnung 154
Dosieraerosol 123, 140
Doxepin 109
Doxepin AL® 109
Doxycyclin 12, 61
Doxycyclin ABZ® 61
Doxy S+K Aknetabs® 12
Doxylamin 29
Dranginkontinenz 70f., 130
Dridase® 70
Drosithym® 135
Duloxetin 129
Durchblutungsförderung 70
Durchfall 17, 23, 35, 49, 93, 145f., 152
Durchspülungstherapie 156
Duschfolie 36
Dynexan® 8
Dyskardie 139
Dyskinesie 119
Dysregulation, orthostatische 139

E

Ebastel® 127
Ebastin 127
Ebenol® 126
Echinacea 114, 136
Echinacin® 114
Ecural® 126
Efeublätterextrakt 79
Einmaldosenbehälter 72
Einmalspritze 55
Einschlafstörungen 133
Eisen 10, 12, 30f., 48, 61, 101
Ekzem, atopisches 111
Elektrolytsubstitution 93, 146
Elmex® 22
Emser® 116, 121, 122, 124, 135
Embolie 87f.
Emesan® 93
Empfängnisverhütung 23, 145
Emselex® 130
Enabeta® 19
Enalapril 19f.
– -ratiopharm® 20
Encepur® 54
Endemiegebiet 146
End-of-Dose-Fluktuationen 101f.
Endometriumkarzinom 25, 63
Enoxaparin-Natrium 113
Entacapon 101
Entocort® 94
Entsäuerung 156f.
Entzündungen 9, 26, 94, 142, 152
Enzyminduktor 155
Enzymsubstrat 155
Epilepsie 96f.
Erbrechen 17, 41, 93, 119, 146, 148
erektile Dysfunktion 144
Ergenyl® 96
Ergotam-CT® 116

Erkältung 52
Erkältungssalben 78
Erythema migrans 61
Erythromycin 92, 99, 144
Esberitox® 114
Estraderm TTS® 25
Estradiol 25
Estrogen 63
Estrogen-Rezeptor-Modulator 32, 63
Ethinylestradiol 22, 145
Etilefrin 70f.
Etonogestrel 145
Eubos® 136, 137
Eucerin® 111, 112, 137, 141
Eucerin® cum Aqua 111
Euglucon® 35
Euphorbium 80
Euthyrox® 109
Extrasystole 87
Ezetimib 84
Ezetrol® 84

F

Falithrom® 88
Fastject® 51
fehlende Patientendaten 7
fehlende Unterschrift des Arztes 7
Fehler 6–9, Rezeptformular 7
Fenistil® 51
Fentanyl 149
– -ratiopharm® 149
Fertigpen 44
Fertigspritzen 113
Fettsäuren 111, 154
Fettstoffwechsel 90f.
Feuchthaltemittel 72
Fibrate 83, 86, 90ff.
Fieber 9, 34, 49, 61, 78, 107, 146, 148f., 152
Flecainid 86
Flohsamen 35
Floxal® 74
Fluconazol 65
– Hexal® 65
Fluctin® 138
Fluoxetin 138
Flush 89
Fluticason 14, 140
Follikelreifung 105
Follitropin 105
Folsäuresubstitution 37f.
Folsäureantagonist 10, 37
Formigran 138
Formoterolhemifumarat 123
Foscarnet 114
Freisetzungskinetik 18
Frühsommermeningoenzephalitis 54
FSME 54, 61
FSME-Immun® 54
Fungizid-ratiopharm® 157
Furorese® 17
Furosemid 17, 19
Furosemid AL® 19
Fußpilz 136, 157

G

Gabapentin 71, 97
– Biomo® 97
– -ratiopharm® 71
Gallenbeschwerden 130
Gastrointestinalbeschwerden 33
Gebührenpflicht 6, 7
Geburtsdatum 6, 7
Gefäßentzündungen 37
Gefäßerweiterung 91
Gelenkschmerzen 33f., 58

Gelomyrtol® 115, 131
Genehmigung, Hilfsmittel 52, 55
Gentamicin 153
Gestagen 24f.
Gewichtsreduktion 154
Gichtanfall 20, 87, 89, 104
Ginkgo 87f.
Ginkgo-biloba-Extrakt 81
Glibenclamid 45
Gliederschmerzen 107
Glimepirid 46
GlucaGen® 143
Glucagon 143
Glucobay® 36
Glucocorticoid 117
Glucose 46, 50
Glucoseneubildung 43, 84
Glucoseverwertung 43, 84
α-Glucosidasehemmer 46
Glucosurie 50
Glyceroltrinitrat 89
Goldrute 130, 156
Goldruten-Urtinktur 147
Gonal® 105
Grapefruitsaft 20, 82f., 85f., 90ff., 104, 116, 130, 144, 149
Grippe 52
Grundimmunisierung 54
Gyrasehemmer 30, 48

H

Hakenwürmer 137
Halluzinationen 146
Halsschmerzen 78
Hämorhoidalleiden 35
Handgelenkschiene 58
H1-Antihistaminika 122, 127
Hangover 120
Harndrang 70f., 130
Harn-pH-Wert 156
Harnsäureproduktion 87, 89, 104
Harnsäurespiegel 20, 87, 89, 104
Harnwegsinfektion 10, 13, 48
–, rezidivierende 11
Hautausschlag 112, 131
Hauterkrankung, allergische 13, 126
Hautjucken 20
Hautnekrosen 34
Hautrötung 152
Hautschutzcreme 111
Hautveränderungen, herpetiforme 37
HDL-Cholesterin 131
Hefen 157
Hefepilzinfektion 65
Heilnahrung 93
Heiserkeit 123, 140
Helicobacter-pylori-Eradikation 106
Helmex® 137
Heparin 56, 87f.
–, niedermolekulares 113
Heparinsalbe 113
Hepatitis A 146
Herpes
– labialis 114, 146
– -simplex-Viren 114
– zoster 67
Herzglykosid 16
Herzinfarkt 10, 87f.
Herzinsuffizienz 16f.
–, chronische 41
Herzkrankheit, koronare 10, 89
Herzrhythmusstörungen 52, 86, 99, 127
Heumann® Magentee 115
Heuschnupfen 10, 80, 127
Hexenschuss 29

Hilfsmittel 45, 50, 53, 55, 57ff.
Histamin-Analogon 125
Hitzewallungen 32
HIV-Infektion 155
HIV-Proteaseinhibitoren 83, 86, 90ff.
H+/K+-ATPase 115
HMG-CoA-Reduktasehemmer 131
Höchstmengen 7, 149
Hopfen 115
Hormonersatzpräparate 12, 32, 92
Hormonpflaster 25
Hormonsubstitutionstherapie 25
Hornhautschäden 153
Husten 13, 15, 20, 74, 78, 80, 104, 115, 117, 124, 131
Hustenstiller 9, 29, 69, 97ff., 109, 118
HWS 59
Hyaluronsäure 72
Hydrochlorothiazid 16, 21, 69, 83
Hydrocortison 94f., 112, 126, 141
Hydrocortisonacetat 35
Hydromorphon 39
Hylo-Comod® 72
Hyoscyamus 133, 139
Hyperaktivitätsstörung 151
Hyperforat 20, 145
Hyperkaliämie 17f., 20, 26, 82f., 88, 104
hyperkinetische Störung 151
Hyperlactatämie 155
Hypertonie 16, 18, 28, 31, 86
Hypnotika 99
Hypoglykämie 42ff., 50, 53, 65, 143
Hypokaliämie 16ff., 21, 88
Hyposensibilisierung 51, 158
Hypothyreose 109

I

Iberogast® 115, 119
Ibuflam® 71
Ibuprofen 10f., 14ff., 18f., 21, 31, 33f., 38, 41, 48, 51, 71, 78ff., 87, 115, 131, 142
– -ct® 31
– Stada® 34
Idealbinde 58
Immunglobulin 110
Immunisierung
–, aktive 54, 110
–, passive 110
Immunstärkung 136
Immunsuppressivum 104
Immunsystem 114
Implanon® 39, 152
Impfstatus 110
Impfstoff 54
Importverordnung 10, 100, 102, 143f., 146, 155
Impulssteuerung 118
Indometacin 58f.
InfectoDiarrhstop® 93
Infektion 152
–, Auge 74
–, bakterielle 79
– der Atemwege 13
– der Harnwege 13
Infektionsprophylaxe 152
Influenza 107
Infusionsbesteck 33
Ingwerwurzel 121, 125

Inhalation 55, 117, 132
Inhalationsanästhetika 85
Inhalationslösung 55
Inhaliergerät 55
Injektionsnadeln 44
Inkontinenzversorgung 57
Inkontinenzvorlagen 57, 129f.
Insulin 42, 44ff., 84, 143
–, glargin 44
–, schnell wirksames 42
–, verzögert wirksames 42
Insulinanalogon 44
Insulinpen 44, 53
Insulinresistenz 43
Insulinsensitizer 43
Insulintherapie 143
–, konventionelle 42
Intelligenzminderung 118
Interferon 34
IntraFix® 33
Intimhygiene 60
Inuvair® 123
In-vitro-Fertilisation 105
Iodid 108
Ipalat® 123f., 135, 140
Irbesartan 21
Irisverfärbung 75f.
Is 5 Mono-ratiopharm® 90
Iscador® 62
ISDN-ratiopharm® 91
Isla® Moos 123, 124, 135, 140
Isopto-Max® 73
Isosorbid-2,5-dinitrat 91
Isosorbid-5-mononitrat 90
Itraconazol 127, 144

J

JHP Rödler 40f.
Jodmangelstruma 108
Johanniskraut 9, 12, 23ff., 61, 87f., 115f., 118ff., 138, 145, 155
Jubin® 143
Jurnista® 39

K

Kalium 16, 18f., 21
Kaliumpräparate 82f., 88
Kaliumspiegel 16, 99
Kamille 135
Kammerwasserproduktion 74ff.
Kanamycin 79
Kanamytrex® 79
Kanülen 53, 55
Kariesprophylaxe 22
Karpaltunnelsyndrom 58
Kassennummer 6
Kautabletten 30
Keltican® 67
Keratolytikum 141
Ketamin 69
Ketoconazol 127, 144
Ketotifen 72
Keuchhusten 79
KHK 91
Kiefernmistelextrakt 62
Klacid® 92
Klistier 95
Knochenmineralisierung 32
Kochsalzlösung 33, 55, 117, 132
Kohle 35
Kolitis, pseudomembranöse 13, 47, 49, 92, 106, 152
Kolpitis 64
Komplexmittel, homöopathisches 147

Kompressionsstrümpfe 56, 146
–, Seriengröße 56
–, Sonderanfertigung 56
Kondom 23, 47ff., 64, 98, 145
Konjunktivitis 72
Kontaktlinsen 72ff.
Kontrazeption 146
Kontrazeptiva 12, 22f., 47f., 49, 92, 98, 145, 152, 156
Kopfschmerzen 40f., 60, 107
–, analgetikabedingte 41
Korodin® 122, 139
Kostenvoranschlag 52, 55
Krampfadern 56
Krankenkasse des Versicherten 6
Kreatinin 17
Kreatininclearance 17
Krebstherapie, anthroposophische 62
Krebsvorsorgeuntersuchungen 25
Kreislaufprobleme 139
Kropf 108
Krupp-Anfall 117
Kühlkette 123
Kühlsalbe 136
künstliche Befruchtung 105
Kürbissamen 130
Kwai® 131

L

Lactazidose 42f., 84, 155
Lactobacillus rhamnosus GG 93
Lactulose 39, 85, 116, 119, 148f.
– Stada® 149
Lagerungsschwindel 121
Lakritz 17, 21
Lamisil® 66
Lamivudin 155
Lantus® Optiset 34
Lanzetten 44
Lariam® 146
Latanoprost 76
Lavendel 133
Lavendelöl 40f.
Laxanzien 16f., 19, 21, 68, 88, 99, 148f.
Lebendvakzine 37
Lebensbaum 134
Lebertoxizität 96
Leukotrienantagonist 132
Levodopa 99ff., 103, 119
Levonorgestrel 22, 24
Levothyroxin 30, 108f.
Lidocain 8
Lidrandentzündung 153
Linola® 141
Lipostabil® 131
Lipase 154
Lipidprofil 131
Lipodystrophie 155
Lippenherpes 114
Lippenpflegestift 114
Lisihexal® 26
Lisinopril 26, 46, 83
– -ratiopharm® 83
Lisodura® 36
Lithium 138
Loceryl® 66
Lokalanästhetikum 27
Lokalantibiotikum 131
Lopedium 106, 152
Loperamid 35
Lorano® 158
Loratadin 158
Lovastatin 92
L-Thyrox Jod Hexal® 108
L-Thyroxin 30, 32
Luffa 80
Lungenerkrankung, obstruktive 76

M

Madopar® 99f.
Macrogol 35, 39, 58, 85, 99, 116, 119, 148ff.
Madenwürmer 137
Magen-Darm-Blutung 38
Magen-Darm-Entzündung 115
Magen-Darm-Ulzera 27f., 31, 33, 37
Magenschleimhautentzündung 115
Magenschmerzen 38, 115
Magenschutz 27f., 38
Magnesium 12, 31 41, 48, 61
Magnesium-Diasporal® 40f.
Magnesiumhydroxid 27
Makrolid-Antibiotika 83, 85f., 90ff.
Malaria 146
Malariaprophylaxe 146
Mammakarzinom 62f.
Manie 96
manisch-depressive Störungen 96
ManuComfort® 58
MAO-Hemmer 122, 129, 138
Maprotilin 101
Mar® plus 127
Marcumar® 87
Mastzellstabilisator 140, 158
Mäusedornextrakt 56
Maximaldosierung 19
MCP 39ff., 99ff., 115
– -CT® 115
– Hexal® 39
– -ratiopharm® 100
M.D.S 136
Medacalm® 119
Medikinet® 151
Medizinprodukte 72, 128, 135
Mefloquin 146
Melissenblätter 40f., 115, 133
Memantin 69
Menopause 25, 32
Metamarianum® 147
Menthol 117, 132
Mesalazin 95
metabolisches Syndrom 82, 84, 90f.
Metamizol 9, 17, 32, 152
Metformin 42f., 84
– Hexal® 33
– -ratiopharm® 84
Methionin 11, 48, 156
Methotrexat 37
Methotrexat Lederle® 37
Methylphenidat 151
Methylprednisolon 33
Metipranolol 74
Metoclopramid 39ff., 99ff.
Metoprolol 15, 18, 21, 84
– AL® 15
– -ratiopharm® 18
Metrogel® 112
Metronidazol 60, 64, 112
– -ratiopharm® 60
Migräne 40
Migräneprophylaxe 40
Migränetherapie 41
Mikroalbuminurie 46
Milchsäurebakterien 62
Mineralstoffe 48, 61, 68, 93, 108f.
Mineralstoffpräparate 31f., 108f.
Mineralstoffpulver 11, 156
Minzöl 40f.
Miranova® 23
Misoprostol 37
Missbrauchspotenzial 154
Misteltherapie 62
Mobilat® 58, 59
Molevac® 137
Molsidomin 91

Molsidomin retard-ratiopharm® 91
Mometason 126
Monatslinsen 74
Monoglyceride 154
Montelukast 132
Morbus
– Crohn 94f.
– Menière 125
– Parkinson 99ff., 119
Morphin 149
– Merck® 149
Movicol® 116, 119
Moviprep® 68
Mückenschutz 146
Multiple Sklerose 33f.
Multivitaminpräparate 154
Mundgel 8
Mundschleimhautveränderungen 37
Mundsoor 14
Mundtrockenheit 9, 116, 121
Muscarin-M3-Rezeptorantagonist, selektiver 130
Muskelkrämpfe 29
Muskelpumpe 56
Muskelschmerzen 33f., 82f., 85f., 90ff.
Muskelschwäche 17, 88
Muskelverspannungen 29
Mykose 136
Myopathie 29, 83, 85f., 90ff.
Myrtol 26, 28f., 142
MTX Hexal®

N

Nachtkerzensamenöl 111
Nackenschmerzen 29
Nadelstichschutz 113
Nagelpilz 66
Naloxon 150
Name des Versicherten 6, 7
Naproxen 14, 45, 50f., 53, 87, 155
Naratriptan 129
Nasendusche 158
Nasivin® 13
Natriumfluorid 22
Natriumpicosulfat 16f., 19, 21
Natriumsulfat 68
Nebacetin® 131
Nebenwirkungen
–, extrapyramidalmotorische 116
–, Häufigkeit 5
Nebilet® 14
Nebivolol 14
Neomycin 73, 131
Nephropathie 46
–, diabetische 50
Nesselsucht 152
–, Hautrötungen 49
Neupro® 102
Neuralgie 71
–, postherpetische 97
Neuroleptika 69ff., 96f., 99ff., 116, 118f., 121
Neuropathie 71, 97
Neuro-ratiopharm® 67
Neurotransmitter 103
Niaspan® 131
nichtsteroidale Antirheumatika siehe auch NSAR 18, 37, 142

Niclosamid 137
Nicotinsäure 131
Nicotinsäurederivate 83, 86, 90ff.
Nierenfunktion, eingeschränkte 43
Nierenschwelle 50
Nierensteine 30
Nierentransplantation 104
Nierenversagen 92
Nitrat 89f., 144
Nitratkopfschmerz 89ff.
Nitrendipin 20
Nitrepress® 20
Nitro® Spray 89
Nitrolingual® 89
NMDA-Antagonist 69, 99
NO-Donator 89ff.
Nonoxinol 47, 64
– Zäpfchen 64
Nootropikum 70
Norfloxacin 99
Normalinsulin 143
Norspan® 148
Notfallkontrazeption 24
Novalgin® 152
Novaminsulfon-ratiopharm® 9
Novorapid® 143
NPH-Insulin 143
NRTI 155
NSAR 10, 17, 20, 26, 38, 42f., 82ff., 87f., 94f., 113, 143
nukleosidischer Reverse-Transkriptase-Hemmer 155
Nurofen® 78
Nuvaring® 39, 145, 152
Nykturie 70

O

Obstipation 9, 148, 150
Ödemprotektiva 56
Oenotherae oleum 111
Offenwinkelglaukom 74, 76
Off-Label-Use 41
Ofloxacin 74
Olaflur 22
Öle, ätherische 26ff., 31, 38, 117, 132f., 142
Olynth® salin 127
Omeprazol 28, 33, 38, 115
Omeprazol 20 mg 1 A Pharma® 115
One Touch Ultra® 35
On-off-Fluktuationen 102
Onopordum acanth um flos 139
Opioidantagonist 150
Opioide 39, 99ff., 148ff.
Opipramol 122
Opipramol beta® 122
Optifine® 53
OptiPen® 53
Optruma® 32
orale Kontrazeptiva siehe Kontrazeptiva
Orthomol® 63, 114
– immun® 136
– vital® 62
Orthostase 74, 76
orthostatische Dysregulation 139
Ortopad® 128
Oseltamivir 107
Osteonekrose 31
Osteoporose 30ff.
Osteoporoseprophylaxe 33, 94f.
Otitis media 13, 49
Ovula, spermizide 48
Ovulationsauslösung 105
Oxacarbazepin 98

Oxetacin 27
Oxybutynin 70
Oxycodon 150

P

Panthenol 122
– 100 mg Jenapharm® 116, 121f.
–, Tabletten 116
Pantoprazol 27, 106
Pantozol® 27
Paracetamol 11, 14, 17ff., 21f., 26, 33f., 38, 40f., 43, 48, 79f., 83f., 87f., 94ff., 108f., 113, 115, 131
– -ratiopharm® 22
Parästhesien 17, 88
Pari-Boy® 55, 117, 132, 135
–, Year-Pack 117, 132
Parkinsan® 99
Parkinsonmittel 69, 101f.
Pasta zinci mollis 136
Peak-Flow-Meter 14, 123, 135
– Assess® 135
Pen 44
Penicillat® 39
Penicillin 106, 113
– Sandoz® 39
Pflaster 148
–, steriles 36
–, transdermales 148
pharmazeutische Bedenken 7
Pharyngitis 49
PHB-Ester 112
Phenobarbital 98
Phenoxymethylpenicillin 49
Phenprocoumon 87f.
Phenylpropanolamin 154
Phenytoin 98, 144
Phlebodril® 56
Phospholipide 131
Phytoestrogene 63
Phytohormone 62
Phytohustil® 135
Pille siehe Kontrazeptiva
– danach 24
Pilzinfektion 66, 123f., 157
Pioglitazon 43
Piracetam 70
– -ratiopharm® 70
Plantago ovata 39, 85, 148ff.
Plavix® 10
Pneumonie 49
Polio 146
Pollakisurie 70f.
Pollenallergie 158
Polyarthritis 38
–, chronische 37f.
Polymyxin-B 73
Posterisan® 35
postherpetische Neuralgie 97
Post-Zoster-Neuralgie 67
Pramipexol 99, 102, 119
Pravastatin 82, 85, 92
– -ratiopharm® 82
Predalon® 105
Prednison 117
Preiselbeersaft 11, 48, 156
Primelextrakt 80
Primula veris flos 139
Prodrug 100
Prograf® 104
Prokinetikum 39ff., 115
Propafenon 85
– ratiopharm® 85
Prophylux® 31
Propranolol 41, 123
Prospan® 79
Prostaglandinderivat 76

Prostaglandin-E-Analogon 37
Prostatamittel 82
Protaphane® 143
Prothesendruckstellen 8
Protonenpumpenblocker 27f., 38, 94f., 106, 115
Protozoen 112
Pseudoephedrin 15f., 18ff., 26, 82ff., 104
pseudomembranöse Kolitis 13, 92, 106, 152
Psorcutan® 141
Psoriasis vulgaris 141
Psychopharmaka 16, 138
Psychose, schizophrene 118
Psychotherapie 151
Pulpitis 47
Pyrantel 137
Pyrimidin-3-Carbonsäure 131
Pyrvinium 137

Q

quarternäres Ammoniumsalz 8
Quasi-Emulsion 136
Quecksilbersulfat, potenziertes 62
Quellstoffe 9, 35, 39, 85, 99, 148ff.
Quetiapin 116
Quick-Wert 87f.

R

Raloxifen 32
Ramilich® 82
Ramipril 18f., 82, 104
– Basics® 104
– Hexal® 19
– -ratiopharm® 18
Reaktion, allergische 152
Rebound-Effekt 120
Reboxetin 101
Rectodelt® 117
Reflux 115
Refraktionsbestimmung 77
Reizblase 156
Reizhusten 18ff., 26, 37, 46
Rektalkapsel 93
Rektalschaum 95
Reliever 140
Rennie® 124
Reparil® 56
Repellenzien 61
Reproterol 140
Restex® 103
Restless-Legs-Syndrom 103
Retaxationen 54, 89, 110
Reye-Syndrom 78, 93
Reyataz® 155
Rezeptfälschung 154
Rezeptgültigkeit 6, 7
Rezeptur 141
Rezidiv 64
Rezidivstruma 109
Rhabdomyolyse 92
Rheuma 37f.
Rhinitis
–, allergische 158
–, sicca 80
Rhythmus, zirkadianer 94
Risperdal® 118
Risperidon 118
Roche Posay® Reinigungsgel 112
Rosazea 12, 112
Rosmarin 139
Rotklee 62f.
Rückenschmerzen 29
Rutoside 56

S

Salbutamol 76, 117
Salbuhexal® 117
Salicylate 108f.
Salicylvaseline 141
Salmeterol 14, 140
Salofalk® 95
Säureschutzmantel 66, 157
Schaukeltherapie 126
Schenkelstrümpfe 56
Schielen 128
Schimmelpilze 157
Schizophrenie 116, 121
Schlafstörungen 109, 139
Schlaganfall 10
Schleifendiuretika 17, 19, 88
Schleimhautveränderung 152
Schleimlösung 78ff.
Schluckbeschwerden 31
Schmelztablette 40
Schmerzen 9, 22, 26, 31, 39, 67, 142, 146, 148ff., 152
–, neuropathische 71
Schmerzkupierung 148
Schmerzmittel 131
–, zentral wirksame 17
Schmerzpflaster 148f.
Schmerztherapie 39, 148f.
–, alternative 9
Schnellimmunisierung 54
Schnupfen 52, 78f.
–, allergischer 127
Schock, anaphylaktischer 51
Schüttelfrost 34, 61
Schwindel 15, 17, 74, 76, 82f., 85f., 119, 121, 125, 154
Sedativa 29, 99
Sedierung 29, 71
Sehnenscheidenentzündung 58
Sekretolytika 13, 49, 124
Seroquel® 116
Serotonin-Noradrenalin-Reuptake-Hemmer 129, 138
Serotonin-Syndrom 122, 129, 138
Serumcalciumspiegel 30
Serumkalium 17
Serumkreatininspiegel 43
Serumlipidspiegel 131
Sexualhormone 23, 145
Sidroga® Magen-Heiltee 115
Sifrol® 99, 102, 119
Silicoderm® 111
Simvabeta® 86
Simvadura® 90
Simvahexal® 91
Simvastatin 83, 85f., 90ff.
– -ratiopharm® 83, 92
Singulair® 132
Sinupret® 13
Sinusitis 13, 49, 115, 131
Sinustachykardie 87
Siofor® 32
Sodbrennen 31, 115
Soja 62f.
Solebad 141
Soledum® 115
Sole-Inhalation 135
Solidago® H 32 147
Solidago-virgaurea-Urtinktur 147

Sonnenschutz 146
Sortis® 85
Sotalex® 87
Sotalol 87
Spasmolytikum 70f, 130
Speiseröhrenentzündung 31
Speisesalz, iodiertes 108
Sphinktertonus 129
Spiriva® 124
Spironolacton 17
Spritz-Ess-Abstand 42
Spulwürmer 137
Stand-by-Therapie 115, 146
Stalevo® 101
Statine 85f., 92
Staubmilbenallergie 158
Steatorrhoe 154
Stechhilfe 44
Stentimplantation 10
Stimmungsschwankungen 146
Stimulans, zentrales 151
Stressinkontinenz 129
Struma 109
Sulfasalazin 37f., 94
Sulfonylharnstoff 45f., 65
Sulpirid 121
Sulpivert® 121
Symbioflor® 117, 132
Sympathomimetika 15f., 18, 20f., 26, 52, 70f., 82ff., 99ff., 103f., 122

T

Tachyarrhythmie 85f.
Tachykardie 86f., 121f.
Tacrolimus 104
Tadalafil 144
Tafil® 120
Tambocor® 86
Tamiflu® 107
Tamoxifen 63
– -ratiopharm® 63
Tamsulosin 82
– -ratiopharm® 82
Targin® 150
Tarka® 15
Taubheitsgefühl 59
Tebonin® 81
Tena® 130
Tepilta® 27
Tetrazepam 1A Pharma® 29
Terbinafin 66, 130
Terfenadin 99
Teststreifen 34f., 143
Tetagam® 110
Tetanol® 110
Tetanus 110, 146
Tetracyclin 30
Tetrazepam 29
Tetryzolin 72
TFG-Artikel 7, 110
Therapieresistenz 104
Thiazide 17
Thrombophlebitis superficialis 142
Thrombose 32, 56, 87f.
–, Prophylaxe 113, 146
–, Risiko 23, 145
Thrombozytenaggregation 124
Thrombozytenaggregationshemmer 10, 142
Thuja occidentalis 134
Thymianextrakt 80
Tiefpotenz 147
Tierarzneimittel-Verordnung 7
Timolol 76

Timox® 98
Tinea
– corporis 66
– pedis 66
Tiotropiumbromid 124
Tolterodin 71
Tonsillitis 49
Torasemid 88
– Dura® 88
Torsades de Pointes 99
Totes-Meer-Salz 134, 141
Tramadol 26, 67
Tramadolor® 67
Tramazolin 72
Trandolapril 15
Tränenkanal 73ff., 79
Tranquillans 120
Transfusionsgesetz 110
Transplantatabstoßung 104
Traubenzucker 46, 53
Travatan® 75
Travoprost 75
Tremor 119
Triapten® 114
Triglyceridspiegel 131
Tripeltherapie 106
Triptane 138
Tryptophan 131, 138
TTS 149
Tumorerkrankungen 62
Typ-I-Diabetes 143
Typ-II-Diabetes 45, 84

U

Übelkeit 41, 119, 148
Überaktivität 130
Ulkusprophylaxe 27f., 38, 94f.
Ulzera 94f.
Unfruchtbarkeit 105
Unguentum alcoholum lanae aquosum 11
Unguentum leniens 136
Unotem® 24
Unruhe 109, 143
Unterschrift des Arztes 6, 7
Unterzuckerung 42, 143
Urbason solubile forte® 33
Urol® 156
Urtikaria 10, 127

V

Vagi-C® 62
Vagiflor® 11, 38, 60ff., 156
Vaginalflora 11, 48, 60, 63ff., 156
Vaginalring 145
Vaginose 64
Vagisan® 11, 38, 60ff., 156
Valproinsäure 96
Vaseline 137
Venensalbe 56
Venenschwäche 56
Venlafaxin 101
Venoruton® 56
Verapamil 15, 85
– -ratiopharm® 85
Vertigoheel® 121, 125
Verbandmittel 146
Verbandwechsel 36
Verdauungsstörungen 116
Verhaltensstörungen 118
Verhütungsmethoden 152
–, alternative 49
Verhütungsmittel siehe auch Kontrazeptiva 64, 156
Vernebler 117, 132

Verschreibungshöchstmenge 39, 148, 150f.
Versichertennummer 6, 7
Versichertenstatus 7
Verzögerungsinsulin 143
Viani® 14
Vividrin® 158
Virustatikum 67, 114
Vitalstoffmischung 62f.
Vitamin B12 147
Vitamin-B-Komplex 67
Vitamin C 62, 68
Vitamin D3 30ff., 41, 154
Vitamin K 87
Vitamin-K-Antagonist 87f.
Vitaminpräparat 32
Völlegefühl 115
Voltaren® 58, 59, 142
Vorabbelieferung 99
Vorlagen, anatomisch geformt 57
Vorlastsenkung 17, 88

W

Warzen 134
Waschsyndet 157
Wechseljahrsbeschwerden 32, 63
Weinblätterextrakt 56
Weitwinkelglaukom 74
Wespengift 51
Windelhosen 57
Wirkabschwächung 19
Wollwachsalkohole, wasserhaltige 111
Wundabdeckung 36
Wundstarrkrampf 110
Wurmbefall 137

X

Xalacom® 76
Xenical® 154
Xylometazolin 15, 104

Y

Yentreve® 129
Yomesan® 137

Z

ZacPac® Kombipackung 106
Zaditen® 72
Zahnextraktionen 10
Zahnfleischentzündung 8
Zahnschmelzhärtung 22
Zahnwurzelentzündung 47
Zäpfchen 64, 93, 117
Zecken, Immunsierung 54
Zeckenabwehr 61
Zedan® 146
Zidovudin 155
Zink 12, 31, 48, 61
Zinkpaste, weiche 136
Zinksalbe 137
Zintona® 121, 125
Zitronensäure 124
Zolmitriptan 40
Zuzahlungsbefreiung 60
Zwangsstörungen 138
Zwölffingerdarmgeschwür 37
Zytostatikum 63

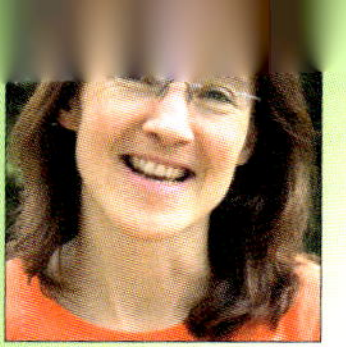

Dr. Kirsten Lennecke

Studium der Pharmazie und Promotion an der Freien Universität Berlin. Seit 1992 Angestellte der Rosen-Apotheke, Sprockhövel. Referentin im dritten Abschnitt der Apothekerausbildung in Niedersachen zum Thema „Patientenberatung in der Apotheke", Referentin zahlreicher Vorträge zum Thema Kommunikation und aktive Beratung. Coaching von Apotheken und Teamschulungen.

Autorin der Bücher „Das Kundengespräch in Apotheken", „Zusatzempfehlung – Zusatzverkauf" und einiger CheckAp-Titel, z.B. „Kommunikation im Team"; Autorin von Buchbeiträgen z.B. im „Lehrbuch der Klinischen Pharmazie"; Mitautorin der Bücher „Selbstmedikation für die Kitteltasche", „Therapie-Profile für die Kitteltasche" und „Prüfungstrainer Pharmazeutische Praxis und Recht".

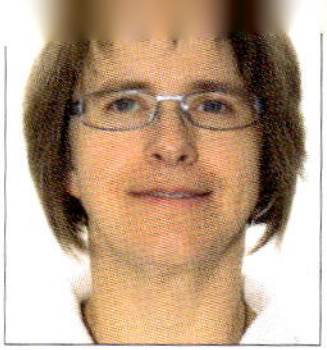

Kirsten Hagel

Ausbildung zur medizinisch-technischen Laboratoriumsassistentin an der Lehranstalt für technische Assistenten in der Medizin der Universität Tübingen. Studium der Pharmazie an der Eberhard-Karls-Universität Tübingen. Weiterbildung zur Fachapothekerin für Offizinpharmazie. Angestellt als Apothekerin in der Bahnhof-Apotheke in Kempten. Seit 1998 externe Lektorin für den Deutschen Apotheker Verlag.

Mitautorin der Bücher „Selbstmedikation für die Kitteltasche" und „Therapie-Profile für die Kitteltasche" sowie „Prüfungstrainer Pharmazeutische Praxis und Recht".

So klappt die Beratung!

Rosa Kassenrezept, Grünes Rezept oder Privatrezept: Gute Beratung kann man lernen!

- → Ist das Rezept formal richtig ausgestellt, muss ich Rabattverträge beachten?
- → Welche Einstiegsfragen kann ich dem Patienten stellen, um mit ihm ins Gespräch zu kommen?
- → Wie kann ich meinen Patienten zu den verordneten Arzneimitteln beraten?
- → Was ist im Falle der Selbstmedikation zu beachten?
- → Welche Zusatzempfehlungen bieten sich bei der Verordnung an?

All diese Fragestellungen können Sie anhand 150 „echter“ Rezepte üben.

Gut trainiert macht die Beratung doppelt Spaß!

Deutscher Apotheker Verlag

www.deutscher-apotheker-verlag.de